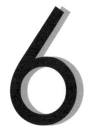

新・精神保健福祉士シリーズ **6**

精神保健福祉制度論

福祉臨床シリーズ編集委員会編

責任編集＝宮﨑まさ江・福冨　律

弘文堂

はじめに

　精神保健福祉士の国家資格化から22年が経過した2019（令和元）年に、約10年ぶりとなる精神保健福祉士養成課程における教育内容の見直しが行われました。本書『精神保健福祉制度論』は、この見直しにおいて創設された科目の一つとなっています。先の「精神保健福祉に関する制度とサービス」と「精神障害者の生活支援システム」の各々の科目の内容が統合・整理され、再構築されたものです。

　本科目名が示す通り、精神障害者に関する法制度・施策について学ぶ科目ですが、誰のための、何のための制度であり、活用であるのかや、精神保健福祉士に、なぜ制度の理解が求められるのかなど、精神保健福祉士を目指すみなさんには、法制度・施策の理解の先にあるもの、すなわち、精神障害のある人をはじめとし、メンタルヘルスに関連する課題を有するすべての人びとの生活上の相談および支援を担うということを見据えながら学んでほしいと思っています。そのために、日頃からソーシャルワークの価値、倫理、思想、哲学を基盤にした貴重な実践や活動を担っておられる執筆者の方々に、みなさんに学び、考えてほしいと思う視点や姿勢などのメッセージも込めて執筆いただきました。

　序章では、学びの導入として、「精神障害者」の法制度上の定義の変遷や障害の概念、その特性を概観し、入院経験を有する当事者の視点から、日本の精神医療制度や人権をめぐる課題、回復（リカバリー）にとって大切なことを学ぶことを通して、精神障害のある人の生活支援の意味を考えてほしいと思っています。

　第1章では、序章を広い視野から掘り下げて、第2章、第3章、第4章をより深く、実践的に理解することができるように、そもそも制度とは何か、障害者施策はどのように展開されてきたのか、そして、これからのゆくえはどうあるべきか、精神保健福祉士の視点から学んでほしいと思っています。

　第2章では、精神障害のある人の医療とのかかわりにおいて、精神保健福祉法、医療観察法の概要とともに現状および課題について学び、そこにかかわる精神保健福祉士の役割を理解してほしいと思っています。

　第3章では、精神障害のある人の生活支援に関する制度を概観し、その柱となる障害者総合支援法に基づく相談支援制度、居住支援制度、就労支援制度の基本を理解するとともに、精神保健福祉士がそれらをどのように活用しているのか、あるいは活用すればよいのかに着目し、理解してほし

いと思っています。

　第4章では、精神障害のある人の経済的支援に関する制度として、生活保護制度、生活困窮者自立支援制度、その他の低所得者対策について学び、精神保健福祉士として制度上の問題に対してどのようにかかわり、働きかけていくのか、ソーシャルアクションを意識しながら理解してほしいと思っています。

　終章では、各章での学びをふり返り、精神障害のある人が置かれている状況や取り巻く社会の状況に目を向けて、ソーシャル・インクルーシブな社会の実現を目指して、ソーシャルワーク専門職としての精神保健福祉士が担う社会的役割について、改めて考えてみてほしいと思っています。

　本書の作成にあたっては、これまで導いてくださった諸先生方の志や教えを引き継ぎながら、未来を担うみなさんが、この道の奥深さや大変さを知ると同時に、かかわること、かかわり続けることの意味や楽しさを知り、自信と誇りをもって学習過程を歩んでいけるようにとの願いを込めて、執筆者の方々と取り組んできました。本書を通して、その願いや思いを受け取っていただければ幸いです。

　本書の各章においてふれられていますが、精神保健医療福祉に関する法制度・施策は、めまぐるしく変化しています。本書刊行間近の2022（令和4）年12月10日に「障害者の日常生活及び社会生活を総合的に支援するための法律等の一部を改正する法律」が国会で可決され、同年12月16日に公布されました。障害者総合支援法、精神保健福祉法をはじめ8法の改正が主に2024（令和6）年4月1日に施行予定となっています。みなさんには、今後明らかになる法改正の詳細を踏まえて、学習を進めてほしいと思います。そして、改正や新たに成立した法制度・施策が、精神障害のある人にとって、その人びとを含む私たちにとって有意義なものとなっているのか、常に点検をしてほしいと思います。そのために、精神障害のある人を、かけがえのない人生を送っているひとりの生活者として理解する視点を涵養し、今後の実践や活動に活かしてほしいと願っています。

　最後に、本書では、本科目の学習内容に即して、精神障害のある人を「精神障害者」とし、「障がい」「障碍」とさまざまある表記の中で「障害」と統一しています。このような表記や表現もまた、時代とともに変化が求められるということにも着目し、関心をもって学び始めてください。

2022年12月

責任編集　宮﨑まさ江・福冨　律

目次

精神保健福祉制度論 (30 時間)〈2021 年度からのシラバスと本書との対応表〉

ねらい（目標）		
①精神障害者に関する法制度の体系について理解する。 ②精神保健福祉法、医療観察法等の医療に関する制度の概要と課題、制度に規定されている精神保健福祉士の役割について理解する。 ③生活支援に関する制度の概要と課題、制度に規定されている精神保健福祉士の役割について理解する。 ④生活保護制度や生活困窮者自立支援制度等の経済的支援に関する制度の概要と課題、制度に規定されている精神保健福祉士の役割について理解する。 ⑤障害者に関する法制度を適切に活用でき、法制度の限界と課題について考えることができる。		

教育に含むべき事項	想定される教育内容の例		本書との対応
大項目	中項目	小項目（例示）	
①精神障害者に関する制度・施策の理解	1 精神障害者に関する法律の体系		序章 第 1 章 第 3 章 1 節 第 4 章 1 節
②精神障害者の医療に関する制度	1 精神保健福祉法の概要と精神保健福祉士の役割	● 入院形態 ● 入院の方法（移送制度等） ● 人権擁護（退院請求、精神医療審査会、指定医制度） ● 精神保健福祉法における精神保健福祉士の役割（退院後生活環境相談員等）	第 2 章 1 節
	2 医療観察法の概要と精神保健福祉士の役割	● 審判・処遇の流れ ● 処遇の内容 ● 精神保健参与員の役割 ● 社会復帰調整官の役割 ● 医療観察法における精神保健福祉士の役割	第 2 章 3 節
	3 精神障害者の医療に関する課題	● 非自発的入院 ● 意思決定支援 ● 家族等の同意 ● アウトリーチ ● 精神科救急 ● 地域移行、地域定着 ● 医療観察法の課題	第 2 章 2 節 第 2 章 3 節
③精神障害者の生活支援に関する制度	1 相談支援制度と精神保健福祉士の役割	● 相談支援制度の概要 ● 相談支援制度における精神保健福祉士の役割	第 3 章 2 節
	2 居住支援制度と精神保健福祉士の役割	● 居住支援制度の概要 ● 居住支援における精神保健福祉士の役割	第 3 章 3 節
	3 就労支援制度と精神保健福祉士の役割	● 就労支援制度の概要 ● 就労支援における精神保健福祉士の役割	第 3 章 4 節
	4 精神障害者の生活支援制度に関する課題	● 相談支援制度における課題 ● 居住支援における課題 ● 就労支援における課題	第 3 章 2 節 第 3 章 3 節 第 3 章 4 節 終章

④精神障害者の経済的支援に関する制度	1 生活保護制度と精神保健福祉士の役割	● 生活保護の概要 ● 生活保護制度における精神保健福祉士の役割	第4章2節
	2 生活困窮者自立支援制度と精神保健福祉士の役割	● 生活困窮者自立支援制度の概要 ● 生活困窮者自立支援制度における精神保健福祉士の役割	第4章3節
	3 低所得者対策と精神保健福祉士の役割	● 生活福祉資金貸付制度 ● 無料低額診療所 ● 無料低額宿泊所 ● 法律扶助 ● 災害救助等 ● 低所得者対策における精神保健福祉士の役割	第4章4節
	4 精神障害者の経済的支援制度に関する課題	● 精神障害者の生活実態から見える経済的支援の課題 ● 無年金問題 ● 生活保護被保護者の地域移行の課題	第4章5節

注）この対応表は、厚生労働省が発表したシラバスの内容が、本書のどの章・節で扱われているかを示しています。

全体にかかわる項目については、「本書との対応」欄には挙げていません。

「想定される教育内容の例」で挙げられていない重要項目については、独自の視点で盛り込んであります。目次や索引でご確認ください。

序章 精神障害者の生活支援

──「精神保健福祉制度論」の学びに当たって

「精神保健福祉制度論」では、精神障害者に関する法制度・施策の概要と、その人びとが置かれている現状と課題を学ぶと同時に、そこにかかわる精神保健福祉士の役割について学ぶことが目標となる。この学びの前提となる精神障害者に対する基本的理解を通して、生活支援の意味を考えてみよう。

1

精神障害者の法制度上の定義の変遷や障害の概念、特性、置かれている状況に目を向けながら生活支援のもつ意味を理解することを通して、精神保健福祉士に求められる役割を学ぶ。

2

精神科病院に入院した経験から、現在の日本の精神医療制度や人権をめぐる課題と、回復に大切なこと、精神保健福祉士を目指す学習者に知ってほしい当事者の願いについて理解する。

本章は、「精神保健福祉制度論」の学びの導入として位置づけている。これから学習する法制度・施策は、誰のための、何のためのものであるのか、想像しながら学びを進めてほしい。精神障害のある人の基本的理解に努め、生活支援の意味について考えることを通して、精神保健福祉士に求められる役割を理解してほしいと思う。

　現行の法制度は、完成されたものではなく、人々の生活状況や志向、時代とともに変わりゆくものである。法制度・施策の概要を学ぶ過程で、それらが制定、改正等された経緯や背景、限界と課題、可能性についても学び、精神障害のある人の希望する生活の実現に向けて、ソーシャルワーク専門職としての精神保健福祉士に求められる役割を理解してほしい。そして、精神障害のある本人や家族、他の専門職、市民と連携・協働し、ソーシャルアクションによって社会の変革と精神保健福祉の向上を目指していく精神保健福祉士のソーシャルワーク実践の幅広さと奥深さを学んでほしい。

1. 精神障害者の生活支援の意味

A. 精神障害者の基本的理解

[1]「精神障害者」の定義

精神保健福祉法
正式名称は「精神保健及び精神障害者福祉に関する法律」。

　精神保健福祉法では、5条において、「精神障害者」とは、「統合失調症、精神作用物質による急性中毒又はその依存症、知的障害、精神病質その他の精神疾患を有する者をいう」と規定している。この定義は、「精神障害者」を「精神疾患を有する者」という医学的概念によって定めた規定である。法制度上、「精神病者」に代わって「精神障害者」が用いられるようになったのは、1950（昭和25）年の精神衛生法からであり、制定時は、「精神病者（中毒性精神病者を含む。）精神薄弱者及び精神病質者をいう」との定義であった。それ以前の**精神病者監護法**、**精神病院法**では、狭義の精神病者を対象としていたが、「精神薄弱者」「精神病質者」も新たな対象として位置づけられた。その後、1993（平成5）年、1999（平成11）年の改正を経て対象となる疾病範囲が拡大され、医学上のみの対象に限定せずに精神保健施策の対象としても包括的に規定することで、現行の精神保健福祉法に至っている。

障害者基本法では、2条において、「障害者」とは、「身体障害、知的障害、精神障害（発達障害を含む。）その他の心身の機能の障害がある者であつて、障害及び社会的障壁により継続的に日常生活又は社会生活に相当な制限を受ける状態にあるものをいう」と規定している。これは、1993（平成5）年に、それ以前の**心身障害者対策基本法**が改正された本法において、「精神障害者」が、身体障害、知的障害とともに精神障害と並記されることで障害施策の対象となった経緯がある。この定義が、**障害者総合支援法、障害者雇用促進法、障害者差別解消法、障害者虐待防止法**等の各法における「障害者」の定義の基本となっている。

現行の精神保健福祉法に至るまでの変遷の中で、前述の通り、「精神障害者」の歴史は1950（昭和25）年の精神衛生法の制定時に遡る。「精神病者」から「精神障害者」へと変わった当時は、「医療と保護を必要とする者」として、対象範囲が限定的であった。1993（平成5）年の精神保健法改正時に、「精神障害者」の定義規定が医学上の用語にあわせて見直され、「精神分裂病、中毒性精神病、精神薄弱、精神病質その他の精神疾患を有する者」とされた。ここで、同年に成立した障害者基本法における施策の対象となる「障害者」の範囲に、「精神障害者」が明確に位置づけられた。そして、1995（平成7）年の改正によって精神保健法から精神保健福祉法へと法律名が変更された1999（平成11）年の法改正時に、WHO（世界保健機関）の国際疾病分類第10版（ICD-10）のカテゴリーF（精神および行動の障害）すべてを「精神障害」とした。なお、「精神分裂病」は、2005（平成17）年の法改正時に「統合失調症」に改められた。

[2] 精神障害者の障害の概念と特性

医学モデルとして捉えられていた精神障害者を、一人の生活者として捉える**生活モデル**が登場したのは、1980（昭和55）年の**国際障害分類（ICIDH）**からである。この分類に基づいて、日本で発表された**上田敏**の障害論を、**蜂矢英彦**が「精神障害における疾患と障害の構造」として理論構築し直し、精神障害者の疾病（医学モデル）と障害（障害モデル）を構造化した。この構造論では、「陰性症状であれ陽性症状であれ、その症状の存在によって長期間にわたり日常生活上に困難・不自由・不利益が生じていれば、障害があると言うべき」とし、「医療関係者が医学的立場から症状と考える現象は、社会の側から見れば生活上の障害となる」とした。そして、「疾患と障害とが共存している場合には、一体となっているものを表と裏から見ていることになる」と述べている[1]。当時、すでに対象者を生活者として捉え、生活支援に携わっていた関係者は、蜂矢の理論に生

障害者総合支援法
正式名称は「障害者の日常生活及び社会生活を総合的に支援するための法律」。

障害者雇用促進法
正式名称は「障害者の雇用の促進等に関する法律」。

障害者差別解消法
正式名称は「障害を理由とする差別の解消の推進に関する法律」。

障害者虐待防止法
正式名称は「障害者虐待の防止、障害者の養護者に対する支援等に関する法律」。

図序-1-1　ICF モデル

生活機能・障害・健康の国際分類
International Classification of Functioning, Disability and Health

```
                    ┌─────────────────────┐
                    │     健康状態         │
                    │ (Health condition)  │
                    └─────────────────────┘
            ┌──────────────┼──────────────┐
┌───────────────────┐ ┌──────────┐ ┌──────────────┐
│ 心身機能・身体構造 │ │   活動   │ │     参加      │
│(Body Functions    │←→│(Activity)│←→│(Participation)│
│    & Structure)   │ │          │ │              │
└───────────────────┘ └──────────┘ └──────────────┘
            │              │              │
      ┌─────────────────┐      ┌─────────────────┐
      │    環境因子      │      │    個人因子      │
      │(Environmental   │      │ (Personal       │
      │   Factors)      │      │   Factors)      │
      └─────────────────┘      └─────────────────┘
```

出典）世界保健機関（WHO）／障害者福祉研究会編『ICF 国際生活機能分類─国際障
害分類改定版』中央法規出版，2003，p.17. より改変。

活支援の根拠を見出した。しかし一方で、完全に医学モデルから脱したと
はいえないまま、理論化、法制度化より先行して生活モデルとしての実践
を蓄積した時期でもあり、これが、地域生活支援活動のはじまりであった。
　法律上の大きな転換期は、前述の通り、1993（平成 5）年の障害者基本
法の制定であり、医療の対象であった「精神障害者」が、身体・知的障害
とともに「障害者」として位置づけられ、生活モデル、**社会モデル**の捉え
方が認知されるようになったことである。そして、2011（平成 23）年の
法改正時には、社会モデルによる「障害者」の定義の見直しがなされ、**社
会的障壁**が明示された。
　新たな障害の概念として、2001（平成 13）年に、ICIDH から**国際生活
機能分類（ICF）**が登場した（**図序-1-1**）。これは、障害を焦点化せず、
人々の生活にかかわるすべてを対象とし、生活上の障害は、日々の生活を
支える環境により大きく影響を受け、障害の有無にかかわらず、常に環境
との関連において変化するという考え方である。これにより、障害者の障
害に限定せず、人々の生活に関するすべての機能を包括的に捉えること
なった。背景因子（環境因子・個人因子）が加わったことで、障害が構造
的に固定されたものではなく、環境因子によって相互に影響し合うという
概念が取り入れられた。環境因子とは、家族、近所付き合い、学校、職場、
近隣との関係などの地域の状況、法制度、行政施策、支援機関など、生活
に関係し、影響を与えるすべての資源を意味している。精神障害者の生活
支援においては、環境因子と本人、本人の障害特性との関係性を捉え、両
者が相補の関係となるように働きかけることが求められる。

B. 精神障害者の生活とその支援

［1］精神障害者の生活とは

　生活とは、広辞苑によると、「生存して活動すること、生きながらえること」「世の中で暮らしてゆくこと」とある。人が生きている限り、その命を維持し、育むために営んでいく必要不可欠の活動である。その基本となる衣・食・住のほか、医療、職業、友人・仲間、遊び・余暇、他者との交流やつながりなど、生活を構成する要素はさまざまある。一人ひとりの生活史（ライフヒストリー）や生活様態は異なることから、その人固有の生活の質（QOL）や満足度は多様性を有する。当然ながら、精神障害者の生活も同様である。ここに、一人ひとりの生活を尊重するという生活者の視点が重要になる。

　人が人生を送っていく中で、病気になったり、それにより生活がしづらくなったりすることは、誰にでも起こり得ることである。そして、病気が回復すれば、その人が、それまで送ってきた生活を取り戻すことはできるであろう。しかし、精神疾患や障害によって失われたものを再び取り戻すということは、容易なことではない。

　精神障害者は、疾患と障害をあわせもつという特性や、疾患によって生じる症状や障害（**生活のしづらさ**）が見えづらいという特性、そして、ストレスによって再発・再燃へとつながることがあるという特性などによって、その多くが、疾患による症状や障害を意識した生活を送らざるを得ない時期を過ごすことになる。谷中は、精神障害の特性について、「精神障害をもっている個とその人の環境の相互作用に着目することである」と述べている。障害の特性を障害そのものとみなすのではなく、その人が有する持ち味や強みを見出し、それらを「その人なりのよさ」と受け止め、日常生活の中で大いに発揮してもらうことが大切である、と述べている[2]。精神障害者が、必ずしも失ったままの生活を強いられるのではなく、その人なりの生活を取り戻し、希望する生活が実現できるように、精神保健福祉士のかかわりや支援が重要になる。

［2］精神障害者の生活支援の意味

　精神障害者の生活支援の原点は、一人ひとりの生活の質（QOL）を高め、本人が「こうありたい」と望む生活の実現に向けて、自ら主体的に、その生活や人生を選び、決めていく過程に寄り添うことである。自己選択・自己決定の過程では、精神保健福祉士は、**SDM**（シェアード・ディシジョン・メイキング）を意識して、必要なときに、必要な支援を行うことが求

生活のしづらさ
障害は固定したものではなく、生活環境を整えることで改善できるという、谷中輝雄（やどかりの里創設者）が提唱した考え方である。これは、精神障害者を病者としてではなく、生活者として捉えることであり、生活支援の焦点を表すものといえる。生活者として、一人前の人としてみること、ごく当たり前の生活の実現を共通目標として、一方向の関係ではなく、双方向の関係を意識する営みが、精神障害者を一人前の人として、責任能力のある人として当たり前につき合うことであると述べている。

SDM：shared decision making
「共同（協働）意思決定」と訳され、たとえば、治療方針を決めるなどの意思決定場面において、患者と医師等が目標を共有しながら本人とともに決定し、力を合わせて活動すること。利用者と支援者の対等なパートナーシップに基づき、双方の協働によってリカバリーを目指す営みである。

められる。

　精神保健福祉士が担う生活支援について、上野は、決して支援者が先導していくものではなく、また、精神障害のある本人と支援者との二者の関係性の中で完結するものではないと述べている[3]。すなわち、本人が築いてきている人間関係や社会的つながりを最大限尊重し、その関係性を維持・継続していくことができるような支援が最も重要であり、これが、生活モデルから社会モデルへの捉え方の変化である。法制度・施策は、本人のニーズを充分に理解し、把握したうえで活用すべきであり、それらを前提にして本人に当てはめる「当てはめ支援」をしてはならず、主体は本人であることを忘れてはならない。

　歴史的に遅れてきた日本の精神保健医療福祉の領域において、国の法制度・施策が充実していく未来は望ましいといえる。精神障害者が、マイノリティになり続ける偏った社会ではなく、多様性が認められる社会の中で、インフォーマル・フォーマル資源を活用しながら日常的な関係性を相互に、包括的に連携・協働して構築していく共生社会の実現が求められている。

C. 精神保健福祉士の生活支援における権利擁護の重要性

[1] 精神障害者の社会的障壁と権利擁護

　人権とは、すべての人が生まれながらにもっている権利であり、人として生きるための普遍的なものである。これは、国の最高法規である日本国憲法において、「基本的人権の尊重」として謳われている。

　私たちは、普段の生活の中で、人として生きること、自分らしく生きることや自らの権利について、どのくらい意識して暮らしているであろうか。人権、すなわち人として生きる権利は、それを侵害されたり、脅かされたりしたときに、有する意味や尊さを、ことさら意識することになるのかもしれない。

　精神障害者の人権について考えるとき、先進諸国に比べ、日本の精神医療や社会福祉制度・施策の遅れが、その人権問題に大きな影響を及ぼしていることに、まず目を向けてみる必要がある。「精神障害者」とひとくくりにされ、隔離・収容を強いられ、**スティグマ**によるいわれなき差別や偏見にさらされてきた状況は、果たして今、改善されてきているといえるであろうか。

　精神障害者を生きづらくさせている要因は、精神疾患や障害そのものによるものもあろうが、社会の仕組みがそれを大きくし、社会参加を阻んでいることも多いという実態がある。また、精神障害者に対する、いわゆる

「世間」の見方や考え方が、物理的な差別・偏見をもたらすのみならず、精神的にも大きな影響を与えている。たとえば、地域にグループホームを建設する際に、反対運動などが起こったりする（**施設−地域コンフリクト**）。加えて、精神障害者と犯罪とを結びつけ、「危ない人たち」と決めつけたりすることも、未だ根深いという現実がある。疾患や障害は、その人個人の責任なのであろうか。精神障害者の、人としての当たり前の権利が、社会に存在するさまざまな**社会的障壁**によって阻まれている。

そもそも一個人の責任とはいえない疾患や障害によって、当たり前の権利が侵害されたり、脅かされたりしやすい状況に置かれる精神障害者の、人として平等に保障されている権利を擁護する機能や活動がなぜ重要になるのであろうか。まず、精神障害者の生活基盤が整っていないという実態を知り、本人の生活者としての権利が護られ、普通に暮らすことのできる社会の実現を目指すために、精神保健福祉士の権利擁護の視点に基づいた実践が重要になる。

法制度・施策の変遷には、その時々の時代状況や背景、世論等が反映されるものである。精神障害者の権利が侵害されたり、脅かされたりしている実態があるという現実を正しく捉えて、人として当たり前の権利が、当たり前に保障される社会の実現のための法制度・施策であることを認識する必要がある。精神保健福祉士としてかかわる前提に、一人の市民としての人権感覚を磨いていくことが、権利擁護活動を担っていく第一歩になるといえよう。

[2] 精神障害者の権利をめぐる動向と精神保健福祉士

精神障害者にとって、「当たり前の生活」や「普通の暮らし」を「生活者」として送ることができていると実感している人は、果たしてどのくらいいるであろうか。そのような生活や暮らしが実現できるように、変わるべき、あるいは変えるべきは、社会の側になろう。実際、精神障害者は、何を求め、どのような生活や暮らしを望んでいるであろうか。精神保健福祉士として、その人と取り巻く環境に目を向けて、深く関心を寄せて知ろうとすること、その人から教わろうとする姿勢が大事である。本人の有する力を主体的に引き出すために、法制度・施策の充実やシステムの構築といった外側から護ることと、本人の内側にある力が内発的、自律的に高められることの両面を見据えたかかわりが求められる。

2014（平成 26）年 1 月に、「障害者の権利に関する条約」（障害者権利条約）が日本においても批准された。本条約は、2006 年 12 月に国連総会で採択された障害のある人に関する初めての国際条約である。1 条には、

施設−地域コンフリクト
障害者の施設やグループホーム等の建設時に、「総論賛成、各論反対」といった地域住民のニンビズム（NIMBY-ism：Not In My Back Yard）による反対運動から建設場所の変更や計画中止に追い込まれてしまうことがある。このような施設と地域との対立、衝突、葛藤状況のこと。

「この条約は、すべての障害者によるあらゆる人権及び基本的自由の完全かつ平等な享有を促進し、保護し、及び確保すること並びに障害者の固有の尊厳の尊重を目的とする」と記されており、市民的・政治的権利、教育・保健・労働・雇用の権利、社会保障、余暇活動へのアクセスなど、さまざまな領域における障害者の権利の実現のための取組みを、その締約国に対して求めるものとなっている。

表序-1-1⁽⁴⁾の通り、日本における障害者権利条約の批准に至るまでには、「障がい者制度改革」の中で国内法の整備が進められてきた。「私たちのことを、私たち抜きに決めないで！」（Nothing about us without us!）をスローガンとする障害者権利条約批准までの道程は、精神障害者の権利の確立の歩みともいえよう。

表序-1-1 日本における障害者権利条約の批准に至るまでの歩み

2006 年 12 月	「障害者権利条約」国連総会にて採択
2007 年 9 月	「障害者権利条約」日本が署名
2008 年 5 月	「障害者権利条約」発効
～条約締結に向けての国内法令の整備状況～	
2009（平成 21）年 12 月	障がい者制度改革推進本部設置
2011（平成 23）年 6 月	**障害者虐待防止法の成立**
8 月	障害者基本法の改正
2012（平成 24）年 6 月	障害者総合支援法の成立
2013（平成 25）年 6 月	**障害者差別解消法の成立**
	障害者雇用促進法の改正
2014 年 1 月	「障害者権利条約」日本が批准

※表内の法律名は略称.
注）外務省ウェブサイト「障害者の権利に関する条約」（概要）より筆者作成.

障害者権利条約の批准後は、整備された各関係法令がどのように機能していくのか、その実効性の評価が問われてきた。本条約批准から 8 年が経過した 2022（令和 4）年 8 月に、国連におかれた障害者権利委員会による初めての日本の実施状況に関する審査（「建設的対話」）が行われ、翌 9 月には、政府に対して改善を促す勧告（「総括所見」）が出された。これにより、今後、国内の障害者施策がどのように進められるのか、政府の動向を注視しつつ、国民一人ひとりの意識の変革や、改善に向けた具体的行動が求められる。

精神保健福祉士には、法制度・施策が、精神障害者の権利を擁護するものとして機能しているのか、それにより、日々の生活がしやすくなるのか、

ひいては、それが特別な人の、特別なものとしてではなく、すべての国民と平等に、当たり前の権利として行使されるのかを注視しながらソーシャルワーク実践を積み重ねていくことが求められる。精神障害者の生活にかかわりながら支援を担うという実践のマクロには、精神障害者を包み込むインクルーシブな社会の実現を目指す地域づくりを担うという社会的役割がある。改めて心に刻みたいのは、精神保健福祉士としての権利擁護は、決して精神障害のある本人に成り代わることではない。多様な生き方や価値観を有する人びととかかわることは容易なことではない。それでも、悩み、考え、ジレンマを感じながらも確固とした人権意識を身につけ、その人らしい生き方の実現を目指していくことが求められる。

　長い間、地域社会の外で「処遇」されてきたといえる精神障害者が、精神保健医療福祉に関する法制度・施策の流れの中で、ようやく今、地域で暮らし始めている。精神保健福祉士には、ソーシャルワーク専門職としての価値、知識、技術をもって、誠実に社会的役割を果たす責務がある。精神障害者一人ひとりが望む生活の実現に向けて、常に「誰のためか」「何のためか」を自問しながらの実践の蓄積によって、人や社会にアプローチをしていくことが求められる。

注)

(1)　蜂矢英彦『精神障害者の社会参加への援助』金剛出版，1991，pp.93-94.
(2)　谷中輝雄「B. 精神障害者の特性」上野容子・宮崎まさ江編『精神障害者の生活支援システム（第3版）』精神保健福祉士シリーズ8，弘文堂，2018，p.18.
(3)　前掲書 p.12.
(4)　外務省ウェブサイト「障害者の権利に関する条約」（概要）．（2022年6月14日データ取得）．

▌理解を深めるための参考文献

●柏木昭・荒田寛・佐々木敏明編『これからの精神保健福祉―精神保健福祉士ガイドブック（第4版）』へるす出版，2009.
　精神保健福祉士が国家資格化された1997年に初版が発行され、時代の変化に伴い改訂が重ねられながらも、精神保健福祉士のもつべき視点や求められる資質、実践の方法について、継承されるべき理念とともに記されている。
●呉秀三・樫田五郎／金川英雄現代語訳・解説『精神病者私宅監置の実況』医学書院，2012.
　日本の精神医学の父といわれる呉秀三によって「精神病者監護法」を廃絶するために、「見るに堪えざる程悲惨なる光景」としての私宅監置の実状が、当時の多くの写真とともに詳しく記されている。
●八尋光秀＆精神科ユーザーたち『障害は心にはないよ社会にあるんだ―精神科ユーザーの未来をひらこう』解放出版社，2007.
　「障害者である前に人間だ」との精神科ユーザー（「精神障害者」）による病気や入院等の体験に基づいた語りやメッセージとともに、その人びとの回復を目的として社会を見た視点からの問題提起と未来のあり方について記されている。

2. 当事者からみた法制度・施策

A. 入院生活を経験して

　私は20歳代半ばで発症し、精神科病院に入院した。その後、退院して地域で暮らすようになって初めて、私にも退院請求や**処遇改善**を求めることができることを知った。精神科病院に入院している間には保障されず、処遇改善を求めても叶わなかった権利であった。

　私も家族も入院制度については知らないことばかりで、任意入院であっても本来保障されるべき通信の制限があり、自由に家族とも友達とも、手紙や電話のやりとりもできなかった。世の中から切り離されたと感じた。公衆電話も、誰もかけることのできない形だけのものが置いてあった。それは、外界と結ぶ唯一の「希望」といえるものであろうが、使えない電話は「絶望」に変わった。

　社会から切り離された絶望を感じて、さらに精神状態が不安定になった記憶が蘇る。入院していた人たちは、普通に病院の中で過ごしていて、ごく普通の人のように感じて、「何故ここにいるのか」と思った。

　当時は、**インフォームドコンセント**もなく、いつ退院できるのか、もしかしたらできないかもしれない、という精神的苦痛を感じながら時をやり過ごした。それにより、症状が悪化したり、身体拘束などの経験からトラウマや**スティグマ**にもなった。自分に価値がないように扱われることは、精神症状の悪化にもつながる。回復するには、長い時間と家族や支援者の大変な苦労が必要であった。

　曲りなりにも地域で自立して暮らせるようになって初めて、精神医療の法制度がどれほど自分やこうした経験をもつ人の人生での機会を奪い、苦痛を強いてきたのかということに気付いた。法制度や施策が変われば、人も地域での暮らしも変わるかもしれないという希望を抱く。当事者として、そのようなかかわりをしたいという強い気持ちに駆られ、**当事者会**としても精神医療改革の役に立てればと願っている。

　当事者は、医学モデルのみで生きているのではない。その人の個性やこだわり、価値観、歩んできた背景によって今がある。特に、精神障害者は中途障害で、人生の途中でいろいろな夢や希望を諦めて、生き直したいと思っている人が多いといえる。私のように入院経験のある人は、一般病院

に比べて精神科病院は環境がよくないと感じている。その環境からも少なからず影響を受けることになる。よき支援者に出会えば、悪い記憶や経験も書き換えられていく。そして、元気に**回復**していき、いきいきと暮らせるようになる。

　権利の感覚は、自分がハラスメントを受けたり、嫌な思いをしたりしたときのほうが、実感としてわかるものである。**ハラスメント**や嫌がらせに対して、拒否する権利も知識も理解も環境もなかった私は、入院生活ではNOと言えなかった。今は、地域で生活して、自分の意思や選択を大切にしながら、かつ、他者の意思や選択、自由も尊重したい。「他の者との平等」として、精神障害者にも**人権と尊厳**が守られることを切望する。

　精神保健福祉士には、身近に困った人がいたら代弁をしたり、相談にのって対応し、気持ちに寄り添い、温かい気持ちで支えてほしいと願う。

B. 日本の精神医療の問題

　当事者の思いや願いを代弁してくれるものとして、日本弁護士連合会の決議書を、以下に要約する[1]。

　全ての人の尊厳は、守られなければならない。しかし、精神障害者の中には入院を強いられた人、数十年もの長期に渡り地域で暮らすことなく精神科病院で一生を終える人、入院中の強制、侮辱、暴言、暴力、身体拘束を受けて心に深い傷を負った人、否応なく社会から隔絶されてきた歴史がある。長期間の入院**隔離**は、その人の人生に決定的かつ重大な影響を与える。人格、名誉、尊厳を傷つけ、地域で等しく教育を受け、人を愛し愛され、働き、家庭を築くなど、あらゆる場面で人生選択の機会を奪い、人生の発展的可能性を損なう。これらの人権侵害は、精神障害者に対する特別な法制度がもたらしている。**精神保健福祉法**は、精神障害者だけを対象として、精神障害があることを理由に、強制入院制度を設けた。期限のない施設隔離によって、その人の人生と尊厳を制約してきた。この法制度が、精神障害者に対する差別偏見を規範化し、地域から隔離排除すべきとの誤った社会認識を構造化した。在宅支援や退院後の地域生活に必要な資源を提供せず、精神障害のある本人とその家族の孤立と貧困をもたらし、地域生活に障壁を作った。これらの繰り返しによって、精神障害者が地域において、居場所と仲間を得て、人としての尊厳を保ちながら、平穏に人生を送ることを妨げた。このように精神障害者に対する**人権侵害**は、重ねられてきたといえる。

　2014（平成26）年に**障害者の権利に関する条約**（以下「障害者権利条

精神保健福祉法
正式名称は「精神保健及び精神障害者福祉に関する法律」。

11

約」）を日本は批准した。同条約は、障害者の人権や基本的自由の享有を確保し、固有の尊厳を尊重するためで「いかなる場合においても自由の剥奪が障害の存在によって正当化されない」と規定している。精神障害者に対する障害を理由とした人権侵害を根絶するために必要な施策は、①精神障害者に対する医療法・医療制度の抜本的改革、②精神障害者の入院に伴う尊厳回復のための手続き保障、③精神障害者の地域生活の実現、である。特に②では、精神障害者だけを対象とした強制入院制度を廃止して人権の回復を図り、精神障害者の尊厳を保障すべく、国に対して法制度の創設および改正を、国および地方自治体に対して多様な施策を実施するように求めるものである。

　以上の決議書や障害者権利条約をもとに、当事者としての経験を交えながら、日本の精神医療の特異性と、権利をめぐる諸問題についてみてみたい。

［1］ 日本の精神科医療の特異性[2]

　日本の精神科医療制度は、1960年以降の世界の潮流に反して病床数を増大させ、総数でも人口比でも世界最大の患者収容状況にある。入院期間は世界平均の7倍に上り、その半数が非自発的入院となっている。EU諸国では、強制入院の比率が平均10％であるにもかかわらず、日本では、2020年6月30日時点で、入院者約27万人のうち約13万人（約48％）が医療保護入院であり、入院者のほぼ半数である。新規医療保護入院の届出件数は2016年度以降、年間約18万件と高止まりの状態が続いている。

　強制入院制度は、ある日突然、閉鎖病棟や保護室の中に閉じ込められ、社会から隔絶される。その結果、多くの人たちは恐怖心、屈辱感、自己喪失感に苛まれる。医療および保護の名のもとに、人間の尊厳が奪われ、心に深い傷を抱えて長く生きづらさを抱えて生きる人々を生み出す。

　国連の「到達可能な最高水準の身体的・精神的健康を享受する権利に関する特別報告官報告書」（2017年3月）は、社会的規約に基づき、日本を含む加盟国に対し、「医療における強制を抜本的に縮小させ、あらゆる強制的な精神科治療及び強制入院を終わらせることに向けた活動を促進することに目標を定めた具体的方策をとること」と要請している。このような国際的な動向を踏まえた世界各国の強制入院制度廃止の動きに対して、日本は大きく遅れているとの指摘がある。

　また、障害者権利条約は、「いかなる場合においても自由の剥奪が障害の存在によって正当化されないこと」と規定している。障害に特化した強制入院制度を差別的な自由剥奪制度として許容しないとし、障害者権利委

員会は、各政府報告書において、強制入院制度の廃止を勧告している。本委員会では、締約国に対し「**身体的または精神的インテグリティ**（障害のある心身もそのままの状態で尊重されること）に関する決定は当事者が十分な説明に基づく自由な**同意**を示した場合にのみくだせるようにすることを勧告」している。

　私は入院経験を通して、精神障害者を対象とする強制入院制度は、個々の精神科病院や医療従事者の問題ではなく、構造的な支配的関係性と差別偏見によって生み出されるものと考えている。このことは、隔離による**人生被害**を生じさせた、**ハンセン病問題**が示した教訓の一つでもある。現行の入院制度は当事者にとっての権利の問題であると捉えることで、個人の尊厳を保障し、安心して地域で暮らすことのできる社会の実現がはじめて現実となる。

［2］当事者の尊厳回復への支援

　強制入院制度の廃止に向けた実践について、世界の潮流を見ると、イタリアの 1978 年の 180 号法（バザーリア法と呼ばれる。）による地域精神医療に向けた改革が有名である。近年では、対話を重視することにより入院を回避することが可能であるとの考え方のもと、諸外国において、**ACT**（包括型地域生活支援プログラム）、**オープンダイアローグ**等の実践による入院を回避する取組みがなされ、日本においてもこれらの実践が試みられている。

　また、諸外国で精神障害のある人のためのサービスについて、**コ・プロダクション**（公的なサービスについてサービス提供者と利用者が、相互の相違を提供しあい、協同することで、良き福祉や治療関係を創設していこうという英国発祥の試み。）が重視されている。欧米でも、精神科病床の削減が遅れていたベルギーでも、コ・プロダクションによる精神医療改革が 1970 年代に行われ、多くの**ピアサポーター**と家族が施策提言に加わって、精神科病床を地域訪問医療に転換することに成功した。

　インフォームドコンセントの法理は、患者の人格的権利として、医療者の法的義務として、すでに最高裁判例により確立している。医療者が治療を行うには、当該患者の病状、治療の必要性、実施予定の治療内容およびこれに付随する危険性、他に選択可能な方法がある場合にはそれとの利害得失について、患者に理解できる方法で説明して納得をえるべき法的義務があり、これを欠く行為は、患者の権利を違法に侵害するというものである（最判平成 13 年 11 月 27 日）。これは、精神医療を利用しているすべての当事者を含め、広く国民的な理解が必要である。精神医療の現場では、

オープンダイアローグ
急性期を含めた精神疾患の患者に対し、危機に即座に専門職や家族、友人、ピアサポーターなどが集まり、本人とともに開かれた対話を繰り返して治療するフィンランドの試み。

精神障害があることを理由に「病識がない」「判断能力がない」「不合理に治療を拒否する」などと、当事者の主体的な参加が十分に保障されることがないまま行われている入院および治療がある。精神医療も「医療」であり、精神疾患を理由に、安易に「保護の必要性」に重きを置く**パターナリズム**に陥ってはならない。精神医療においても等しく適用される「患者の権利」を中心にした、権利保障に主眼を置いたインフォームドコンセントの実質的な実施が必要である。

　精神障害者の地域生活は、福祉や医療というフォーマルな制度と仲間や居場所等のインフォーマルな支援との相互作用によって実現できる。精神障害者が、主体的に人生を送ることについて社会が理解を深め、教育を受ける機会、働く場を含めた生活のあらゆる場面において、等しく人生の選択の機会と**自己実現**の可能性を保障する資源の整備および利用ができれば、地域で自分らしく暮らすことができる。居場所、住む場所、生活支援、働く機会、社会参加、所得保障も重要である。

　精神保健福祉士には、あらゆる場面での支援が可能である。地域移行支援でも、専門職、医療者、行政、家族、ピアサポーターと協働で、**退院支援活動**を行っていくことができる。本人の自立や回復、症状の安定、相談支援のあり方も重要な課題である。

　法整備だけではなく、人的支援も重要である。回復には、人の力がとても大きい。入院中でも、第三者に相談ができたり、処遇改善を求めたりできることを当たり前にしてほしい。当事者本人の**アドボケーター**の存在が、法的にも補償されることが望まれる。たとえば、**アウトリーチ**には、人手とともに財源確保も重要であり、そのような**ソーシャルアクション**も、精神保健福祉士には求められる。**権利擁護活動**であれば、ピアサポーターも一緒にできる。私自身、「自分が支援を受けて回復してきたから、今度は誰かのために」との願いが原動力となっている。

　当事者にとって、精神障害を負うことや入院経験などで**自己価値**が下がることがある。新たな生き方を模索するにも、一歩踏み出す勇気が要る。そのようなときに、一緒に考えてくれたり、気持ちを受けとめてくれたり、相談にのってくれる、生活支援をしてくれる人の存在は、私たちにとってとても心強いものである。今や、精神保健福祉士の役割は多様である。孤独や孤立が時に症状を悪化させたりするが、人との繋がりでエンパワメントされ、体調の波も乗り切れたり、意欲をもって生活することもできる。このような希望がもてる支援を、精神保健福祉士には求めたい[2]。

注)
(1) 日本弁護士連合会ウェブサイト「精神障害のある人の尊厳の確立を求める決議」
（2022年6月8日データ取得）．
(2) 岡村正幸編『精神保健福祉システムの再構築—非拘束社会の地平』ミネルヴァ書
房，2020.

▊理解を深めるための参考文献

● 藤井克徳・田中秀樹『わが国に生まれた不幸を重ねないために—精神障害者施策の問
題点と改革への道しるべ』萌文社，2004.
　30年も遅れてしまったといわれる日本の精神科医療と精神障害者福祉の原因と改革
の方向性を示している書。

● 秋山智久『社会福祉実践論—方法原理・専門職・価値観』ミネルヴァ書房，2000.
　社会福祉の実践にとり重要である価値観、人間観が記されている。人間の自立、支援
の実践について深く学べる書。

● 藤井克徳・長谷川利夫・増田一世／日本障害者協議会編『病棟から出て地域で暮らし
たい』やどかり出版，2014.
　精神科病院の「社会的入院」問題を検証。当事者、家族、支援者からの事例も掲載
し、2014年の「精神科病棟居住系施設問題」への全国の反対運動についても詳細を
掲載した書。

心の回復にとって大切なこと

NPO法人ポプラの会事務局長　精神保健福祉士　大堀尚美

障害者権利条約には、「他の者との平等」が37回出てくる。最初は「権利」について何も知らなかった。運動や学びにより、「本来あるべきものがなかったのだ」と気づいた。「権利」は、私たちの「自由と安全」を保障するものであり、回復にも重要である。

2004（平成16）年に、長野市内で当事者会を立ち上げたときから「**精神障害者保健福祉手帳による交通運賃の割引をしてほしい**」という要望が多く、地元の私鉄、JRに対して要望活動を行った。県内の障害者団体や精神保健福祉士協会等と協議を重ね、署名活動を行った。県議会各会派も要望して、2012（平成24）年に第3セクターのしなの鉄道で運賃割引が実現したことは大きな喜びだった。

2014（平成26）年に、国が精神科病棟の敷地に居住系施設を作り、そこに患者を退院させるという地域移行の苦肉の策（「精神科病棟転換型居住系施設」）を打ち出したが、全国各地の当事者、家族、医療従事者、支援者、市民が一丸となって反対集会を開き、憤りをもって根本的な地域移行の実現を訴えた。

長野県では、「私たちも病院ではなく地域で暮らしたい信州ネットワーク」として署名活動、記者会見、県議会議長に請願し、意見陳情を経て県議会一致で反対の意見書が採択され、国に提出できた。これらの**ソーシャルアクション**を通じてわかったことは、障害のある人が自身の権利について知り、運動することがとても重要であることだ。

私は、退院して毎日、風を感じたり、空を眺め、自由のある生活に小さな幸せを感じる。生きているという実感がある。行きたい場所へ行き、食べたい物を食べる。友人や家族とおしゃべりをして、一緒に食卓を囲む。夢みたいと思うことが今でもある。この小さな幸せが、夢でありませんようにと願っている。

入院中に、退院を諦めていた人たちにたくさん出会った。人生を諦めていたと、後から知ったその人たちも、本来なら地域に戻って暮らす権利も自由も人生もあったはずである。

何度かの入院や身体拘束の記憶は、トラウマになり、スティグマでもある。そんな思いを、もう誰にもしてほしくないと強く願う。

地域で生活する喜びや自由を感じる今は、治療を終えたら「当たり前に」地域に戻って暮らせる社会の実現を叶えたい。

精神保健福祉士のみなさんへのお願いは、一緒に精神障害のある人の未来を希望に替えてほしいことである。目の前の人の悩みや生きづらさに心を傾けてほしい。困ったときには、誰かに相談できると症状も安定する。尊厳と人権の回復は、身近なところから始まっている。ぜひ、当事者、家族の味方でいてほしい。

私自身、精神保健福祉士の資格を活かし、ピアサポーターとして地域移行や相談支援を担うために、学び続けながら研鑽を積み、支え合い、ともに成長していきたい。今改めて、ずっと私を見守って、支えてくれた家族や仲間、支援者の方々に感謝している。

第1章 精神障害者に関する制度・施策

精神障害者に関する個別の制度・施策を学ぶに当たり、本章では、まず総論的に概要を解説する。そもそも制度とは何か、障害者施策はどのように展開されたか、この国で精神障害者はどのように位置づけられてきたか、今なお課題となっていることは何かを、精神保健福祉士の視点から学ぶ。

1

制度は人間社会の仕組みとして必要不可欠なものであり、その時代の意識を反映して形成され、人々の生活を規定する。精神保健福祉士が担っている制度の成り立ちと意味を理解する。

2

精神障害者は、長年、社会福祉の対象外に置かれていた。障害者施策の歴史の中で精神障害者福祉のポジションと、国家資格化された精神保健福祉士のミッションを理解する。

3

精神障害者をめぐる制度は、今も多くの課題をはらんでいる。精神保健医療福祉の制度改革を推し進めるためにも、変革の担い手となる精神保健福祉士の姿勢と視座を理解する。

1. 制度と人間

A. 人々の生活を支える制度

制度
system, institution

社会的存在としての人が社会で生活していくうえで、さまざまな制度は欠かせない。**制度**は、人の生活行動を一つのパターンに定型化したものである。

さまざまな制度は、社会集団を構成する構成者（国家の場合には国民、地方自治体の場合には県民や市民など）を対象として、その社会集団を代表する統治者によって決まりごと（ルール）として定められ、定式化され公認される。社会における制度は、基本的には構成者の利益と権利を守り、相互の利害を調整することを目的としている。構成者それぞれの意思が活かされ、全員が納得する形で制度が定められれば理想的であるが、実際にはさまざまな利害関係や価値観の対立から、相互の力関係や、よりメジャーな多数派の意思による決定が横行する傾向がある。

制度は、自由と権利を定めることにより構成者の生活を保障しているが、一方で責任と義務を定め、さまざまな制限も定めている。一度定められた制度は、社会集団の構成者個々の意思に関係なく、構成者全員が締結した契約として拘束力をもつようになる。議会制民主主義の国家においては、議員などの立法府によって決定された法によって制度は定められるが、多様な人間の集合体である社会に完璧な制度は存在せず、構成者全員の意思と権益を満たすことはできない。現状の制度により、不利益を被り不満を抱く者は改革を求める。現状の既得権益を享受している者は、制度の維持を求める。この改革派と守旧派の闘争が、政治の舞台で顕在化する。

既存の制度でさまざまな問題が生じている場合には、その改革が必要になるが、充分な配慮や経過措置が伴わないと、法を執行する行政や構成者個々の対応の遅れを招き、社会不安を発生させる要因となる。21世紀に入って以降の日本の障害者福祉施策の変遷は、その典型的な例である。

マイノリティ
minority
社会的に少数派と位置づけられる人々を指す。

精神障害者は、障害者の制度の中でも長年**マイノリティ**の立場に置かれてきた。精神保健福祉にかかわる制度を学ぶに当たって、精神保健福祉士は、その歴史を充分に意識しておく必要がある。

B. 社会保障をめぐる思潮

　制度は、一つの思想の反映でもある。一つの制度には、そのパターンを
よしとする統治者の意思と人間観が反映されており、それを是認する構成
者の社会観を形成していく。どのような制度も、それがどのような人間観
に基づいて設計されたものか、吟味することが必要である。

　図1-1-1は、社会保障制度をめぐる思想の潮流を、簡略に要約して示し
たものである。保健・医療・福祉・介護・年金などの社会保障制度は、国
によって大きく異なる。その国によって、国家の意志を反映する形として、
一定の思想に基づく社会保障政策を打ち出す。

図1-1-1　社会保障の政治思潮

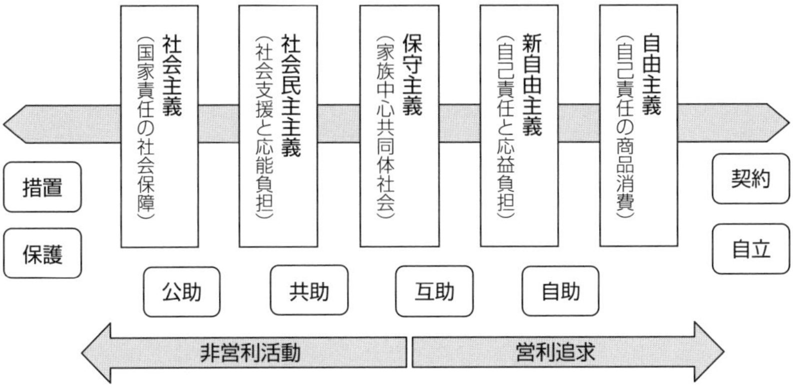

出典）筆者作成.

　福祉国家といわれる北欧諸国では、自由主義経済の下で社会主義的社会
保障制度が充実している。国民は、税金という形で社会保障にかかわる経
費を負担する代わりに、労働所得が得にくくなる高齢者・障害者等になっ
たときにはハイリターンが保障されている。一方で、アメリカ合衆国では、
長年にわたり全国民をカバーする医療保険制度は存在せず、民間保険会社
と契約した者だけが、医療を要したときに保険給付を受けられ、医療費を
払えぬ者は病気になっても必要な医療を受けられなかった。将来のために
計画的に保険をかけず、預金をしなかったのは、あくまでも本人の自己責
任という自由主義的個人主義が徹底した国民性が背景にある。

　一方、日本の社会保障制度は、戦後長年にわたって家族中心の保守主義
を基調としながらも、専門職の思潮としては社会民主主義的な志向性が主
流であった。しかし、**社会福祉基礎構造改革**を契機に、日本の社会保障制
度は徐々に右にシフトし、規制緩和政策とともに新自由主義的政策に舵が
切られた。その象徴的な政策が、障害者福祉にかかわる施策であった。

社会福祉基礎構造改革
戦後の1951（昭和26）
年に制定された社会福祉
事業法以来、大きく改正
の行われていなかった福
祉サービスの供給の仕組
み（措置制度）を抜本的
に変え、利用者の自由意
思と契約による新しい構
造に転換を図ったもの。
背景には、少子高齢化の
進展と低成長経済などが
あり、社会保障費が増大
する中で持続可能な制度
設計が迫られていたこと
がある。

2. 障害者福祉と精神保健福祉

A. 隔離収容対象としての精神障害者

　日本では、1950（昭和25）年に制定された**精神衛生法**により、精神障害者は社会治安を乱す者として精神病院に収容することが原則とされ、強制入院手続きが組まれた。その後、精神科病院への隔離収容政策が国策として展開され、精神病床の増設とともに入院患者は増え、長期社会的入院者を生んだ。劣悪な療養環境の中で入院患者の人権は蹂躙され、多くの**精神病院**で不祥事件が相次いで起きていた。

　1984（昭和59）年には、報徳会宇都宮病院事件が報道され、日本の精神医療の実情は国連の場でも大きく批判された。国は1987（昭和62）年に**精神保健法**を制定し、初めて患者本人の意思による任意入院制度を定めたほか、**精神医療審査会**を設けて、入院患者からの退院請求・処遇改善請求を審査する仕組みを設けた。法の目的に「社会復帰の促進」を掲げて社会復帰施設を創設するなど、「精神病院から社会復帰へ」という流れを形成した。

　1993（平成5）年の**精神保健法改正**では、**グループホーム**の法定化や**社会復帰促進センター**の設置など、「社会復帰施設から地域社会へ」という流れを明確にした。しかし、精神障害者の「医療および保護」と「社会復帰」が主要な柱であり、「福祉」施策は必ずしも明確な位置を与えられなかった。

　今なお諸外国に例を見ない膨大な数の精神病床と、長期入院を強いられ続けている精神障害者の存在は、見過ごすことのできない課題として残っている。その背景には、精神障害者は入院治療対象の「患者」であるという制度の前提があった。このため長年にわたって法律的には精神「障害者」と記されながらも、あくまでも医療の対象であって障害者福祉の対象とはみなされなかった縦割り制度の歴史がある。

B. 障害者基本法の制定と精神障害者福祉

　日本の精神障害者「福祉」施策に転機をもたらすことになったのが、1981（昭和56）年の**国際障害者年**を出発点として翌1982（昭和57）年か

ら始まった「**国連障害者の10年**」の運動である。国際的な動向による外圧により、日本の障害者施策も大きく見直されることになった。1993（平成5）年には**障害者基本法**が制定され、わが国で常に医療の対象である「患者」として捉えられてきた精神障害者は、初めて他障害と同様に「**障害者**」として法律上も位置づけられ、福祉施策の対象としての地位を得た。

翌1994（平成6）年には、**公衆衛生審議会意見書**を受けて、厚生科学研究による「精神障害者福祉」の概念について整理がなされ、「精神保健と精神障害者の福祉との関係」と題された卵形の三重円の図が示された（**図1-2-1**）。福祉の対象者は、決して医療の対象者の一部として包含されるものではないが、保健・医療・福祉の区分けを前提に、医療中心の「医療内福祉」的位置づけとなっている。

障害者基本法
それまでの心身障害者対策基本法が一部改正されて制定された。

障害者
障害者基本法の「長期にわたり日常生活又は社会生活に相当な制限を受ける者」という対象定義（当時）による。

公衆衛生審議会意見書
「当面の精神保健対策について」と題された報告書では、「地域の中での生活を支援していく視点からの、いわゆる『福祉対策』については、その歴史が浅いこと等の理由から他の障害者施策に比べて十分でない」ため、「更に専門的観点から研究を行う必要がある」と指摘された。

図1-2-1　精神保健と精神障害者の福祉との関係

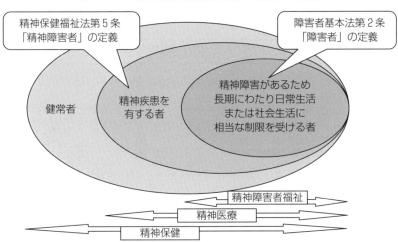

出典）精神保健福祉研究会編『精神保健福祉法詳解』中央法規出版，1998を筆者一部改変.
※『四訂精神保健福祉法詳解』（2016）以降は収載なし。

C. 精神保健福祉法の制定と障害者プラン

1995（平成7）年には法律名に精神障害者福祉を加えた「**精神保健福祉法**」が公布された。法律の目的には、「自立と社会参加の促進のための援助」という福祉的要素が位置づけられた。**精神障害者保健福祉手帳制度**を創設するとともに、**社会復帰施設4類型**、**社会適応訓練事業**が法定化された。当時の精神保健課が、法改正に当たりまとめた資料「精神保健法の歴史と精神保健福祉法へ改める背景」では、厚生省として初めて従来の精神医療政策を「社会防衛的機能に重点が置かれた精神病院収容主義」と表現した。

精神保健福祉法
正式名称は「精神保健及び精神障害者福祉に関する法律」。

社会復帰施設4類型
援護寮、授産施設、福祉ホーム、福祉工場の4つ。

総務庁勧告
精神保健関係法の施行状況を独自に全国調査した結果に基づくもので、後に『ノーマライゼーションの実現に向けて―精神障害者が地域で普通に生活していくために』（1996年）と題した冊子にまとめられている。

障害者プラン
「ノーマライゼーション7か年戦略」と呼ばれている。

数値目標
社会復帰施設とグループホーム、小規模作業所など「福祉」施設と、医療内デイケア施設を1,000ヵ所整備することで、地域で9万人をケアし、2002（平成14）年度までに精神科入院患者を3万人減らしていくとの目標が初めて掲げられた。

合同企画分科会
それまで別々に開催されていた身体障害・知的障害・精神障害の三審議会が、合同で開催したもの。

3つの基本理念
①ノーマライゼーション理念の実現、②本人の主体性・選択性を尊重したインフォームドチョイス、③地域での支え合い（セルフヘルプ、ボランティアや住民参加、民間事業者参入等）。

精神障害者ケアガイドライン
精神障害者を対象とするケアマネジメント体制の導入を提起し、同年から全国研修会が開始され、その後は各都道府県ごとに研修会が組まれた。

居宅生活支援3事業
在宅精神障害者へのサービスとして、居宅介護等事業（ホームヘルパー派遣）、短期入所事業（ショートステイ）、地域生活援助事業（グループホーム）の3つが組まれた。

　同年12月には、総務庁行政監察局が厚生省に**勧告**を行い、入院医療中心の精神障害者施策を厳しく批判し、「地域中心の支援サービス体制の確立」を提言している。障害者対策推進本部は「**障害者プラン**」を策定し、「入院患者33万人のうち数万人は地域の保健福祉基盤が整えば社会復帰が可能」と示し、地域生活支援センターの設置を提起し、社会復帰施設の整備にかかわる**数値目標**が示された。

　さらに同年12月には、**合同企画分科会**による「**中間まとめ**」が提出され、核となる**3つの基本理念**をもとに障害者保健福祉施策を抜本的に見直す方向が示された。同年末には、**精神障害者ケアガイドライン検討会**が設けられ、障害者ケアマネジメント導入に向けての検討がスタートした。

　このように、1995（平成7）年は、精神障害者福祉の展開に大きく一歩踏み出した年といえる。この年以降、精神障害者社会復帰施設は「**精神障害者福祉施設**」として行政関係文書に登場してくる。

D. 社会福祉法と介護保険法の制定

　1997（平成9）年には**介護保険法**と**精神保健福祉士法**が制定され、精神保健福祉士を今後の精神障害者施策の担い手として市町村・行政機関に配置する人材確保策が固まった。翌1998（平成10）年には、地域ケア体制の指針として**精神障害者ケアガイドライン**が公表されている。

　1999（平成11）年には精神保健福祉法の改正が行われ、**居宅生活支援3事業**などの福祉サービスが市町村を中心にスタートした。また、地域生活支援センターが社会復帰施設として法定化され、市町村から業務委託を受けて相談支援の要となることが期待された。

　2000（平成12）年には**社会福祉法**が制定され、社会福祉の基礎的な構造改革の原型が整った。同年には、介護保険法が施行され、民法改正による成年後見制度が開始され、ホームヘルパー・市町村職員に対する精神障害特別研修事業が行われ始めた。精神保健領域でもノーマライゼーションの実現という理念が、施策展開上の大前提になり、精神障害者に対する施策は、障害者の総合施策の中に位置づけられた。他障害よりも著しく遅れた精神障害者福祉の状況を拓く、突破口になることが期待された。

E. 障害者福祉施策の迷走

　2001（平成13）年には、厚生省と労働省が統合され「**厚生労働省**」がスタートした。精神保健福祉の担当課である「精神・障害保健課」を含む

障害保健福祉部は、社会・援護局の下に置かれた。国の行政組織上でも、精神障害者施策は「患者」としての医療施策を離れ、「障害者」としての障害者保健福祉行政に位置づけられた。以後、労働領域ともリンクして、他障害分野と同様のサービスが受けられるよう施策展開が重ねられてきている。21世紀に入り、国はこれまでの精神保健福祉施策を反省し、退院を促進し地域での居宅生活を支える仕組みに転換することを宣言した。

2003（平成15）年には**支援費制度**が設けられたが、財政破綻を来し、制度は崩壊した。持続可能な制度構築を目指し、2006（平成18）年に**応益負担**制度に基づく**障害者自立支援法**に改められた。自ら所得を得ることが難しい障害者は必要なサービスを受けられなくなることから全国的な反対運動が巻き起こり、**違憲訴訟**を経て、2009（平成21）年の政権交代により廃案の方針が決まった。障害当事者を中心に「**障害者総合福祉法**」の骨子が提起されたが、厚生労働省側は「障害者生活総合支援法」（仮称）を提案し、障害者自立支援法の法律名を変える法改正にとどめる方向を打ち出し物議を醸した。その後「**障害者総合支援法**」が2012（平成24）年に可決成立し同年末には再び政権が交代している（図1-2-2）。

約10年間の迷走を経て、2013（平成25）年4月より施行された障害者総合支援法の下で、現在の障害者福祉制度は稼働している。2011（平成23）年には**障害者虐待防止法**、2013年には**障害者差別解消法**などの法律も整備したうえで、2014（平成26）年に日本国は国連の**障害者権利条約**をようやく批准した。しかし、精神障害者に対する精神医療施策の改革は、欧米諸国に比べて立ち遅れており、今なお多くの課題を残している。

F. 障害者福祉をめぐる動向

障害者福祉の今後の動向は、高齢社会に突入した日本の社会保障政策全体の動向と無縁ではあり得ない。2025年には、**団塊世代**（1947-49年生まれ）が75歳に達し、国民の4人に1人が**後期高齢者**となる。2035年には、65歳以上の高齢者世帯が約4割に達し、2060年には**生産年齢人口**割合は5割に減ると推計されている。

国は、超高齢社会到来に向けて「**地域包括ケアシステム**」による対応を図っている。社会保障財源や人的資源が限られた中で、公的資金によるケアの提供が持続できないことから導き出された地域包括ケアシステムは、地域におけるボランティアの拡充など、財源を要しない人員の投入が志向されている。自助を基本に置き、公助の限界を共助・互助で補い、**地域包括支援センター**を拠点施設として位置づけている。しかし、「自助」という

支援費制度
行政の措置権限に基づく社会福祉サービスの提供体制から、サービス提供機関と個人の契約に基づくサービス提供が目指されたが、サービスを受ける障害当事者からの受給要求が増大し、財政破綻を来した。

応益負担
利用者が、サービスを受ける量に応じて、その費用の一部の支払いを負担すること。利用者の支払い能力に応じて負担することを「応能負担」という。

違憲訴訟
日本国憲法に定められた生存権が侵されるとして、障害者が原告となって国を訴えた。国が制度の見直しを約束することで、最終的には和解で終わった。

障害者総合福祉法案
新法制定を目指し新たに設けられた「障がい者制度改革推進会議」の中に、当事者委員が過半数を占める「総合福祉部会」が設けられ、法の理念として「保護の対象から権利の主体へ」「医学モデルから社会モデルへ」の2点を掲げた「骨格提言」がまとめられた。

障害者総合支援法
正式名称は「障害者の日常生活及び社会生活を総合的に支援するための法律」。

障害者虐待防止法
正式名称は「障害者虐待の防止、障害者の養護者に対する支援等に関する法律」。

障害者差別解消法
正式名称は「障害を理由とする差別の解消の推進に関する法律」。

障害者権利条約
日本政府の公定訳では「障害者の権利に関する条約」とされている。

第1章 ● 精神障害者に関する制度・施策　2・障害者福祉と精神保健福祉

図 1-2-2　障害者福祉制度 10 余年の迷走

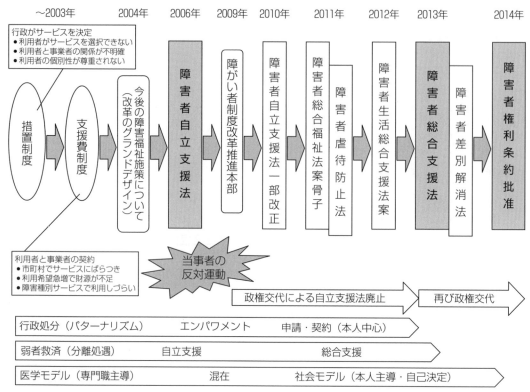

出典）筆者作成.

名の自己責任論や人々の善意に頼るだけでは、状況の根本的な解決は得られない。特に精神保健福祉領域では、精神障害のある人びとに対する**スティグマ**が根強く残っており、住民の理解を得ることがまず必要になっている。

　今後は、従来の対象者別法制度の縦割りを超えて、高齢者・障害者・子ども・生活困窮者等の分け隔てなく支援する、**ワンストップサービス提供拠点**を配置することが想定されている。幅広いジェネリックな相談応需支援能力と調整力がソーシャルワーカーに求められている。

3. 精神保健福祉士の実践と制度改革

A. 精神保健福祉士の誕生

　さまざまな制度改革とともに、精神障害者福祉の担い手として期待されてきたのが精神保健福祉士である。国家資格としての「精神保健福祉士」が誕生したのは1997（平成9）年であるが、**日本精神医学ソーシャル・ワーカー協会**（現、公益社団法人　**日本精神保健福祉士協会**）は、1964（昭和39）年に創設されており、その活動の歴史は古い。自らの資格に係る制度も、精神障害者福祉の制度も、地域の支援資源も何もない中、さまざまな地域でPSWたちは今日の精神障害者福祉の基礎を築いてきた。

　精神保健福祉関連法規の度重なる改正と時代状況の変化に合わせ、PSWの実践の場は裾野を拡げてきた。当初の協会構成員は、精神科医療機関に勤める「病院PSW」が9割を占めていたが、現在の所属機関別割合では4割に減り、多様な分野で新しい時代の**メンタルヘルスソーシャルワーカー**として活動している。

B. 今後の制度改革と精神保健福祉士

　精神保健福祉士は、精神科病院に収容されている長期社会的入院患者の地域移行と社会参加を推進する専門職として制度化された。MHSWにとって、**脱施設化**は大きなミッションである。日本では2003（平成15）年度から**退院促進・地域移行支援**の事業が取り組まれ始めたが、20年を経ても脱施設化は成し遂げていない。多数の社会的入院者と死亡転帰者を生みながら、これを放置してきた国の不作為責任を問う**精神医療国家賠償請求訴訟**が、2020（令和2）年9月に提訴されており、今後の裁判の行方が注目されている。

　2021（令和3）年11月には、**日本弁護士連合会**が「精神障害のある人の尊厳の確立を求める決議」を採択した。「精神障害のある人に対する人権侵害を根絶するために、現行法制度の抜本的な改革を行い、強制入院制度を廃止して、これまでの被害回復を図り尊厳を保障すべく、国に対して法制度の創設及び改正を求める」ことを宣言し、具体的な改革のロードマップを示した。

精神医学ソーシャルワーカー
Psychiatric Social Worker
上記の略称「PSW」が長年使われてきた経緯もあり、国家資格後も精神保健福祉士は「PSW」と通称されてきた。

メンタルヘルスソーシャルワーカー
Mental Health Social Worker
公益社団法人日本精神保健福祉士協会は、2020（令和2）年6月の総会で英文名称としては上記に変更することを決議し、以降は「MHSW」の略称を用いることを推奨している。

脱施設化
大規模で閉鎖的な施設に長期収容され、自由のない集団生活を強いられることによって生じる「施設症」に着目し、これを改変していこうとする考え方や運動を指す。1960年代以降、世界的な趨勢となり、欧米諸国は精神科病院を縮小廃止していった。

精神医療国家賠償請求訴訟
原告の伊藤時男氏は、累計入院期間45年に及ぶ長期社会的入院を経験した患者。精神科病院で施設症化して退院の意欲を奪われた患者たちを救済したいと訴えている。

一方、厚生労働省では同年 10 月より「地域で安心して暮らせる精神保健医療福祉体制の実現に向けた検討会」が開催され、精神科入院時の身体的拘束やアドボケート、退院後支援とともに**「医療保護入院の廃止・縮小」**が議論された。翌 2022 年 3 月の資料では「基本的には将来的な廃止も視野に、縮小に向け検討」との文言を記し注目されたが、4 月には「将来的な継続を前提とせず、縮減に向け検討」に変わり、5 月には「将来的な見直しについて検討」と徐々にトーンダウンした。国連からは「医療保護入院の廃止・縮小に向けた具体策とスケジュールの提示」が求められていたが、厚生労働省は医療保護入院の厳格運用等を精神保健福祉法改正に盛り込む方向で決着を図った。

　2022 年 8 月に行われた国連の**障害者権利条約**に係る対日審査においても、日本国政府はこの姿勢を崩さず、当事者たちを失望させた。翌 9 月には、国連の障害者権利委員会から対日審査の総括所見（勧告）が公表され、日本国政府に対する厳しい「要請」と「勧告」等が示された。

　日本国に対する要請としては、①障害を理由とする差別的な強制入院による自由の剥奪を認めるすべての法的規定を廃止すること。②非合意的な精神科治療を正当化するすべての法的条項を廃止し、他の人と同じ水準の医療を保証する監視機構を設置すること。③精神科病院に入院中の全ケースを見直し、無期限の入院をやめ、インフォームド・コンセントを確保し、地域社会での支援とともに自立した生活を育むこと、が示された。

　日本国に対する勧告としては、①精神障害者への強制的な扱いを正当化するすべての法的規定を廃止し、条約の下での人権と義務を保証すること。②障害者の代表組織と協力して、精神医学的環境における強制的かつ不当な扱いの防止のための独立した監視機構を確立すること。③精神科病院における残虐、非人道的扱いの報告システムを構築し、被害者のための救済措置を確立し、加害者の処罰を確保すること、が示された。

　グローバルスタンダードの人権感覚に基づくこれらの要請・勧告等の内容は、制度変革を担う日本の MHSW の認識と行動を問うものとなっている。

　精神科病院は、全国的な入院患者減少と空床増加の中で、ダウンサイジングを含めた経営戦略構築を迫られている。**救急・急性期病床群**と**療養病床群**の機能分化が進み、対象疾患を特化した専門病棟や地域移行機能強化病棟もあり、**退院後生活環境相談員**として MHSW が担う役割は大きい。今後は、地域できめの細かいケアサービスを提供するエリアごとのステーションの設置や、急性期のみに対応する短期入院施設、アウトリーチサービスの整備が必要である。圏域ごとに責任をもつ**多職種によるチーム医療**

とケアサービス提供のシステム化が重要になってくる。

　一方、地域では「**精神障害にも対応した地域包括ケアシステム**」（専門職の間では略して「にも包括」と称される）の構築が大きな課題となっている。市町村ごとに関係者が集う協議の場を設けて、基幹相談支援センターを中核拠点に、在宅精神障害者に対するきめ細かいサービス提供を行うことが目指されている。MHSW のミッションが、多様性を認め合い支え合う**共生社会**づくりにあることを常に意識しておきたい。

C. 制度変革の主体としての精神保健福祉士

　法律や制度は、時代意識を形成する。法治国家である以上、法はその時々の人々の営為を規定し、その時代の価値と規範を示す。しかし、現行法が常に正しいわけではない。むしろ、現実は矛盾に満ちている。現行法で、「精神障害者」と呼ばれる人々はどのように描かれているのか、どのように支援することが前提とされているか、批判的に検証する必要がある。

　時代とともに人々の意識は新陳代謝し、制度疲労が顕在化する。実情に合わない制度を、変革する**ソーシャルアクション**が必要になる。MHSWのミッションとして、現場に立脚して発信し続けることで、少しずつ状況を変えてきている。時代とともに、法律や制度は変わり、人々の生活が変わる。現状の制度をただ踏襲するのではなく、新しい時代の法制度を、新しい世代が提起し創造していくことが求められている。何を変革していく必要があるのか、常に思考する MHSW であってほしいと願う。

▌理解を深めるための参考文献

● 日本精神保健福祉士協会監修『**精神保健福祉士まるごとガイド（改訂版）**』ミネルヴァ書房，2014.
　精神保健福祉士を目指す人の疑問に沿った構成で、さまざまな現場での精神保健福祉士の仕事などを紹介しており、ビギナーにとっては読みやすいガイドブック。
● 佐藤久夫『**共生社会を切り開く─障碍者福祉改革の羅針盤**』有斐閣，2015.
　障がい者制度改革推進会議総合福祉部会長を務めた筆者が、当時の障害者総合福祉法制定を目指した骨格提言に至る議論のポイントとあるべき姿を丁寧に解説している。

制度を学ぶ、活かす、変える、創る

日本社会事業大学大学院　教授　古屋龍太

1. 制度を学ぶ

　精神保健福祉士（以下、MHSW）は、さまざまな制度を使って仕事をしています。MHSWが業務で出会う法制度は、ほぼ本書に網羅されています。MHSWになろうとする人は、これらの法制度を学ぶ必要があります。少なくとも、MHSWの国家資格を取得した人は、これらの法制度を使いこなせるだけの基礎的な知識を有しているとみなされます。現場に出てから「知らない…」と慌てぬように、しっかり学んでください。そのためにも、ただ覚えるのではなく、考えてください。自分がMHSWであったら、何をどうするべきなのか、思考してください。

2. 制度を活かす

　もちろん、本書で学んだことだけで、現場の仕事ができるわけではありません。文字や図表で示された知識（形式知）は、現場での実体験を通して初めて自身で獲得した知識（経験知）となります。最低限の形式知レベルで、ある程度の業務は回せるかもしれませんが、それでは制度に個人を当てはめているだけです。誰しも固有の存在であるひとを、制度の枠に押し込めるのではなく、むしろ、一人ひとりの生活に制度を活かす視点が重要です。MHSWに生きた実践知を教えてくれるのは、患者や利用者と呼ばれる当事者たちです。

3. 制度を変える

　仕事を続けていくと、現実のさまざまな矛盾に出会うはずです。現行の制度が、必ずしも正しいわけではないことに直面するでしょう。特に、精神科の入院制度などは、精神衛生法制定時から70有余年ほとんど変わっておらず、今や矛盾だらけです。法律を守るコンプライアンスは大事ですが、現行法制度自体が人権を侵害する構造になっている以上、MHSWはジレンマを抱えるでしょう。しかし、決して「仕方ない」と諦めないでください。おかしいと思うことは、おかしいと言い続けてください。現場の専門職のあなたが諦めてしまったら、あなたが現場で出会う当事者たちは救われません。時代の感覚に合わない制度疲労を起こしている現行制度を、少しでも変えようと何らかのソーシャルアクションを起こしていくことも、MHSWの大切な仕事です。

4. 制度を創る

　一人ひとりのMHSWは小さな存在です。いきなり法律を変えることに結びつかなくても、身近な所属する組織や地域の仕組みを変えていくことはできるはずです。そのためには、問題意識を共有してくれる仲間や職能団体も必要です。「にも包括」では、関係者が集まる「協議の場」がセットされています。地域の課題を共有し、できないことをあげつらうのではなく、できることから始めて独自のシステムを創っている自治体もあります。ささやかな地域の実践が発信され、関係者の古い思考の枠組みが変わることで、新しい制度を創る基盤が形成されます。新しい時代の新しい制度を、新しい世代の新しい発想で創ってほしいと、こころから願っています。

第2章 精神障害者の医療に関する制度

精神障害者は、疾患と障害をあわせもつという特徴を有することから、日々の生活を送る中で、医療とのかかわりが深くなるといえる。本章では、現行の精神保健福祉法、医療観察法の概要と、精神科医療の現状および諸課題について学び、そこにかかわる精神保健福祉士の役割を理解することを目標とする。

1

精神障害者の医療と福祉を兼ね備えた法律となる精神保健福祉法の概要を学び、この法に規定されている入院制度や人権擁護にかかわる精神保健福祉士の役割について、精神科医療の現状および課題とともに理解する。

2

精神障害者とその家族を取り巻く現在の精神科医療の実状と諸課題について法制度に照らし合わせて学び、そこにかかわる精神保健福祉士としての視点および役割を理解する。

3

医療観察法の概要および、その審判や入院・通院処遇などの実際の流れや内容を理解するとともに、精神保健参与員や社会復帰調整官なども含め、この制度における精神保健福祉士の役割について学ぶ。

精神保健福祉法
正式名称は「精神保健及び精神障害者福祉に関する法律」。

障害者基本法
1970（昭和45）年に公布された心身障害者対策基本法の改正により成立した法律。

地域保健法
1947（昭和22）年に公布された保健所法の改正により、1994（平成6）年に成立した法律。地域保健対策の推進に関する基本方針の策定、保健所の設置等を規定し、地域において総合的に対策が推進されることを確保し、地域住民の健康の保持および増進に寄与することを目的としている。

　精神保健福祉法は、1995（平成7）年に精神保健法が改正されることで成立した。この法は、1993（平成5）年の**障害者基本法**と、1994（平成6）年の**地域保健法**の制定をふまえ、医療と福祉を兼ね備えた法として制定された。

　本節では、精神保健福祉法の概要について学ぶ。導入として、1995（平成7）年以降、現在に至るまでの改正の経緯について概観したうえで、この法の目的、国および地方公共団体ならびに国民の義務、「精神障害者」の定義、精神保健福祉センターなど、主に「保健および福祉」に関する内容を学ぶ。次に、本節B以降では、この法に規定されている入院形態、これらに係る診察や通報、移送、人権擁護など、主に「医療および保護」について、そこにかかわる精神保健福祉士の役割に焦点を当てながら学ぶ。

A. 精神保健福祉法の概要

［1］精神保健福祉法成立以降の改正の経緯

　精神保健福祉法は、1995（平成7）年の改正以降、1999（平成11）年、2005（平成17）年、2010（平成22）年、2013（平成25）年の改正を経て、現在に至っている。

（1）1995（平成7）年の改正

　本改正は、精神保健法から精神保健福祉法への大幅な改正となった。前述の障害者基本法において、精神障害のある人が「障害者」として福祉施策の対象であることが明示されたこと、地域保健法において、地域ケアの概念やその対策の推進が明示されたことをふまえて、それまでの法に福祉関連の条項が加えられることで行われた。

　主な改正点は、①法律名の改称、②法の目的に、「精神障害者の社会復帰の促進及びその自立と社会経済活動への参加の促進のために必要な援助（を行う）」といった福祉の増進と、「国民の精神保健の向上」が規定されたこと、③**精神障害者保健福祉手帳**制度の創設、④**精神障害者社会復帰施設**の規定、⑤**社会適応訓練事業**の法定化、⑥地域精神保健福祉施策の充実のための市町村の役割の明確化、などであった。

精神障害者社会復帰施設
精神障害者生活訓練施設（援護寮）、精神障害者授産施設、精神障害者福祉ホーム、精神障害者福祉工場、の4類型が規定された。

(2) 1999（平成 11）年の改正

本改正は、1993（平成5）年の改正法附則2条において、法の施行後5年を目途として見直しを行うことが規定されており、これに基づいて行われた。

主な改正点の1つ目は、人権に配慮した医療を確保するために、①精神医療審査会の権限の強化、②精神保健指定医の役割として、人権擁護の視点の明示や医療保護入院の判定等の際のカルテ記載の義務、③改善命令や退院命令に従わない精神科病院に対する厚生労働大臣および都道府県知事の指導監督の強化、などであった。2つ目に、任意入院の要件と区別した医療保護入院の要件の明確化や、仮入院制度の廃止が行われた。3つ目に医療保護入院等のための**移送制度**、4つ目に保護者制度の見直し、5つ目に在宅福祉サービスにおける市町村の役割の強化、などであった。

(3) 2005（平成 17）年の改正

本改正の前年である2004（平成16）年に、「入院医療中心から地域生活中心へ」の実現に向けて、**精神保健医療福祉の改革ビジョンと今後の障害者保健福祉施策について（改革のグランドデザイン）**が策定され、「受け入れ条件が整えば退院可能な者」、いわゆる「**社会的入院**」状態にある人が、地域で暮らすことを実現するという方向性が示された。

本改正は、同年に成立した**障害者自立支援法**（当時）の成立と関連し、それまで、身体、知的、精神に分けられていた3障害が一元化されたことで、精神保健福祉法の目的にも法律間の整合が規定された。このときに、精神障害者社会復帰施設は、2012（平成24）年3月末までに新体系の障害福祉サービスへと移行することになった。

主な改正点は、精神病院（当時）に対する指導監督体制の見直しとして、①精神医療審査会の委員構成や病状報告等の見直し、②改善命令に従わない当該病院の名称などを公表する制度の導入、また、精神障害者への適切な地域医療などの確保として、①緊急時における入院などの特例措置、②任意入院患者の適切な処遇の確保、さらに、市町村における相談体制の強化として、精神保健福祉に関する相談業務を担う**精神保健福祉相談員**を市町村にも配置すること、などであった。その他の見直しとして、①地方精神保健福祉審議会の必置規制の見直し、②「精神分裂病」から「統合失調症」への呼称変更、③精神障害者保健福祉手帳への写真の貼付により身体、知的の障害者手帳と同等のサービスが受けられるよう、活用範囲が広がること、などであった。

なお、翌2006（平成18）年に、精神病者を収容する施設であるとのイメージを払拭するために「精神病院」は「精神科病院」に改称され、これ

社会的入院
医療上、入院の必要がない状態であるにもかかわらず、地域における受け入れ体制が不十分であることによって入院の継続を余儀なくされ、長期化している状態。

に伴い、この法における用語が改められた。

(4) 2010（平成22）年の改正

　同年に障害者自立支援法の改正法が成立したことにより、本改正が行われた。主な改正点は、①社会適応訓練事業の廃止、②都道府県に対する精神科救急医療体制整備の努力義務、③精神保健指定医に対する精神医療体制確保のための協力義務、などの規定により、精神障害者の地域生活の安定のための医療体制が強化されたことであった。さらに、精神科病院等に対して一般相談支援事業者との連携を、市町村、精神保健福祉センターおよび保健所に対して福祉事務所やその他の関係行政機関との連携を、各々に求めた。

(5) 2013（平成25）年の改正

　それまで、家族を始めとする保護者に過大な負担を負わせてきた「保護者制度」が廃止されたことが大きな改正点であった。また、医療保護入院の見直しが行われ、この入院における保護者の同意要件が除外された。さらに、「良質かつ適切な精神障害者に対する医療の提供を確保するための指針」が策定（策定は、2014〔平成26〕年）されることとなり、精神医療審査会に関する見直しも行われた。

(6) 2013（平成25）年以降現在まで

　2013（平成25）年の保護者制度の廃止や医療保護入院制度の見直しなどの改正は、翌2014（平成26）年4月に施行（一部は2016〔平成28〕年4月施行）となった。3年後の見直しの規定に基づき、検討が進められる中で、2016（平成28）年7月26日に発生した障害者支援施設「津久井やまゆり園」の事件を契機とし、措置入院患者の退院後の支援のあり方等に関する検討がなされ、2017（平成29）年の第193回国会に改正法案が提出された。しかし、当時の衆議院解散によって廃案となり、再提出がなされないままとなった。現在国会で、障害者総合支援法等の一部を改正法律案の一部として、精神保健福祉法の改正案が他関係法と一括され、「束ね法案」として審議されている。

［2］構成

　精神保健福祉法は、下記のとおり、全9章（1条から57条まで）と「附則」にて構成されている。

```
精神保健福祉法の構成
第１章（１条〜５条）          総則
第２章（６条〜８条）          精神保健福祉センター
第３章（９条〜17条）          地方精神保健福祉審議会及び精神医療審査会
第４章（18条〜19条の11）      精神保健指定医、登録研修機関、精神科病院及
                          び精神科救急医療体制
第５章（20条〜44条）          医療及び保護
第６章（45条〜51条）          保健及び福祉
第７章（51条の２〜11）        精神障害者社会復帰促進センター
第８章（51条の11の２〜15）    雑則
第９章（52条〜57条）          罰則
附則
```

[3] 目的 （1章：1条）

　精神保健福祉法の１条は、①「精神障害者の医療及び保護」を行い、②**障害者総合支援法**と相まって「その（精神障害者の）社会復帰の促進及びその自立と社会経済活動への参加の促進のために必要な援助」を行い、③「その（精神障害の）発生の予防その他国民の精神的健康の保持及び増進」に努めることによって、「精神障害者の福祉の増進」と「国民の精神保健の向上」の２つの目的を実現するための法律であることを規定している。すなわち、本条において、この法の全体像が示されているといえる。

障害者総合支援法
正式名称は「障害者の日常生活及び社会生活を総合的に支援するための法律」。

[4] 国および地方公共団体の義務 （1章：2条）

　国および地方公共団体の義務として、障害者総合支援法の規定による**自立支援給付**および**地域生活支援事業**と相まって「医療施設及び教育施設を充実する等精神障害者の医療及び保護並びに保健及び福祉に関する施策を総合的に実施」することによって、「精神障害者が社会復帰をし、自立と社会経済活動への参加をすることができるように努力」するとともに、「精神保健に関する調査研究の推進及び知識の普及を図る等精神障害者の発生の予防その他国民の精神保健の向上のための施策」を講じなければならないと規定している。

[5] 国民の義務 （1章：3条）

　国民の義務として、「精神的健康の保持及び増進に努める」とともに、「精神障害者に対する理解を深め、及び精神障害者がその障害を克服して社会復帰をし、自立と社会経済活動への参加をしようとする努力に対し、協力するように努めなければならない」と規定している。

［6］精神障害者の社会復帰、自立および社会参加への配慮（1章:4条）

　医療施設の設置者に対して、「精神障害者の社会復帰の促進及び自立と社会経済活動への参加の促進」を図るため、当該施設において「医療を受ける精神障害者」が、障害者総合支援法に規定されている障害福祉サービスに係る事業、一般相談支援事業、その他の精神障害者の福祉に関する事業に係るサービスを円滑に利用することができるように配慮し、必要に応じてこれらの事業を行う者と連携を図るとともに、地域に即した創意と工夫を行う。また、地域住民等の理解と協力を得るための努力義務を規定している。

　同条の2項では、国、地方公共団体および医療施設の設置者に対して、「精神障害者の社会復帰の促進及び自立と社会経済活動への参加の促進」を図るため、相互に連携を図りながら協力するように努めるという関係者の連携について規定している。

［7］「精神障害者」の定義（1章:5条）

　この法でいう「精神障害者」とは、「統合失調症、精神作用物質による急性中毒又はその依存症、知的障害、精神病質その他の精神疾患を有する者」であると、対象となる者の範囲を規定している。これは、**国際疾病分類第10版**（ICD-10）における精神障害（F項目）の示す定義におおむね準拠した内容となっている。

［8］精神保健福祉センター（2章:6条から8条）

　「精神保健の向上及び精神障害者の福祉の増進を図るための機関」として、**精神保健福祉センター**を規定し、6条1項では、都道府県（**指定都市**を含む）に対して同センターの設置を義務づけ、6条2項では、その行う業務として、次の6点を規定している。

①精神保健および精神障害者の福祉に関する知識の普及、調査研究

②精神保健および精神障害者の福祉に関する相談および指導のうち、複雑または困難なもの

③精神医療審査会の事務

④精神障害者保健福祉手帳の交付の申請（同法45条1項に規定）に対する決定および障害者総合支援法に規定されている**自立支援医療費**の支給決定に関する事務のうち専門的な知識および技術を必要とするもの

⑤障害者総合支援法の規定により、市町村（特別区を含む）の介護給付費、地域相談支援給付費の支給の要否の決定にあたって意見を述べる

⑥障害者総合支援法の規定により、市町村に対して技術的事項についての

国際疾病分類
International Classification of Diseases: ICD
1900年に第1回国際死因分類として国際統計協会により発表された。以降、10年ごとに見直しがされている。第7版から、死因だけではなく疾病分類が加わり、医療機関において疾病管理に使用されるようになった。ICD-10は1990年にWHO世界保健総会で採択されたもので、2007年に改訂版が出されている。現在のICD-11は、2018年に公表され、2019年にWHO世界保健総会にて採択された。

指定都市
地方自治法によって、政令で指定された人口50万人以上の市。2022年6月21日現在、20市が指定されている。指定都市は、都道府県が担う行政事務の全部またはその一部を代わって担うことができると規定されている。

協力その他必要な援助

　精神保健福祉センターは、1950（昭和25）年に制定された精神衛生法上の「精神衛生相談所」が、1965（昭和40）年の法改正で「精神衛生センター」へ、1987（昭和62）年の法改正で「精神保健センター」へ、1995（平成7）年の法改正で現在の名称に改められた。同センターは、1999（平成11）年の法改正（2002〔平成14〕年施行）において都道府県（指定都市を含む）による必置の機関とされ、2022（令和4）年4月1日現在、全国に69ヵ所設置されている。

　精神保健福祉センター運営要領には、各都道府県（指定都市を含む）における総合技術センターとして、地域精神保健福祉活動推進の中核となる機能を備えなければならないとの規定があり、その目標は、「地域住民の精神的健康の保持増進、精神障害の予防、適切な精神科医療の推進から、社会復帰の促進、自立と社会経済活動への参加の促進のための援助に至るまで、広範囲にわたっている」となっている。この目標の達成のために、保健所および市町村が行う精神保健福祉業務が効果的に展開されるように、積極的に技術指導および技術援助を行うほか、その他の医療、福祉、労働、教育、産業等の精神保健福祉関係諸機関と緊密に連携を図ることが必要である、と規定している。

［9］ 地方精神保健福祉審議会・精神医療審査会（3章：9条〜15条）

　9条には、**地方精神保健福祉審議会**について、「精神保健及び精神障害者の福祉に関する事項を調査審議」をすることを目的に、都道府県による条例において、その審議会ならびに合議制の機関を置くことができる、と規定している。9条2項には、都道府県知事の諮問に答えるほか、「精神保健及び精神障害者の福祉に関する事項」に関する意見を具申することができること、9条3項には、前項の定めのほかに、その「組織及び運営」に関して必要な事項は条例で定める、と規定している。

　12条から15条は、**精神医療審査会**について規定している。同審査会は、都道府県（指定都市を含む）に設置が義務づけられている。主たる役割は、①措置入院および医療保護入院者の定期病状報告書の審査、②入院者やその保護者からの退院請求および処遇改善請求について審査を行うことにあり、患者の人権保護に係る重要な機関である。

　なお、同審査会の審議内容、担う委員等については後述する。

➡ pp.45-46.

精神保健福祉センター運営要領
1996（平成8）年1月19日に実施された各都道府県知事・各指定都市市長宛ての厚生労働省（当時厚生省）通知である。2006（平成18）年12月22日、2017（平成25）年4月26日の改正を経て現在に至っている。本運営要領には、精神保健福祉センターの目標、組織、業務等について規定している。総合的技術センターとして、地域精神保健福祉活動推進の中核となる機能を備えるために担う業務には、①企画立案、②技術指導および技術援助、③人材育成、④普及啓発、⑤調査研究、⑥精神保健福祉相談、⑦組織育成、⑧精神医療審査会の審査に関する事務、⑨自立支援医療（精神通院医療）および精神障害者保健福祉手帳の判定がある。

［10］精神保健指定医、登録研修機関、精神科病院および精神科救急医療体制（4章）・医療および保護（5章）

4章には、**精神保健指定医、登録研修機関、精神科病院、精神科救急医療の確保**について、5章には、**任意入院、指定医の診察および措置入院、医療保護入院ならびに応急入院、精神科病院における処遇**等について規定している。次項以降に、**診察および保護の申請、移送制度、保護者制度（廃止）**の概要とともに、精神保健福祉士が担う役割も含めて後述する。

➡ pp.39–52.

［11］保健および福祉（6章：45条～49条）

45条は、**精神障害者保健福祉手帳**について規定している。本手帳の対象は5条（「精神障害者」の定義）に規定している「精神障害者」であるが、うち知的障害者は、療育手帳の対象となることから含まれていない。

本手帳の交付者は、都道府県知事（および指定都市市長）である。申請は、その者の居住地（居住地を有しない場合は現在地）を管轄する市町村が窓口であり、当該市町村長を経由して行う。申請手続きの際には、申請書に、診断書（障害年金受給者は「障害年金証書」の写し等）と写真を添えて提出する。申請は、初診日から6ヵ月以上経過していなければならず、交付の判定は、都道府県（指定都市）の精神保健福祉センターが行う。有効期限は、2年である。障害等級の規定は、下表（**表2-1-1**）のとおり、障害の程度に応じて1級から3級までの3段階に区分されている。

表2-1-1　障害等級と精神障害の状態

障害等級	精神障害の状態
1級	日常生活の用を弁ずることを不能ならしめる程度のもの
2級	日常生活が著しい制限を受けるか、または日常生活に著しい制限を加えることを必要とする程度のもの
3級	日常生活もしくは社会生活が制限を受けるか、または日常生活もしくは社会生活に制限を加えることを必要とする程度のもの

出典）精神保健及び精神障害者福祉に関する法律施行令6条より筆者作成.

本手帳の交付により、①各種精神保健福祉施策のサービスを受けるに当たっての参考資料となる、②所得税や住民税の**障害者控除**等が行われる、③生活保護における**障害者加算**の障害の程度の判定を行うことができる、④公共施設の入場料や公共交通機関の運賃等の割引が行われるようになる、などのメリットがある。

[12] 相談指導等 （6章：46条～49条）

46条は、地域精神保健福祉施策の一環として、都道府県および市町村に対して精神障害についての正しい知識の普及に努めるように規定している。

47条は、「精神障害者に係る相談指導等」を規定している。具体的な相談指導について、①精神保健および精神障害者福祉に関するもの、②医療を必要とする精神障害者に対する適切な医療施設の紹介、③市町村についての都道府県への協力、精神障害者福祉に関するもの、④市町村についての精神保健に関するもの、そして、相談指導を行うにあたって、⑤関係行政機関との連携、が定められている。

48条は、「**精神保健福祉相談員**」について規定している。48条1項では、都道府県および市町村は、精神保健福祉センターおよび保健所、その他これらに準ずる施設に、精神保健および精神障害者福祉に関する相談に応じ、ならびに精神障害者およびその家族等、その他関係者を訪問して必要な指導を行うために精神保健福祉相談員を置くことができると規定し、2項は、同相談員について、精神保健福祉士その他政令で定める資格を有する者のうちから都道府県知事または市町村長が任命すると規定している。

1999（平成11）年の法改正では、精神保健福祉士法が成立したことを受けて、その任用資格の法律上の例示が精神保健福祉士とされた。さらに2005（平成17）年の改正時に、都道府県等にのみ置くことができるとされていた精神保健福祉相談員は、市町村においても同様とされ、現在、精神保健福祉士を登用する自治体が徐々に増え、社会福祉士とともに公務員としての活躍が広がっている。

49条は、市町村に対して、精神障害者からの障害福祉サービス事業に関する相談に応じ、必要な助言を行うほか、利用の調整を行うことや、この事業等を行う者に対して、これらサービスの調整等に関する協力について規定している。

[13] 精神障害者社会復帰促進センター （7章：51条の2～11）

7章は、「**精神障害者社会復帰促進センター**」について規定している。51条の2に、「精神障害者の社会復帰の促進を図るための訓練及び指導等に関する研究開発を行うこと等により精神障害者の社会復帰を促進することを目的とする一般社団法人又は一般財団法人」であって、次条に規定している業務を適正かつ確実に行うことができると認められるものを指定することになっている。同センターは、1993（平成5）年の法改正時に新設され、厚生労働大臣が指定する全国に1ヵ所の機関として、1994（平成

精神保健福祉相談員
1965（昭和40）年の精神衛生法改正時に「精神衛生相談員」という名称で誕生した。その後の法改正によって、1987（昭和62）年に「精神保健相談員」と改称され、1995（平成7）年に現在の名称に改称された。このときに、新たに「精神障害者の福祉に関する相談および指導」が、その業務に加えられた。

精神保健福祉法49条
本条に規定されている実施主体は、2002（平成14）年より保健所長から市町村長へと移行された。

6）年に財団法人全国精神障害者家族会連合会（当時）が指定されたが、同法人の破産・解散により、2007（平成19）年に指定が取り消され、現在はなくなっている。この法に規定している「精神障害者の社会復帰促進のための事業」は、①啓発活動および広報活動、②（社会復帰の実例に即した）訓練および指導等に関する研究開発、③その他、社会復帰の促進に関する研究、④前記②の研究開発または前記③の研究の成果の提供、⑤当該事業の従事者等に対する研修、⑥その他必要な業務、である。

［14］ 雑則（「8章」）・罰則（「9章」）

雑則は、民法に規定する審判の請求について、市町村長に対して「精神障害者につき、その福祉を図るため特に必要があると認めるとき」に、その（後見開始の）審判の請求を始めとする後見等を行う者の推薦、大都市の特例、事務の区分、権限の委任、経過措置等を規定している。

罰則は、精神科病院の管理者、指定医、**地方精神保健福祉審議会**の委員、**精神医療審査会**の委員などが、この法の規定に基づく職務の執行に関して知り得た情報等の秘密保持義務の違反について、懲戒刑を含む規定である。

▌ 理解を深めるための参考文献

● 精神保健福祉研究会監修『四訂　精神保健福祉法詳解』中央法規出版，2016.
　本書は、2013（平成25）年までの精神保健福祉行政のあゆみ、精神保健福祉法の各条文の解説（要旨と解釈）、資料編の3部構成となっており、法および各条文の示す内容を正しく理解するための助けとなる。

● 二本柳覚編／石井佳葉・茂本由紀『これならわかる〈スッキリ図解〉精神保健福祉制度のきほん』翔泳社，2021.
　精神科領域における医療や障害福祉、暮らしや就労を支援するために求められる知識や情報について、体系的、網羅的にわかりやすくまとめてある。本領域の全体像を捉えながら各制度の基本を理解するための助けとなる。

B. 入院形態

　精神保健福祉法には、任意入院、医療保護入院、応急入院、措置入院、緊急措置入院の５つの入院形態があり、任意入院以外は非自発的入院であることに特徴がある（**表2-1-1**）。精神科の入院においては、患者本人が精神障害により、入院の必要性が理解できず、入院をしなければ心身の安全が守れない状況においては、患者本人の意思にかかわらず入院治療を開始することがある。精神保健福祉法では患者の人権を守るために、入院の必要性についての厳格な判断や手続き、入院患者の権利について定めている。

精神保健福祉法
正式名称は「精神保健及び精神障害者福祉に関する法律」。

表2-1-1　精神保健福祉法における入院形態

形態		自発的入院	非自発的入院			
		任意入院	医療保護入院	応急入院	措置入院	緊急措置入院
条		20条	33条	33条の7	29条	29条の2
入院権限		精神科病院管理者			都道府県知事	
入院条件	対象	入院を必要とする精神障害者で、入院について本人の同意がある者	入院を必要とする精神障害者で、自傷他害のおそれはないが、任意入院を行う状態にない者		入院させなければ自傷他害のおそれがある精神障害者	
	患者本人の同意	必要	得られない			
	精神保健指定医の診察	必要なし	1人の診察		2人以上の診察	1人の診察
	その他	書面による本人意思の確認	家族等※のうち、いずれかの者の同意	医療および保護の依頼があるが、家族等の同意が得られない	自傷他害のおそれがある	自傷他害のおそれが著しく、急を要する
備考		●本人の申し出があれば退院可能 ●精神保健指定医が必要と認めれば、72時間以内の退院制限が可能	●入院後、退院後ともに10日以内に知事に届け出る	●入院期間は72時間以内 ●入院後直ちに知事に届け出る ●応急入院指定病院に限る	●国・都道府県等、または指定病院に限る	●入院期間は72時間以内　指定医が1人しか確保されず時間的余裕がない場合暫定的に適用される

※配偶者、親権者、扶養義務者、後見人または保佐人、該当者がいない場合などは市町村長が同意の判断を行う。
出典）「精神保健福祉法」より筆者作成.

［1］任意入院

　1987（昭和62）年の精神保健法成立によって新たに設けられた入院形態で、患者本人の同意に基づく入院である（20条）。精神科病院の管理者

には**任意入院**が行われるよう努力義務が課せられており、医師は入院に際して、患者本人に対する説明を十分にしたうえで同意が得られるように努めなければならない。また、患者本人に権利事項について書面（**表2-1-2**）で示し、説明をしたうえで、本人自ら入院することを記載した同意書を得る必要がある。

表2-1-2 「入院（任意入院）に際してのお知らせ」の概要

1	患者の同意に基づく入院であること
2	手紙やはがきの発受は制限されないこと、ただし封書に異物がある場合は病院が異物を預かることがあること
3	人権を擁護する行政機関の職員や、代理人である弁護士との電話や面会は制限されないこと
4	原則として開放的な環境での処遇（夜間を除いて病院の出入りが自由に可能な処遇）となること
5	治療上必要な場合は行動制限をする場合があること
6	退院の申し出により退院できること、ただし、精神保健指定医の診察により入院継続が必要と認められる場合は、72時間に限り退院を制限する場合があること
7	不明な点や納得のいかない点があれば病院職員に申し出てほしいこと、入院や処遇に納得のいかない場合は都道府県知事に退院や処遇の改善について請求できること　都道府県知事の連絡先
8	病院の治療に専念してほしいこと 連絡先　病院名　管理者氏名　主治医氏名

出典）「精神科病院に入院する時の告知等に係る書面及び入退院の届出等について」（平成12年3月30日障精第22号厚生省大臣官房障害保健福祉部精神保健福祉課長通知）の様式1より筆者作成.

　　任意入院は、患者本人の同意に基づく入院であることから、患者本人から退院の申し出があれば退院をさせなければならない。しかし、精神保健指定医による診察の結果、医療および保護のために入院を継続する必要がある場合は、72時間に限り退院を制限することができる（特定医師による診察の場合は12時間）。その際は、患者本人に対して入院を継続する旨や退院等の請求（38条の4）に関すること等を記載した書面を用いて知らせる必要がある。

　　任意入院者の処遇は、原則として、開放的な環境での処遇（本人の求めに応じ、夜間を除いて病院の出入りが自由に可能な処遇「以下、開放処遇という」）を受けるものとなっている。ただし、当該任意入院者の症状からみて、医師がその医療または保護を図るうえで必要と判断した場合は、開放処遇を制限することがある。開放処遇の制限は、医師の判断によって始められるが、その後おおむね72時間以内に、精神保健指定医は、当該任意入院者の診察を行う。

　　また、2005（平成17）年の精神保健福祉法改正により、長期入院している任意入院患者に対し任意入院後1年および2年ごとに、「任意入院（継続）同意書」の記載をもって同意の再確認を行うこととなった。これ

は長期入院の解消に向けて導入された仕組みであることから、単に同意をとることだけを目的にするのではなく、長期入院している患者本人の退院への意向の確認や、退院の可能性、退院に向けた取組みを、患者本人と精神保健福祉士を含めた多職種で検討する機会として捉えることが求められている。

［2］ 医療保護入院

　精神保健指定医による診察の結果、精神障害者であって医療および保護のために入院の必要があり、かつ任意入院が行われる状態にないと判断された場合に、「家族等」の同意があれば入院させることができる入院形態である（33条）。緊急その他やむを得ない事情があるときは、精神保健指定医に代えて特定医師による診察により、12時間を限度に入院させることができる。

　2013（平成25）年に精神保健福祉法が改正され、**保護者制度**が廃止となり、家族等（配偶者、親権を行う者、扶養義務者及び後見人又は保佐人）のいずれかの同意が**医療保護入院**の要件となった（33条2項）。

　また、家族等がない場合またはその家族等の全員がその意思を表示することができない（心神喪失等で、たとえば被保佐人や被後見人と同等の意思能力である）場合は、患者の居住地（居住地がないか、または明らかでないときは、その者の現在地）を管轄する市町村長の同意による医療保護入院を行うことができる（33条3項）。ただし、家族等が存在しているが、入院に反対している場合や、反対はしていないが同意することを拒否している場合等は、市町村長同意を行うことはできない。市町村長は、入院の同意後、退院請求者になることもできることから、市町村の担当者は、速やかに入院中の患者本人に面会し、その状態を把握するとともに、市町村長が同意者であることおよび市町村の担当者への連絡先、連絡方法を本人に伝えなければならないこと等が「市長村長同意事務処理要領」に定められている。精神保健福祉士は、患者の権利擁護の観点から、市町村の担当者が同意後に面会し、患者の状況を把握しているかを確認するとともに、市町村の担当者が把握していない場合は、患者との面会や関係者カンファレンスへの参加等を促す必要がある。

　また、精神科病院の管理者は、医療保護入院者の家族等の同意書、入院届および入院診療計画書を入院後10日以内に最寄りの保健所長を経て都道府県知事（政令指定都市市長）に提出しなければならない。

保護者制度
精神保健福祉法において、精神障害者につき1人の「保護者」を決めることとなっており、保護者には①精神障害者に治療を受けさせること、②精神障害者の診断が正しく行われるよう医師に協力すること、③精神障害者に医療を受けさせるに当たって医師の指示に従うこと、④精神障害者の財産上の利益を保護すること、⑤回復した措置入院患者等を引き取ること、⑥精神科病院や社会復帰施設に相談し必要な援助を求めること、⑦退院請求等の請求ができること、⑧医療保護入院の同意をすることができることの責務が課せられており、保護者になり得る人とその順位は後見人又は保佐人、配偶者、親権を行う者、扶養義務者のうちから家庭裁判所が選任した者と限定されていた。

41

［3］応急入院

　身元が判明しない者などであって、急速を要し、その家族等の同意を得ることができず、精神保健指定医の診察の結果、精神障害者であり、かつ、直ちに入院させなければその者の医療および保護を図るうえで著しく支障があると認められた場合に、72時間に限り、応急入院指定病院（都道府県知事が指定する精神科病院）に入院させることができる入院形態である（33条の7）。**応急入院**が認められるのは72時間に限られることから、72時間以内に退院もしくは入院を継続する必要がある場合は、他の入院形態へ変更が必要である。

［4］措置入院

　措置入院は、2名以上の精神保健指定医が「精神障害者であり、かつ、医療及び保護のために入院させなければその精神障害のために自身を傷つけ又は、他人に害を及ぼす（自傷他害の）おそれがあると認める」場合に都道府県知事の権限のもと、国、県、地方独立法人が設置した精神科病院、または都道府県知事が指定する精神科病院に入院させることができる入院形態である（29条）。

［5］緊急措置入院

　緊急措置入院は、急速を要し、措置入院に必要な正規の手続き（都道府県職員の立ち会い、指定医2名以上の診察など）を直ちにとることが難しい場合に、精神保健指定医1名の診察により72時間に限り入院させることができる（29条の2）。この期間を超えて入院を継続する場合は、72時間以内に正規の措置入院手続きをとるか、他の入院形態（医療保護入院もしくは任意入院）への変更が必要である。

　措置入院および緊急措置入院の手続きは都道府県知事への申請または通報によって始まり、申請等できるものは精神保健福祉法に定められている（**表2-1-3**）。都道府県等の所管担当課はこれらの申請等を受けて、調査のうえ必要と認める場合は、精神保健指定医による診察を行う。

　措置入院は、都道府県知事の権限により行われる入院であることから、入院に際しては都道府県等の所管担当課が書面を用いて、入院についての告知を行う。入院後「自傷他害のおそれ」がなくなったと精神保健指定医が判断した場合は、精神保健指定医の診察を経て、「措置入院者の症状消退届」を最寄りの保健所長を通じて都道府県知事に届け出た後、都道府県知事の権限で措置解除が行われる。措置解除の後は、そのまま退院する場合と、他の入院形態（医療保護入院や任意入院）に切り換えて入院を継続

表 2-1-3　精神保健福祉法における精神障害者の通報規定

条	申請・通報者等
22 条	一般人の申請
23 条	警察官の通報
24 条	検察官の通報
25 条	保護観察所の長の通報
26 条	矯正施設長の通報
26 条の 2	精神科病院の管理者の届出
26 条の 3	心神喪失等の状態で重大な他害行為を行った者の医療及び観察等に関する法律（医療観察法）の対象者にかかる通報

出典）「精神保健福祉法」より筆者作成.

する場合がある。

C. 入院の方法─医療保護入院等のための移送 (34 条)

　医療保護入院等のための移送は、1999（平成 11）年の精神保健福祉法改正により新たに設けられた制度である。それまで移送に関して特段の規定はなく、緊急に入院が必要な状態にあるにもかかわらず、患者本人が入院の必要性を理解できないために、結果的に入院が遅れ、自傷他害の事態に至る場合や、また家族等の要請で民間の警備会社が強制的に移送するなど、患者の人権の観点から問題視される事例も発生していた。改正により、都道府県知事は、指定する精神保健指定医の診察の結果、直ちに入院させなければ医療および保護を図るうえで著しく支障がある精神障害者であって、本人の同意に基づく入院が行われる状態にないと判断され、家族の同意の有無に応じ、医療保護入院または応急入院させるため応急入院指定病院に移送することができることとなった。移送は行政処分として行われることから、保健所等による受診援助活動や事前調査を十分に行うなど、人権に配慮した運用が必要である。移送に係る運用については「精神障害者の移送に関する事務処理基準について」に定めてある。

D. 人権擁護

[1] 精神科病院における処遇

　精神保健福祉法には「精神科病院の管理者は、入院中の者につき、その医療又は保護に欠くことのできない限度において、その行動について必要

な制限を行うことができる」と定められた範囲で、症状に応じて医師の指示により最小限の方法での行動制限が認められている（36条）。行動制限は、前述した「任意入院患者の退院・開放処遇の制限」のほかに、「通信・面会の制限」と「隔離と身体的拘束」がある。

　入院中の「通信・面会」については原則として自由に行われることとなっているが、「通信・面会」のうち、電話および面会については、病状の悪化を招き、治療効果を妨げるなど合理的な理由がある場合は、医療または保護に欠くことのできない限度の範囲で制限が行われることがある。また、いかなる理由があっても制限できない入院中の患者の権利として、以下の3つがある。

①信書の発受の制限

②都道府県及び地方法務局その他の人権擁護に関する行政機関の職員並びに患者の代理人である弁護士との電話の制限

③都道府県及び地方法務局その他の人権擁護に関する行政機関の職員並びに患者の代理人である弁護士及び患者又は家族等その他の関係者の依頼により患者の代理人となろうとする弁護士との面会の制限

　隔離は「内側から患者本人の意思によっては出ることができない部屋の中へ一人だけ入室させることによりその患者を他の患者から遮断する行動の制限をいい、12時間を超えるものに限る」と定められており（昭和63年4月8日厚生省告示第129号）、隔離の必要性は精神保健指定医が診察し判断する。12時間を超えない隔離については、必ずしも精神保健指定医を要するものではないが、その場合であっても医師の判断となる。隔離は患者の症状からみて、本人または周囲の者に危険が及ぶ可能性が著しく高く、隔離以外の方法ではその危険を回避することが困難な場合に、患者本人の医療または保護を図ることを目的として行われるものであり、制裁や懲罰あるいは見せしめのために行われるようなことはあってはならない。

　身体的拘束は、「衣類又は綿入り帯等を使用して、一時的に当該患者の身体を拘束し、その運動を抑制する行動の制限をいう」と定められており（昭和63年4月8日厚生省告示第129号）、患者の生命を保護することおよび重大な身体損傷を防ぐために重点を置いた行動制限であり、隔離と同様に精神保健指定医が診察し判断する。身体的拘束は、制限の程度が強く、また二次的な身体的障害を生じる可能性があるため、代替方法が見出されるまでの間のやむを得ない処置として行われるものであることから、できる限り早期に他の方法に切り替えるよう努めなければならない。また身体的拘束を行っている間においては、原則として常時の臨床的観察を行い、適切な医療および保護を確保すること、身体的拘束が漫然と行われること

がないように、医師は頻回に診察を行う必要がある。

　これら行動制限を行うに当たっては、患者本人やその家族に行動制限を行うことやその理由をできる限り詳細に説明する等し、行動制限について十分な理解を得るよう努めなければならない。

　また病院内に**行動制限最小化委員会**を設置し、入院中の者に対する行動の制限がその症状に応じて最も制限の少ない方法により行われているか審議することが求められている。

[2] 退院請求および処遇改善請求

　入院患者とその家族等は、退院や処遇について改善の指示をするよう、都道府県知事（政令都市市長）に請求することができる。請求を受けた都道府県知事は、その内容について精神医療審査会に審査を行うことを求め、審査の結果に基づいて精神科病院の管理者に対して、当該患者の退院や処遇改善に必要な措置を採るよう命じることができる。都道府県知事は審査の結果とその後の措置について、患者や請求した者に通知しなければならない。請求は書面で行うことを原則としているが、口頭（電話）による請求も認められている。**退院請求**および**処遇改善請求**の窓口となる都道府県の連絡先は、入院時に患者本人へ書面で説明し、病棟内の見やすいところに掲示することとなっている。

　精神保健福祉士は、入院患者が入院となったことや処遇に不満を抱いている場合は、その思いに真摯に向き合うとともに、患者自らが記載することが難しい場合には、退院等請求書を代筆するなど、常に権利擁護の意識をもち、患者が有している権利を保障することが必要である。

[3] 精神医療審査会

　1987（昭和62）年の精神保健法の成立により、精神障害者の人権に配慮した適正な医療および保護を確保するために設けられ、精神科病院に入院している精神障害者の入院継続の適否や処遇等について審議を行う。

　精神医療審査会は、都道府県と政令指定都市に設置することが定められている（12条）。しかし、審査結果に基づいて都道府県知事及び政令指定都市市長は、退院命令等の措置を採らなければならないことから、1999（平成11）年の精神保健福祉法の改正により、精神医療審査会の事務が都道府県の精神保健福祉主管部局から精神保健福祉センターへと移管され、知事の諮問機関としての独立性、専門性がより強化された。

　精神医療審査会では、精神科病院から医療保護入院の届出や、措置入院者および医療保護入院者の定期病状報告がなされた際に該当患者の入院の

行動制限最小化委員会
精神科医療機関における行動制限の最小化を目指すための委員会であり、2004（平成16）年の診療報酬改定で新設された「医療保護入院等診療料」の施設基準として設置が定められている。委員会の活動内容は、①行動制限に関する基本指針の整備、②月1回程度の病状改善、行動制限の状況の適切性および行動制限最小化のための検討会議、③精神科診療に携わる職員すべての職員を対象とした年2回程度の研修（精神保健福祉法、隔離拘束の早期解除および危険予防のための介入技術に関するもの）である。構成メンバーである精神保健福祉士は、患者の権利擁護の観点から必要な改善に取り組めるよう委員会に参画することが求められている。

必要性について審議し、また入院中の者またはその家族等から、退院請求、処遇改善請求があったときに、その請求に応じての審議を行うこととなっている。

　2013（平成25）年の精神保健福祉法改正で、精神医療審査会の委員は、①精神障害者の医療に関し学識経験を有する者（精神保健指定医2名以上）、②精神障害者の保健または福祉に関し学識経験を有する者（精神保健福祉士や保健師等を想定1名以上）、③法律に関し学識経験を有する者（1名以上）から、都道府県知事が任命し任期は2年である。委員は5名で構成される合議体で精神医療審査会の案件を取り扱い、委員の過半数で決定される。また、精神障害者の人権擁護の観点から、精神医療審査会における迅速性を確保するために審査件数等に応じて合議体数の見直しを行うことができ、さらに、合議体での審査の前提となる意見聴取や診察を予め行うために精神保健指定医による「予備委員」を置くことができるようになった。

［4］精神保健指定医

　精神保健指定医は、患者本人の人権の尊重を図る観点から設けられた制度である。精神障害者に対して「患者個人としての尊厳を尊重し、その人権に配慮する」ことと、「必要かつ適正な精神科医療の確保」を両立させることが精神保健指定医には求められる。そのため、精神保健指定医の職務は、一般的な職務（医療機関等において、精神科病院への医療保護入院等の入院の要否や一定の行動制限の要否の判断等に関して、人権に配慮された制度運営を確保すること）と、公務員としての職務（措置入院の要否の判断等に関して、行政の適正な執行を図ること）に分けられる（**表2-1-4**）。公務員としての職務について、精神保健福祉法では、「精神保健指定医は、勤務する医療機関の業務に支障がある場合、その他やむを得ない場合を除き、都道府県知事から求めがあった場合には、これに応じなければならない」（19条の4第3項）という参画義務を規定している。

　精神障害者の場合は、本人の意思に反して治療や保護のための入院等が必要となる場合が生じる。精神保健福祉法では、このような非自発的入院、行動の制限、意に反する治療など患者の基本的人権を制約する度合いの大きい判断について、精神科医師なら誰でもできるとはせずに、「精神保健指定医」という一定の資格を有した医師の診断に基づいて行うことを定めている。

　その他に、入院患者の処遇が、36条に規定されている①医療又は保護に欠くことのできない限度における行動制限、②どのような場合でも行う

表 2-1-4　精神保健指定医の職務の概要

一般的な（医療機関等における）職務（19 条の 4 第 1 項）
•任意入院患者の退院制限における、入院継続の必要があるかどうかの判定
•措置入院者の自傷他害のおそれの消失に伴う届出における、入院継続があるかどうかの判定
•医療保護入院または応急入院を必要とするかどうかの判定
•任意入院が行われる状態にないかどうかの判定
•定期病状報告事項に係る措置入院者の診察
•定期病状報告事項に係る医療保護入院者の診察
•措置入院者を一時退院させて経過をみることが適当かどうかの判定
公務員としての職務（19 条の 4 第 2 項）
•措置入院および緊急措置入院における入院を必要とするかどうかの判定
•措置入院等のおける移送にかかる行動制限を必要とするかどうかの判定
•医療保護入院等における移送にかかる行動制限を必要とするかどうかの判定
•都道府県知事が行う措置入院解除か入院継続かの判定
•医療保護入院および応急入院のための移送を必要とするかどうかの判定
•措置入院、医療保護入院の定期報告に対し、精神医療審査会が必要と認めた場合の診察
•精神科病院への立入検査、質問および診察
•改善命令に関して、精神科病院に入院中の任意入院患者、医療保護入院者または応急入院者の入院を継続する必要があるかどうかの判定
•精神障害者保健福祉手帳の返還を命じる際の診察

出典）「精神保健福祉法」より筆者作成.

ことのできない行動制限（信書の発受の制限、都道府県その他の行政機関の職員との面会の制限その他の行動制限）に違反していると認められるときは、精神科病院の管理者にその旨を報告し、処遇の改善に努めることも精神保健指定医の役割である（37 条の 2）。したがって、精神保健指定医は、通常の診療行為のほかに、精神保健福祉法で規定された手続きに従い、その必要性を医学的な観点から判定し、入院しているすべての精神障害者の人権を擁護し、適正な処遇の確保について努力することが求められている。

[5] 特定医師

　特定医師は、緊急その他やむを得ない理由があるときに、精神保健指定医に代わり診察し、医療保護入院等の入院手続きを行うことができる医師である。2005（平成 17）年の精神保健福祉法改正において、精神科救急医療体制の確立を図るために、緊急時における入院等に係る診察の特例措置として設けられた仕組みである。これにより、夜間・休日などで精神保健指定医が不在であっても、患者に必要な治療を速やかに提供することが可能となった。特定医師の要件は、当該医師の勤務する病院の施設要件と

特定医師自身の要件があり、施設要件としては精神科救急医療への参画（応急入院指定、輪番制、夜間休日診療の病院等）や、良質な精神科医療の提供体制の確立（複数の精神保健指定医が常勤、看護配置3：1以上等）、精神障害者の人権擁護に関する取組み（医療保護入院等妥当性を審議する院内**事後審査委員会**の設置）等が省令等で規定されている。特定医師自身の要件は、医籍登録後4年以上が経過していること、2年以上の精神科臨床経験を有していることが規定されている。

特定医師の権限は、①任意入院患者の退院制限、②医療保護入院、③応急入院がある。手続きを行った特定医師12時間以内に退院制限の解除または退院の措置を行うか、そうでない場合は、精神保健指定医に診察を依頼し、退院制限や入院の継続について判断を求める必要がある。

E. 精神保健福祉法における精神保健福祉士の役割

[1] 医療機関における精神保健福祉士の役割

精神科病院においては、患者の症状によって非自発的入院や隔離・身体拘束、通院・面会の制限などの行動制限が行われる。前述のとおり、それらは精神保健福祉法に基づき行われるものであるが、精神保健福祉士はそれらが患者の人権侵害に当たる行為にもなり得ることを常に念頭に置き、非自発的入院や行動制限の根拠や基準、要件等について正しく理解し、見識を深める必要がある。また、制限を受けている患者本人の意思を確認しながら、かかわりをもち続ける姿勢や、患者本人が治療に対して不満がある場合には、患者本人の話を真摯に受け止め、退院請求や処遇改善請求などの患者本人が有する権利を保障するなど、常に患者の権利擁護を意識し、業務を遂行することが求められている。

精神保健福祉士は、**社会的入院**患者の地域移行支援について重要な役割を担っており、社会的入院の解消は精神保健福祉士の最大の使命であるが、全国各地でいまだ多くの社会的入院患者が病院での生活を続けている。

2021（令和3）年の**630調査**では精神科病院在院患者数約26万人のうち、精神科病院の在院期間が1年以上の長期入院患者は約16万人と半数以上を占めており、また在院期間が5年以上の患者が約8万人であった。在院期間が10年以上の入院患者は年々減少しているが、多くは高齢化しており、病院内で死亡する患者が増えていることを表している。一方で、10年未満の入院者の数は、ほぼ横ばいになっている。「社会的入院」と「長期入院」は同義ではないが、長期入院患者のうちの相当数が社会的入院の状態であるといえる。精神保健医療施策の改革が進む今日においても、社

会的入院患者の退院および地域移行が十分に浸透しているとはいい難い状況にある。

　精神保健福祉士は、こうした精神保健医療福祉が抱える課題を真に受けとめ、その改善を志向することが求められる。患者本人の地域生活を中心に置き、患者が安心できる場や仲間とのつながり、社会との一員として存在しているさまざまな経験の中で、患者自身の力を育む支援が求められている。

［2］退院後生活環境相談員（33条の4）と精神保健福祉士の役割

　2013（平成25）年の精神保健福祉法改正により、医療保護入院者の退院を促進するため、精神科病院の管理者に、①医療保護入院者の退院後の生活環境に関する相談及び指導を行う「**退院後生活環境相談員**」（精神保健福祉士等）の設置、②地域援助事業者（入院者本人や家族からの相談に応じ必要な情報提供等を行う相談支援事業者等）との連携、③退院促進のための体制整備（医療保護入院者退院支援委員会の設置）が義務づけられた。

　退院後生活環境相談員は精神保健福祉士その他厚生労働省令で定める資格を有する者のうちから、医療保護入院から7日以内に退院後生活環境相談員を選任する必要があり（33条の4）、配置の目安は退院後生活環境相談員1人につき、おおむね50人以下の医療保護入院者を担当する。

　退院後生活環境相談員は、個々の医療保護入院者の退院支援のための取組みにおいて中心的役割を果たし、医師の指導を受けつつ、多職種連携のための調整や行政機関を含む院外の機関との調整に努めることが役割としてある。

　退院促進のための体制整備医として設置された医療保護入院者退院支援委員会（**表2-1-5**）では、入院診療計画書に記載された「推定される入院期間」を超えて入院を継続する必要性や退院に向けた取組みについて審議を行う。委員会では退院後生活環境相談員が中心となり、多職種や地域援助事業者と協働し退院に向けた環境調整を行うが、退院支援委員会は、院内スタッフで行われるケア会議とは違い、権利擁護の側面があることを念頭に置く必要がある。推定される入院期間を超過するという事実に対する患者本人の不安に寄り添うこと、入院継続の理由が社会生活上の問題である場合には生活環境を整えることが、最大の権利擁護となる。

　入院となった患者やその家族はさまざまな不安や戸惑いを抱えている。退院後生活環境相談員はそれらを理解したうえで、患者や家族が安心して医療を受けることができるように信頼関係を構築するとともに、医療機関

表 2-1-5　医療保護入院者退院支援委員会

対象者	・在院期間が1年未満の医療保護入院者であり、入院時の入院診療計画書に記載した入院期間が経過するもの ・在院期間1年未満であって、委員会の審議で設定された推定入院期間を経過するもの ・在院期間が1年以上であって、管理者が委員会での審議が必要と認めるもの
出席者	1 主治医（主治医が精神保健指定医でない場合は、主治医に加えて指定医も出席） 2 看護職員（担当する看護職員の出席が望ましい） 3 選任された退院後生活環境相談員 4 1〜3以外の病院の管理者が出席を求める当該病院職員 5 当該医療保護入院者本人（本人が出席を希望した場合） 6 入院者の家族等（本人が出席を求め、出席を求められたものが出席要請に応じるとき） 7 地域援助事業者その他の当該精神障害者の退院後の生活に関わるもの（6と同様）
開催時期	当該推定入院期間を経過する時期の前後概ね2週間以内に委員会での審議を行う。開催にあたっては事前に書面で開催日時を入院患者本人へ伝える。
審議内容	1 医療保護入院者の入院継続の必要性の有無とその理由 2 入院継続が必要な場合の委員会開催時点からの推定される入院期間 3 2の推定入院期間における退院に向けた取組み
審議結果	本人並びに当該委員会への出席要請を行った出席者の中の本人や家族、地域援助事業者に結果を書面で通知する。審議の結果、入院の必要性が認められない場合には、速やかに退院に向けた手続きをとる。

出典）「精神保健福祉法」より筆者作成.

の役割や機能を説明し、入院早期から退院後の生活を見据え、利用可能な制度についての情報提供や助言、患者やその家族の地域生活を支える事業者との関係性を築くことが必要である。

[3] 診療報酬上における精神保健福祉士の位置づけ

　現在の精神科医療改革の流れは「病床機能分化」と「地域移行」を推進しており、医療の質の向上と、長期入院患者の退院促進を目的としている。診療報酬上に精神保健福祉士が規定されることが増え、入院患者の地域移行や早期退院に向けて地域関係機関や、医療機関間の連携において、精神保健福祉士が中心的役割を担うことが期待されている。

　2014（平成26）年の診療報酬改定では、精神療養病棟入院料に退院促進の要件が追加され、早期退院の促進に向けた手順等の規定が設けられた。入院形態を問わず、精神療養病棟に入院または転棟した患者に対し、退院

支援相談員を選任し、退院支援委員会を開催し退院に向けて取り組むこととなった。退院支援相談員は①精神保健福祉士、②保健師、看護師、准看護師、作業療法士または社会福祉士として、精神障害者に関する業務に３年以上従事した者から選任し、退院支援相談員１人につき入院患者60人以下を担当する。

退院支援相談員の業務は、①患者および家族等の相談に応じ、退院に向けた相談支援を行うことや、②担当する患者の退院支援委員会を月１回以上開催すること、③居住の場の確保等の退院後の環境にかかわる調整を行い、必要に応じて相談支援事業所等と連携し円滑な地域生活への意向を図ることがある。

退院支援委員会は、患者の退院に向けた支援を推進する会議で、医師、看護師、退院支援相談員等の多職種が参加することになっているが、医療保護入院者退院支援委員会とは違い、患者と家族は必要に応じて出席し、患者への事前の開催案内や、結果の通知は義務づけられていない。

また、同年の診療報酬改定では早期退院を目的とした精神保健福祉士の配置を評価する仕組みとして、精神科入院基本料および、精神療養病棟入院料を算定する病棟において、精神保健福祉士の配置加算が設けられた。

専従の精神保健福祉士を病棟に１名配置するとともに、退院支援部署にも精神保健福祉士を１名以上配置し、患者の希望を踏まえた退院支援と在宅療養に向けた環境調整を行うこととなっている。

その他にも「精神科救急急性期入院料」や「地域移行機能強化病棟入院料」、2020（令和２）年に新設された、「精神科退院時共同指導料」（外来または在宅療養を担う保険医療機関の多職種チームと、入院中の保険医療機関の多職種チームが患者の同意を得て、退院後の療養上必要な説明および指導を共同で行った場合に算定）の施設基準に精神保健福祉士が必置となった。

このように精神保健福祉士の業務の多くは診療報酬に反映されるようになっている。医療機関に所属する精神保健福祉士は、自身の所属する機関の理念や機能を十分に理解したうえで、患者本人が望む生活の実現に向けて、福祉専門職である精神保健福祉士としての視点を生かしていく必要がある。

［4］ 精神科チーム医療と精神保健福祉士の役割

精神保健福祉法41条には、厚生労働大臣は、精神障害者の障害の特性その他の心身の状態に応じた良質かつ適切な精神障害者に対する医療の提供を確保するための指針を定めることとなっており、精神障害者に対する

医療の提供に当たっての医師、看護師その他の医療従事者と精神保健福祉士その他の専門職との連携に関する事項を示している。

　医療機関は、医師、看護師など医療職を中心とした専門職の集団であり医療の遂行を目的とした治療の場である。**医学モデル**を中心とした組織の中で、精神保健福祉士は自らの存在意義を意識し、業務に携わることが必要である。「健康」が身体的、精神的、社会的にもすべてが満たされた状態であることや、疾患と障害が併存する精神障害の特性を考えると、医療的な側面からのアプローチだけでなく、患者本人を多面的に捉えたアセスメントや支援の提供が不可欠となる。精神保健福祉士は患者本人のこれまでの生活や家族関係、経済的、職業的、教育的背景等などさまざまな心理社会的側面に焦点を当て、人と環境の全体関連性の視点から多方面に患者本人を理解し支援していく必要がある。

　より良いチーム医療を実践していくためには、互いに他の職種を尊重し、明確な目標に向かってそれぞれの見地から評価を行うことが不可欠である。専門的基盤による立ち位置の違いを理解したうえで、福祉職の視点について、共通言語をもって伝える技術が求められる。

■ 理解を深めるための参考文献
● 日本精神保健福祉士協会「精神保健福祉士業務指針」委員会編『精神保健福祉士業務指針（第3版）』日本精神保健福祉士協会，2020.
　精神保健福祉士の価値や理念、視点を確認することができるとともに、精神保健福祉士が活躍する5つの分野を取り上げ、各分野で想定される場面から業務指針を用いて詳しく解釈し、支援の道筋を示している。
● 山根俊恵編／田邉友也・森脇崇・矢田浩紀『チームで取り組むケアマネ・医療・福祉職のための精神疾患ガイド―押さえておきたいかかわりのポイント』中央法規出版，2020.
　精神疾患の症状や知識、アセスメントだけでなく、利用者を主体とした多職種連携のあり方について、事例を用いてわかりやすく解説している。
● 武田建・津田耕一『ソーシャルワークとは何か―バイステックの7原則と社会福祉援助技術』誠信書房，2016.
　ソーシャルワークの基本原則であるバイステックの7原則を、実際の対人援助の中でどのように活かすのか理解できる。

長期入院患者の自己決定支援

山口県立こころの医療センター地域連携室　精神保健福祉士　岸本陽平

　私が大学を卒業し、入職2年目に担当した病棟には、多くの長期入院患者がいた。中には40年近く入院している患者もいた。私が生まれる以前から入院している長期入院患者がいることに驚いたが、それ以上に驚いたのは、長期の任意入院患者のAさんに退院の意向を確認した際に、「退院？　退院は、先生が決めるものだから」と、退院に対する決定を他者に委ねてしまっていることだった。

　自己決定は、ソーシャルワーク実践における重要な原則であり、日本精神保健福祉士協会の倫理綱領に倫理原則として「**自己決定の尊重**」を定めている。私はAさんの言葉から、本来Aさんがもっていたであろう日常生活における自己決定する力や、その機会が長期入院により失われていることや、自己決定の尊重は、自己決定までの過程が大切だと気がついた。長期入院患者の自己決定の支援は、長期入院によって失われた主体性をいかに取り戻していくかが課題となる。そのために精神保健福祉士は、日々患者とかかわる看護師と連携し、飲食、私物管理、金銭管理、外出、身だしなみなど、患者本人のセルフケアに関することから、自己決定を積み重ねていくとともに、仮に失敗したとしても、それを支える体制づくりが大切である。

　ある患者Bさんは、計画的な金銭管理が難しいとの理由から、月1万円の範囲で計画的に間食の購入ができるよう1日の間食代を300円と決め、その都度院内の売店で看護師と購入していた。**退院支援**を行うに当たり、金銭の自己管理ができないかを病棟カンファレンスで検討したところ、「本人が希望していないのに自己管理をする必要があろうか」「失敗するとわかっているのに自己管理にするのはいかがなものか」「失敗する可能性はあるが、地域生活に向けて必要な経験になる」「月1万円の間食代をどう使うかは本人が決めるべき」との方向性に、徐々に意見がまとまり、自己管理を進めることとなった。そのことをBさんへ伝えると、少し戸惑う様子ではあったが、しばらくして自己管理する意向を示した。すると数日で1ヵ月分の間食を購入し、部屋はお菓子だらけとなった。毎日、目の前のお菓子をもっと食べたいという思いと葛藤し、月末前にはなくなってしまったが、「自分が決めて買ったから仕方がない」と話し、1ヵ月間を乗り切った。結果的には、計画的な間食の購入はできなかったが、この経験から「次は1週間分ずつ購入してみよう」と話すなど、次の目標を精神保健福祉士と看護師とともに考えることができた。

　長期入院患者における自己決定支援にかかわる精神保健福祉士は、本人の決定による自己責任を強いるのではなく、ともに考え、悩み、失敗をも支え合う関係が求められる。退院という重大な自己決定を行うためには、日常の自己決定の積み重ねが不可欠であり、この営みが主体性を取り戻していくことにつながると考える。

2. 精神障害者の医療に関する課題

A. 非自発的入院の諸問題

[1] 自らの意思によらない入院

インフォームドコンセントは、病気や怪我の内容、治療の方法について、十分な説明を受け、患者本人の意思で検査・治療等を選択し、拒否することもできる患者本人の権利である。しかし、精神科医療においては、患者本人が入院を希望しない場合でも、精神症状により入院治療の必要性があると判断されれば、患者本人の意思によらない、非自発的入院が行われる。

非自発的入院が存在する理由は、精神疾患が脳の病気であることにより、その症状から、医療および保護が必要な場合かつ任意による入院が行われる状態にないこと、もしくは入院をさせなければ、精神障害により自身を傷つけることや他人に害を及ぼすおそれがあるためである。これは、患者本人の同意なく、精神科病院に入院させる制度であり、慎重な判断が求められる。

精神保健福祉法による精神科病院への非自発的入院は、主に措置入院と緊急措置入院、医療保護入院、応急入院が該当する。

[2] 措置入院の課題

措置入院制度は、1950（昭和25）年に制定された精神衛生法以来の入院制度であり、他の入院形態の中で、最も長く運用されている。**措置入院**は、精神症状により自分を傷つける、もしくは他人に危害を及ぼすおそれがある場合の入院形態であり、精神保健福祉法で定める入院形態の中で、特に緊急性と入院治療の必要性が高い。入院の要否は、警察官等による通報、事実の調査、精神保健指定医2名以上の診察により判断される。精神保健福祉法23条は、警察官による通報であるが、通報された対象者に精神障害があるか否かは現場の警察官の判断に委ねられることから、警察官にも精神疾患についての一定の知識と理解が求められる。入院治療を受けるに当たっては、患者本人の同意、家族の意向よりも、精神症状による患者本人の行動で判断されることが特徴的である。

緊急措置入院は、措置診察の際に、2名の精神保健指定医が確保できない場合において、精神保健指定医1名の判断により行われる。入院の期間

は72時間以内と定めている。本来の措置入院の手続きによらずに強制的な入院の判断が行われることから、一層慎重な判断が求められる。

　措置入院では、仮退院による一時的な退院があるものの、入院後の治療内容や退院後の地域生活を見据えた支援の計画は、入院措置された医療機関に委ねられる。また、措置入院に関する費用が公費負担であることから、入院費を支払えない者が、措置症状が落ち着いているにもかかわらず、経済措置として措置入院を継続していることが課題になっていたこともある。現在では、措置入院患者の定期の病状報告書提出が入院後6ヵ月ごとに加えて、最初は3ヵ月目で提出することが義務づけられており、早期に入院継続の必要性が判断される仕組みになっている。入院している措置入院患者数は、下図を参照（**図2-2-1**）[(1)]。

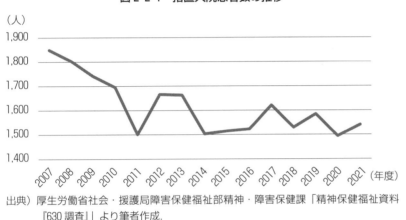

図2-2-1　措置入院患者数の推移

出典）厚生労働省社会・援護局障害保健福祉部精神・障害保健課「精神保健福祉資料『630調査』」より筆者作成.

　2016（平成28）年に起こった、**相模原障害者施設殺傷事件**では、障害者の入所施設において、多数の障害者を殺傷した犯人に措置入院歴があったことで、措置入院の存在が広く一般に周知された。この事件で、措置入院が非自発的な入院であることに加え、入院の判断の手続きはあるものの、退院後の支援の内容は不明瞭であること、退院した措置入院患者が転居した場合、転居前と転居後の行政でその情報が引き継がれず、支援が中断すること等が課題として挙げられた。これを受け、精神保健福祉法の改正によって措置入院患者退院後の地域支援体制の仕組みを導入することが検討されたが、法の改正には至っていない。精神科医療では、精神障害者が事件を起こした際、その時々の時代背景により、精神障害者を危険な存在として地域から隔離し、保護・収容しようとする保安処分の議論が行われている。精神障害者を危険な存在として扱い、社会的に排除するのではなく、

相模原障害者施設殺傷事件
2016（平成28）年に、神奈川県相模原市の知的障害者福祉施設「津久井やまゆり園」において発生した大量殺人事件。元職員だった男が、施設内に侵入して刃物を持って暴れ、入所者19名が死亡、職員を含む26名が負傷。入所している障害者の殺害を目的とした犯行であった。

共生社会の実現を目指す、社会的包摂の視点が求められる。法律改正の議論は、各省庁による検討会で行われ、有識者、専門職団体が出席し、当事者の出席も推奨されている。精神保健福祉法は改正されなかったが、事件から2年後の2018（平成30）年、厚生労働省より地方公共団体による**「精神障害者の退院後支援ガイドライン」**が出された。これは、措置入院および医療保護入院患者を明確に対象としたものではないが、趣旨は、地方自治体による精神障害者の退院後支援であり、退院後支援に関する計画が入院中から作成されることが明記されている。計画は、退院支援を受ける患者本人の同意に基づいて作成、実施されることが重要な点である。同年、診療報酬においても、措置および緊急措置入院を経た患者が、退院後支援計画に基づいて支援を受けることによる診療報酬の算定が行われることになった。

［3］医療保護入院の課題

　国が、精神科病院等の患者の実態把握のために毎年実施している630調査によると、2021（令和3）年調査時点の医療保護入院患者数は130,940人であった（**図2-2-2**）[1]。医療保護入院患者の在院期間は、入院から3ヵ月未満が約2割、3ヵ月以上1年未満が約2割、1年以上5年未満が約3割になっており、残りの約3割の患者が、5年以上の入院である。

図2-2-2　医療保護入院患者数の推移

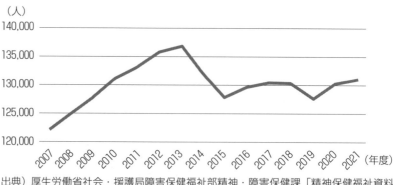

出典）厚生労働省社会・援護局障害保健福祉部精神・障害保健課「精神保健福祉資料『630調査』」より筆者作成.

　2013（平成25）年の精神保健福祉法改正において、医療保護入院者の退院における地域生活への移行を促進するための措置として、すべての医療保護入院患者に退院後生活環境相談員が選任され、患者本人および家族からの相談を受け、退院を支援する仕組みが明確になった。また、入院中

に医療保護入院者退院支援委員会を開催し、退院に向けた取組みを審議する体制となった。在院期間が1年以上の入院患者については、精神症状が重度かつ継続である場合は審議の対象にならない。入院が長期化すると、自宅の環境も変化し、退院することが難しくなる。グループホーム等の施設は、精神科病院でのケアとスタッフの数等の差異が大きく、そもそもの施設の数が、地域によって充足していない等の理由で退院がかなわず、**社会的入院**とも呼ばれている。長期に入院している患者は、病棟内では精神症状が安定しているように見えても、環境の変化により病状が不安定になることもある。退院後の生活は、患者本人を主体に家族、地域の支援者を交えて話し合いを行い、患者本人の希望に応じて、外出や退院後の生活、福祉サービス利用の体験等を行いながら、病状の評価を行うことが必要である。退院を阻害する社会的な問題として、家族が患者本人の病状の再燃を過度に心配する場合がある。また、患者本人の精神症状が安定しているにもかかわらず、家族が退院を反対する事例もある。退院後に生活する、住居の確保等の社会資源の不足により、患者本人のニーズとマッチングしないこと等も課題となっている。

　精神科病院での長期入院により、高齢化し、身体合併症の治療が必要になる事例も少なくない。精神科病院の多くは、**単科精神科**であり、そのような場合は、精神科病院入院中に他医療機関を受診して、身体合併症の診断や治療を受けることになる。手術が必要といった理由等により、一般科による入院治療が必要な場合は、一時的に精神科病院を退院し、一般科に入院し、治療終了後に精神科に再入院することが多い。精神科病院に入院している限りは、精神症状による入院治療が必要な状態であり、身体合併症の治療のために、転院して精神科以外の病棟で医療を安静に受けられるかが課題になる。一般科と精神科の機能をあわせもつ入院医療機関は少なく、病院同士の連携を普段から行い、いずれも病状悪化時の対応等をあらかじめ取り決めておくことで、精神障害があったとしても、一人の患者に総合的な医療の提供が行える体制を整備しておくことが重要である。

単科精神科
精神科のみを標榜する病院。日本の精神科医療は、主に外来のみを行う診療所（有床もあり）、精神保健福祉法による入院病床をもつ単科精神科病院、総合病院の中の精神科等に分けられている。

[4] 行動制限の課題

　行動制限は、精神科病院に入院中の患者に行われる処遇で、医療または保護に欠くことができない限度において行われる。なかでも身体拘束の患者数は、2003（平成15）年からの約10年間で約2倍に増加していることが課題になっている。

　精神科病院には、**行動制限最小化委員会**が設置され、患者の行動制限を最小化するための検討が定期的に設けられている。行動制限が漫然と続く

ことのないように、精神保健福祉士を含む多職種チームが、ハード、ソフト面等の多面的な両面の視点から制限解除に向けた意見を出し合い、一時的な行動制限の解除や事故を未然に防げるような病室内の補強等、創意工夫することが望まれる。

[5] 虐待に関する問題

　2020（令和2）年、精神科病院の看護師等職員による、入院患者の虐待事件が発生した。精神疾患により医療を受ける人が、医療関係者により暴力を受けた事件であった。この事件の特異な点は、事件の判明が、患者本人、家族等からの訴えではなく、当該加害者が別件逮捕をされたことで、副次的に発覚したことにある。この事件により、精神科病院の閉鎖性が課題として挙げられ、精神科病院の内部通報、患者による処遇改善請求、行政機関の実地指導等のみでは患者本人の権利を守れないことが明るみになった。2021（令和3）年にも別の精神科病院において認知症患者への性的虐待が疑われる事案が発生しており、精神科病院における虐待事件が後を絶たない。

　精神科病院における虐待事例は、1993（平成5）年の大和川病院事件等が挙げられる。このような事件の背景には、精神科病院における閉鎖的な病棟環境に加え、職員の人権・倫理意識の不足、監査および指導体制等の制度上の不備があることを理解し、現状を批判的に捉える視点が求められる。

　現代においても、このような事例が続いていることは大きな問題であり、精神科病院における虐待を防止するべく、各医療機関において虐待防止に関する研修会の開催、患者の人権に関する掲示等の取組みが行われている。人権擁護に関する委員会を設置する病院も多く、協議の場には、外部の委員などを含むことが望ましい。そのほか、病棟内に意見箱を設置し、患者本人の意見を病院運営、治療体制に取り入れること等、さまざまな取組みが行われており、実際に虐待が起こった場合の、職員、患者等による通報先の明示も望まれる。

B. 意思決定支援

[1] 共同意思決定

　意思とは、何かをしようと行動するときの基本となる考えであり、人が日常生活を送るうえでの行動、他人とのかかわり、将来を含めた希望等、多岐にわたる。医療の場面では、自身が受ける医療内容の決定、入院中であれば、退院後の生活の支援等、その時々において支援者は患者の意思を確認する。その際に、患者本人と支援者が、希望する治療の内容や治療のゴ

ール、治療によって起こりうる結果の責任について話し合いを行い、適切な治療を見つけ出すことが、**共同意思決定（SDM）**である。治療のゴールは、患者それぞれの考えるリカバリーにあり、患者本人と支援者は対等な関係のパートナーとして、互いの考えを確認しながら意思決定に向けた活動を行う。

　精神保健福祉士は、そのかかわりにおいて、患者本人が選択する自己決定を尊重する。しかし、精神疾患もしくはその症状により、自分の意見や主張を行えない場合もある。

　たとえば入院中の統合失調症の患者本人から、「（幻覚妄想により）他人から攻撃されるので、直ちに病院を退院したい。家族も信用ならないので、アパートを借りて一人暮らしをしたい。病気じゃないので、もう病院にも通わない」と言われたことで、その発言の通りに支援したとする。結果、患者本人が入院環境から離れたことで、一時的に被害的な病的体験は落ち着くかもしれないが、治療が中断し、生活におけるストレスから病状のさらなる悪化を招く可能性もある。

　意思決定の支援とは、単に患者の考えを支持するのではなく、その訴えの背景にある不安や課題を聞き取ったうえで、患者本人の望む、治療の選択を支援するプロセスである。その支援の結果は、患者本人の治療や生活に直接影響を与えることであり、結果が及ぼす見通しも患者本人とかかわりの中で共有しておくことが必要である。

　判断を要する内容は、患者本人の疾患の予後や健康に影響する場合、金銭的な物や他人の生活に影響を及ぼす場合等、多岐にわたることが想定される。精神障害による判断能力の低下、知的障害、認知機能の障害などにより、患者本人による判断自体が難しい場合も考えられる。そのような場合には、**成年後見制度**の活用や家族、医療機関だけではなく、状況に応じて市町村の保健福祉担当課、地域の福祉サービス事業者、弁護士等と連携し、多角的な助言や判断を行えるよう、支援体制を整備することも必要である。

［2］アドボケーター

　2013（平成25）年の精神保健福祉法改正のときに、医療保護入院に同意できるものとして従来の保護者制度に代わり、どのような者が、その立場を担い、医療保護入院者の権利を守れるか議論された。その代弁者として精神科アドボケーターの導入が検討されたが、役割が明確にならず見送られている。

　法改正により入院時の家族等の負担は軽減されたものの、入院後の患者本人の意思決定、意思表明の支援については、検討が続けられ、公益社団

成年後見制度
認知症、知的障害、精神障害等により判断能力が不十分な人に対し、家庭裁判所が選任した者が本人を法律的に支援し、療養看護および財産管理を行う制度。本人の判断能力に応じて、後見、保佐、補助の類型に分かれており、判断能力があるうちにあらかじめ後見人を定めておく任意後見制度もある。

法人日本精神科病院協会により、入院に係る精神障害者の意思決定および意思の表明に関する**アドボケーターガイドライン**が出された。アドボケーターは、病棟訪問等により、精神科病院に入院している患者本人の直接的な支援者となる。入院環境の不安を受け止め、患者本人の気持ちを理解して、必要に応じて代弁を行うことで、精神科医療を受けられるように支援する。また、患者本人が主体的に望む暮らしについて意思表出して行動できるよう、側面的に支援することが望まれる。

　精神科医療におけるアドボケーターの制度は、早急の創出が求められている。患者本人の話を、先入観なく理解するためには、入院している精神科病院の職員などを除く、利害関係のない人が担当することが望まれる。また、アドボケーターがその役割を果たし、患者の権利を侵害していないか確認する制度も同時に創設が求められる。

［3］　人生の最終段階における医療・ケアの決定

　精神科病院での入院が長期化することにより、患者が高齢化し、がん等の身体疾患を併発することで、精神科病院で看取られる患者も少なくない。これまで在宅で生活をしていたのであれば、専門科の病院を受診し、症状や治療の説明を受けて、治療方法を選択することになるが、精神障害による判断能力の低下等より、自身の身体の状況の理解、治療の判断、同意を行うことが難しい場合がある。退院先が定まっていないために、医療機関で看取りが想定されたとしても、患者は医師等の医療従事者から適切な情報の提供と説明がなされ、それに基づいて治療を受ける権利を有している。必要な治療を受けるために、医療者と十分な話し合いを行い、患者本人が意思決定をすることが原則である。その際には、患者本人の意思が変更されることも想定し、繰り返し話し合いがもたれ、いつでも意向を撤回できることを保障することも必要である。

　患者本人が意思を表明できない場合には、それを代弁できる家族等を定めておく。また、話し合いの内容は文書にまとめ、患者本人に交付されることが望ましい。

　患者本人の判断能力が著しく低下しており、家族等がいない事例には、成年後見人が選任されていることもあるが、原則的に成年後見人は医療行為に同意できない。患者本人に判断能力がなく、家族がいない事例においても、患者にとっての最善の治療方針が検討されるべきであり、その際には、医療における倫理的問題解決の指針となる医療倫理等が用いられる。**医療倫理の原則**は、自律性の尊重、無危害、善行、公正からなる。

C. 家族等の同意

[1] 家族等による入院の同意

　2013（平成25）年の精神保健福祉法改正において、医療保護入院における保護者制度は廃止され、家族等の同意により、医療保護入院が行われることになった。保護者制度における「保護者」とは、精神障害者に必要な医療を受けさせ、財産上の保護を行うなど、患者本人の生活行動一般において保護の任に当たらせるために、精神保健福祉法に特別に設けられた制度であった。具体的な保護者の役割は、医療保護入院の同意だけではなく、医療保護入院患者等に医療を受けさせること、財産上の利益を保護すること、正しい診断と医療が行われるように医師に協力すること、回復した措置入院患者を引き取ること、退院請求等の請求が行えることであった。保護者制度廃止の際には、入院に同意する家族の高齢化なども課題として挙げられた。また、患者本人の入院中の支援、退院後のかかわり等について、保護者に負担を強いることで、家族が保護者となることを反対した場合に、患者本人が必要な医療を受けられないこと等も問題になっていた。

　医療保護入院は、家族等の同意により行われ、家族等に該当する者がいない、もしくは家族等が疾病や障害等により判断能力を喪失している場合であれば、市町村長による同意で医療保護入院が成立する。しかし、同意できる家族が入院を拒否している場合には、医療保護入院を行うことができない。家族が入院に同意しない理由には、患者本人と家族との関係が悪い場合や関係性が疎遠である等の理由が考えられる。また、入院費の支払いの責任等を契機として、精神保健福祉士の問題がもち込まれることもある。そのような場合には、治療の必要性や法制度の説明だけではなく、市町村や福祉サービス事業者等と連携を図り、家族に理解を求めることも必要になる。

[2] 精神障害者の家族が抱える課題

　精神障害者の家族は、患者本人の疾病・障害に対する予後、患者本人とのかかわり方、治療における経済面、社会的な孤立等、さまざまな不安を抱えている。結果的に、家族が患者本人に過剰にかかわり過ぎることで、患者本人の自主性を奪ってしまったり、患者本人と距離を置いてしまったり、時にはかかわり自体を拒絶することもある。家族自体が高ストレスの状態にあり、体調を崩してしまうこともあり、家族の高齢化も課題となる。精神障害者の子どもの、生活上の困難さに伴う療育上の影響も考えられる。

　精神障害者の家族同士の相互支援、学び合いなどの学習、社会的運動を

目的とした家族会がある。日本においては、1960年代前半より、地域の家族会や病院家族会が組織されるようになった。1965（昭和40）年には、全国精神障害者家族会連合会が組織された。全国精神障害者家族会連合会は、2007（平成19）年に解散し、現在は公益社団法人全国精神保健福祉連合会（みんなねっと）として、研修会の開催、月刊誌の発行、医療・福祉制度に対する提言、精神障害についての正しい知識の普及啓発等の活動が行われている。

　家族は、これまでもこれからも、患者とかかわるかけがえのない存在である。患者本人とのかかわりにおいて、時に重荷となるその負担を軽減し、家族も支援の対象としてかかわることが必要である。患者本人もその家族も、地域において当たり前の生活が実現できるような社会のあり方が求められている。

D. アウトリーチ

[1] アウトリーチ支援の有効性

　精神保健福祉士等の支援者が、積極的に支援対象者の生活している場に出向いて働きかける訪問支援を、**アウトリーチ**と呼ぶ。

　精神障害者のアウトリーチは、その支援により、精神科病院での入院治療に頼るばかりではなく、地域での生活を前提としての訪問支援であり、保健・医療・福祉サービスが包括的に提供されることで、在宅生活の継続を可能にしている。また、ひきこもりの状態にある支援対象者に対するアプローチとしても、アウトリーチの活用と関係機関の連携等による支援が効果的である。

　2018（平成30）年には、既存の地域生活支援事業としてのアウトリーチ事業に加え、新たに地域生活支援促進事業として、精神障害にも対応した地域包括ケアシステムの構築の中で、地域の実情に応じて実施することができるアウトリーチ支援に係る事業のメニューが追加された。支援対象は、精神障害者（疑いの者を含む）およびその家族等で、アウトリーチ支援が有効であると自治体が判断した者に対し、多職種による支援が行われ、精神科医師と十分に連携の図れる体制で実施される。また、実施自治体およびアウトリーチ支援実施者によるケースカンファレンス等も行われる。

[2] アウトリーチ支援の実際

　精神科医療においては、医師による往診、看護師や精神保健福祉士等が患者本人の自宅等生活環境に出向く精神科訪問看護が行われている。また、

入院中から患者本人と一緒に、自宅等の退院後の生活環境を訪問し、退院後の支援計画を作成する退院前訪問指導も行われている。訪問において精神保健福祉士と看護師等の多職種が一緒に患家を訪問することで、それぞれ専門職の視点で、患者本人の地域生活への移行・定着に向けたアセスメントと支援が行われている。

　実際の訪問では、単身生活等で自ら薬を管理している患者が、処方された薬を間違えずに服用するために、薬のカレンダーを使用していることがある。病院で処方された薬を自宅に持ち帰り、実際の生活場面で服用することについて、その方法を助言したり患者なりの方法を一緒に考えたりする。定期的な訪問を続けると薬が残っていることや足りていないこともある。そのような場合には、医師の指示通りに薬を飲ませることばかりに重きを置かず、患者本人の病気の捉え方、薬による治療や回復についての想いを聞き取り、これからどのように薬による治療を行っていくかを一緒に考える。このような一つひとつの活動により、支援者は患者本人とのかかわりを深め、関係性を構築していく。また、訪問した際にいつもよりよく喋ったり、妄想的な発言が聞かれたりと普段の患者本人とは様子が違い、病状が再燃する兆候が見える場合がある。そのようなときに支援者は、受診に向けた対応を焦らず、患者本人が現在の病状や生活を、どのように捉えているのかをよく聞き取る。そのうえで受診を促すことや通院先医療機関と情報提供等の連携を行う。その他、訪問時には、体調だけではなく、生活の困りごと等で対応の難しい相談や訪問時の不在なども想定される。訪問支援は、地域で生活する患者本人の社会的な孤立を防ぎ、精神的な支えになる。その時々の状況によって、臨機応変に対応できるよう、連絡方法や多職種チームによる支援体制を整備しておくことが望まれる。

［3］ 未治療、治療中断者への支援

　ひきこもり等の状態にあって精神障害が疑われる人であっても、医療にかかる不安や拒否感等から、医療機関へのアクセスが難しくなっていることがある。また、通院治療を中断することで、精神症状が悪化している事例もある。**移送制度**は、その制度と地域の医療提供体制の差異より実際の運用が難しくなっている。

　具体的に、医療へのアクセスが課題になる事例としては、ひきこもりおよび何らかの精神疾患の発症、未治療、治療中断、アルコール問題、認知症の進行等により、日常生活に支障が出ている状況等が考えられる。自傷他害によるものであれば措置通報が検討されるものの、そこまで至らない事例の対応が課題になる。高齢者、認知症者については、地域包括支援セ

移送制度
1999（平成11）年の精神保健福祉法改正において、新設された制度。精神保健福祉法34条に定められており、都道府県知事が指定する精神保健指定医による診察の結果、精神障害者であり、直ちに入院させなければ、医療および保護を図るうえで著しく支障がある者であって、当該精神障害のために任意入院が行われる状態にないと判定された者につき、その家族等の同意があるときは、本人の同意がなくても、医療保護入院させるために精神科病院に移送することができる制度である。

ンターの整備により、訪問支援体制が進んでいる。若年層や多様化したメンタルヘルス課題に対して、制度横断的に対応できる相談体制が求められる。各地域において、その実情に応じて自治体と医療機関、障害福祉サービス事業所等による支援チームを作り、家族相談や電話相談、アウトリーチを中心とした支援体制を構築していく必要がある。

E. 精神科救急

［1］精神科救急医療の状況

　精神科疾患の急性期には、時に突発的な興奮や混乱等が見られ、安静を保つことができずに切迫した状況になることがある。そのような場合において、一般の医療と同様に救急通報を行うことで、精神科医療機関に搬送される仕組みが、精神科救急医療体制として各地域で整備されている。自殺企図等があった場合には、その程度に応じて一般救急で医療的処置が行われた後、精神科治療につなげる事例も少なくない。

［2］精神科救急医療体制の課題

　都道府県等は、精神科救急医療体制として、精神科医療相談、精神科救急情報センター、搬送体制、精神科救急医療、身体合併症救急医療等を地域で確保できるように整備している。最初に相談を受ける精神科救急情報センターは、24時間無休の相談窓口としての機能をもち、緊急対応時の重症度に応じて**トリアージ**を行い、常時対応型施設、輪番精神科医療機関に搬送する。

　しかし、各地域の精神科病院の数に加え、搬送を引き受ける精神科医療機関のマンパワー、病床の空き状況、搬送における救急車両の移動距離等が課題となっている。地域において中核となる救急医療機能をもつ医療機関の設置等による、段階的な医療提供体制が求められる。また、身体合併症をもつ精神科患者に対応できる施設の整備も課題である。

［3］精神科医療相談

　精神疾患に関する相談は、患者本人やその家族、関係者等により行われる。しかし、相談者がその症状について、精神疾患によるものか、入院治療が必要な症状なのか等を判断することは難しい。また、精神科病院の受診を躊躇する相談事例も少なくない。精神科救急情報センターでは、24時間年中無休で電話相談を受け付けており、相談者を含む受診前の不安を軽減し、適切な医療につながるようにしている。

トリアージ
災害時等で、多数の傷病者が発生した場合、治療優先度を決める際に使われる言葉だが、精神科救急医療においては、精神科救急情報センターにおいて、対象となる事例を的確に選別し、適切な医療機関を紹介する機能として用いられている[2]。

自殺対策としての、「いのちの電話」の整備も進んでいる。相談内容は自殺だけにとどまらず、孤独や不安等、幅広い領域への対応や寄り添いが必要である。自殺対策は、研修を受けた**ゲートキーパー**が、自殺の危険を示すサインに気づき、悩んでいる人に声をかけ、話を聞き、必要な支援につなげている。そのような支援者を増やし、自殺のない社会を作ることもメンタルヘルスの課題である。

その他、アルコールやギャンブル、薬物等の依存症を含むアディクションに関連する相談もある。初回では家族による相談も多く、依存症についての理解を深め、具体的な対応の方法を学ぶ機会の提供や家族会等による支え合う場所の紹介も行っている。患者本人が医療機関につながることも必要だが、どういう経緯で相談に至りどうしたいのかを理解したうえでの対応が求められる。治療に加えて、自助グループ等、同じ経験をした当事者同士の集まりへの参加も効果的である。

F. 地域移行・地域定着

[1] 地域相談支援としての地域移行・地域定着

障害者総合支援法では、地域相談支援が位置づけられており、地域移行・地域定着のための支援が受けられる。

地域移行支援は、精神科病院もしくは障害者支援施設などに入所している精神障害者の地域生活への移行を支援するサービスで、精神科病院および入所施設と相談支援事業者が連携して地域移行に向けた支援を行う。支援初期では、支援計画の作成、訪問による相談、情報提供が行われる。支援中期には、訪問相談に加え、利用が想定される障害福祉サービス事業所の見学等同行による支援、日中活動の体験利用、自宅やアパート、グループホーム等の退院先への外泊・体験宿泊などの支援が受けられる。

地域定着支援は、居宅において単身で生活する障害者、居宅において同居している家族等が障害、疾病等のため、緊急時等の支援が見込まれない状況にある障害者が対象である。地域生活を継続していくための、常時の連絡体制の確保により、緊急時等の支援体制が必要と見込まれる場合に支援を受けられる。具体的には、通院、デイケア、訪問看護等の医療サービス継続、福祉サービス等の日中活動、衣食住を保障する生活環境の整備等、引き続いての訪問等による相談支援を受けられる。また、通常の関係者の連絡体制に加え、病状悪化時など、緊急時の体制も考えておく必要がある。

地域移行支援・地域定着支援の利用者数および事業所数は少しずつだが増加しており、今後一層の拡充が望まれる。患者本人の退院に向けた意欲

ゲートキーパー
自殺の危険を示すサインに気づき、適切な対応（悩んでいる人に気づき、声をかけ、話を聞いて、必要な支援につなげ、見守る）を図ることができる人のこと。「命の門番」とも位置づけられ、自殺対策では、悩んでいる人に寄り添い、かかわりを通して「孤独・孤立」を防ぎ、支援することが重要とされている。1人でも多くの人が、ゲートキーパーとしての意識をもち、専門性の有無にかかわらず、それぞれの立場でできることから進んで行動を起こすことが自殺対策につながる[3]。

障害者総合支援法
正式名称は「障害者の日常生活及び社会生活を総合的に支援するための法律」。障害者自立支援法より見直され、障害者及び障害児が基本的人権を享有する個人として、尊厳にふさわしい日常生活または社会生活を営むことができること、必要な障害福祉サービスに係る給付、地域生活支援事業その他の支援を総合的に行い、障害者及び障害児の福祉の増進を図ること、障害の有無にかかわらず、国民が相互に人格と個性を尊重し安心して暮らすことのできる地域社会の実現に寄与することが目的とされている。障害者の定義には、身体障害、知的障害、精神障害（発達障害を含む）に難病が加えられた。対象となる難病は、追加が行われており、2021（令和3）年時点では、366疾病となっている。

ヤングケアラー
家族が、疾病や障害等により要介護者となった場合に、その看病を行い、家事等も行っている18歳未満の子どものこと。具体的には、家事に加え、幼いきょうだいの世話、アルバイトによって家計を支える等、その実態は多岐にわたる。ケアを行う子どもの教育の遅れ、就労の困難さ、経済的な自立等だけでなく、その家族全体としての課題を抱えている。

8050問題
80代の親が、50代の子どもの生活を支えている状況。背景には、子どものひきこもりに加え、何らかの精神疾患や障害がある場合等があり、適切な医療や福祉による支援が受けられずに親が高齢化し、認知症や要介護状

の低下、家族の反対、精神症状、過去の暴力行為等のエピソードにより、利用対象に挙がらない実情もあるが、患者本人の権利として、地域移行を考える熱意と多様な社会資源を横断的に活用する柔軟なアイディアが求められている。

[2] 精神障害にも対応した地域包括ケアシステムの推進

精神疾患を有する患者数は年々増加しており、子どもの貧困や虐待、ヤングケアラー、8050問題等が、メンタルヘルスの課題として明らかになっている。このような多様化・複雑化した課題に対し、2017（平成29）年2月の「これからの精神保健医療福祉のあり方に関する検討会」で、精神障害の有無や程度にかかわらず、誰もが地域の一員として安心して自分らしい暮らしの実現を目指して、医療、障害福祉・介護、住まい、社会参加（就労）、地域の助け合い、教育が包括的に確保された「精神障害にも対応した地域包括ケアシステム」の構築が政策理念として取り上げられた（図2-2-3）⁽⁴⁾。

精神障害にも対応した地域包括ケアシステムは、地域共生社会の実現に欠かせない。また、新興感染症の流行が及ぼした現代社会の課題もメンタ

図2-2-3　精神障害にも対応した地域包括ケアシステムの構築（イメージ）

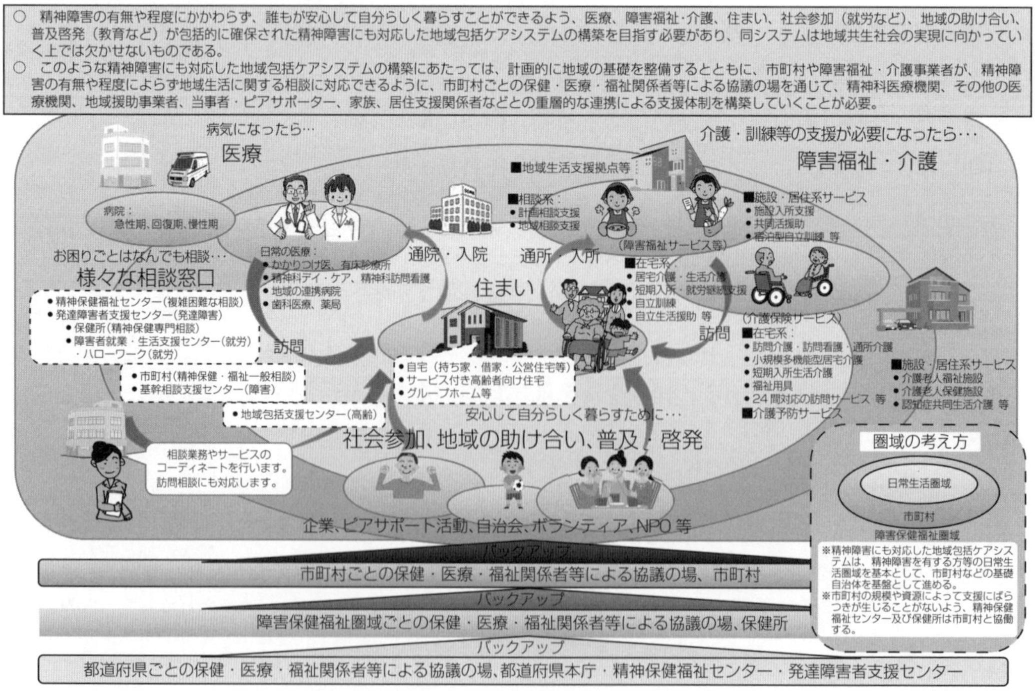

出典）厚生労働省ウェブサイト「精神障害にも対応した地域包括ケアシステムの構築について」.

ルヘルスとともに生活課題として挙げられる。これに対し、患者、家族を対象とした多機関多職種による横断的で重層的な支援体制が求められており、各地域において整備が進められている。

　システムの構築に当たっては、地域の障害者数や医療、福祉の社会資源等の地域アセスメントが行われ、保健・医療・福祉関係者の定期的な協議により評価する。精神障害者本人の希望とニーズから、地域アセスメントに基づく目標を設定し、そのロードマップの作成と検証を行う。支援者間でネットワークによる協働を行い、保健所、精神科医療機関、障害福祉サービス等が役割を整理するとともに、地域住民の理解を増進し、就労を含む社会参加の促進を行う。

　このように精神障害にも対応した地域包括ケアシステムは、地域で実際に支援にあたる関係者によるネットワークの構築によりなされる。なかでも精神障害者の生活を支える視点から精神保健福祉士の果たすべき役割は大きい。精神保健福祉士は、さまざまな障壁を理解し、立場性を越えたかかわりを広げる知識と技術、価値を有しており、その実践により精神障害者が地域の一員として、安心して自分らしい暮らしを送ることを支援する。

　精神障害者の地域移行では、患者本人の病状、生活能力、環境、これまでの治療および支援経過より、精神科病院からの退院自体が難しいとされている患者も少なくない。地域生活を支援するとは、それを難しいと一言にまとめず、何が課題かを一つひとつ丁寧にアセスメントし、患者の望む生活の実現に向ける過程である。

　精神障害者本人の住宅確保や新たな施設の開設等、社会資源の整備に当たっては、精神障害者に対する差別や偏見から、地域住民の受け入れが難しいこともあり得る。地域共生社会の実現に当たっては、精神疾患、精神障害の正しい知識を、地域に普及啓発する**アンチスティグマ**の活動を促進する意義が大きい。

[3] ピアサポーターの活用

　当事者が、自身の体験を活かして相談や支援を行う**ピアサポーター**には、地域移行、地域定着において今後一層の活躍が見込まれる。入院中の患者に対しては、ピアサポーターの体験を語ることにより退院意欲の向上が見込まれ、具体的な退院のイメージをもてる効果が期待される。退院後には、地域活動支援センター等での交流から、地域での孤立を防ぐことも重要である。

　ピアサポーターは、デイケアや相談支援事業所等に、ピアスタッフとして雇用される場合もある。障害福祉サービスが行われるうえで、支援者で

態になることで、高齢福祉サービスの介入が行われること等で明らかになってきた。さらに、高齢化による9060問題への移行も始まっている。

アンチスティグマ
差別、偏見を意味するスティグマに反対する意味をもち、特に精神障害に対する、スティグマを減らす取組みとして用いられる。

ピアサポーター
「ピア」とは、同じような立場や境遇、経験等をともにする人たちを表す言葉とされており、精神障害、身体障害、知的障害、難病、高次脳機能障害などさまざまな領域でのピアサポートが行われている[5]。2021（令和3）年には、障害福祉サービスにピアサポート体制加算、ピアサポート実施加算が新設された。

は見えにくい気持ちのアセスメントが期待され、伴走型支援ができることが強みである。ピアサポーターの地域での活躍は、精神疾患の発病もしくは治療初期、重度の障害や症状に悩まされ、回復の最中にある患者本人にとってのロールモデルとなることが期待される。

　精神障害にも対応した地域包括ケアシステムにおいても、その構築協議の場にピアサポーターがいることで、当事者主体の多職種協働が行われることが促進される。精神障害の理解等、地域における普及啓発は未だ十分ではない。ピアサポーターの雇用機会は広くないものの、地域移行・地域定着においてその有効性を共有しながら、配置を促進していくことが望まれる。

G. 精神科医療に関する施策

　精神保健福祉士には、クライエントの支援過程において、その人の生活状況を把握して、それらを集約することでアセスメントを行う。そして、地域ひいては社会に必要な社会資源、制度のあり方を創造していく力を養うことが求められる。精神保健福祉士としての知識と技術を活かし、支援を行う基盤として、精神保健医療に関連する法律、制度、政策とともに医療施策の理解と動向の把握が不可欠となる。

[1] 医療計画における精神疾患

　医療計画は、1985（昭和60）年の医療法第一次改正時に、医療資源の地域偏差の是正と医療施設の連携の推進を目指し、導入された。2013（平成25）年度からの計画では、生活習慣病その他の国民の健康保持を図るために、特に広範かつ継続的な医療の提供が必要と認められる**5つの疾病**に精神疾患が加えられ、充実が図られている。

[2] 精神疾患に関する情報提供

　2004（平成16）年に示された、精神保健医療福祉の改革ビジョンにおいて、精神疾患は生活習慣病と同じく、誰でも罹患する可能性があることの認知度を90％以上とすることが、国民意識の変革の達成目標とされた。精神疾患を正しく理解することで、精神疾患を自分自身の問題として考えられる国民の増加を促すものである。厚生労働省は、ウェブサイト内に「みんなのメンタルヘルス総合サイト」[6]を開設しており、精神疾患の情報、回復等、正しい理解に関する情報を提供している。

医療計画における5疾病5事業
5疾病は、患者数が多く国民に広くかかわるもの、死亡者数が多い等、政策的に重点が置かれるもの、症状の経過に基づくきめ細やかな対応が必要なもの、医療機関の機能に応じた対応や連携が必要なものとして、「がん」「脳卒中」「急性心筋梗塞」「糖尿病」「精神疾患」が定められている。また、医療を取り巻く情勢から、政策的に推進すべき医療、医療体制の構築により、患者や住民が安心して医療を受けられるようになるものとして、「救急医療」「災害時における医療」「へき地の医療」「周産期医療」「小児医療（小児救急医療を含む）」を5つの事業として定めている。

［3］うつ病および自殺対策の推進

うつの状態が長引くことで重症化しないよう、①早期発見・早期治療、②相談・受療の体制の整備、③一般内科等かかりつけ医から精神科への紹介等が推進されている。治療法では、薬物療法以外に**認知行動療法**等が実施されている。

日本の自殺者数は、1998（平成10）年以降、2011（平成23）年まで3万人を超えて推移している。2010（平成22）年以降は減少傾向であったが、2020（令和2）年は新興感染症による社会的な影響もあってか、前年よりも912人（約4.5％）の増加となった。この間、2006（平成18）年に、自殺の予防と防止、その家族の支援の充実を目的とした自殺対策基本法が成立した。自殺問題を社会的な取組みとして、国や地方公共団体、医療機関等との連携が掲げられた。2007（平成19）年には、自殺対策基本法に基づいて政府が推進すべき自殺対策の指針を示す自殺総合対策大綱が策定されている。本大綱の基本理念は、誰も自殺に追い込まれることのない社会の実現を目指すことにある。地域レベルの実践的な取組みへの支援強化、国民一人ひとりの気づきと見守りの促し、**自殺対策**に関わる人材の確保・養成および資質の向上等を当面の重点施策としている。

近年、若者の多くがSNSを利用したコミュニケーションを用いている。厚生労働省は、2019（平成31）年3月に、自殺対策におけるSNS相談事業（チャット・スマホアプリ等を活用した文字による相談事業）ガイドラインを公表した。コミュニケーションが苦手でも、安心して相談しやすいSNSの強みにより、相談を受けられる体制を整備している。

2020（令和2）年に顕在化した新型コロナウイルス感染症によって人々の社会的孤立が助長され、自殺者は増加傾向にある。これまで以上に一人ひとりに寄り添うかかわりと、地域で支え合う体制の構築が求められている。

［4］児童思春期・PTSDへの対応

児童思春期には、不登校、家庭内暴力のほか、児童虐待を伴うメンタルヘルスの問題が生じている。また、災害被害および犯罪に巻き込まれることで心的外傷を負うことにより、時間が経過しても苦痛や痛み、悲しみ、無力感等の感情がよみがえる**PTSD（心的外傷後ストレス障害）**にも、対応が求められている。いずれも、医師、コメディカルスタッフ等を対象に専門家を養成するための研修が行われており、精神保健福祉センター等において相談支援が行われている。

認知行動療法
認知とは、物事の受け取り方や見方であり、人の気持ちと行動は、その時々の認知に影響を受ける。認知行動療法は、否定的な物事の受け取り方や考え方を理解し、バランスの取れた考え方を身につけることで、ストレスを軽減させる治療方法。当初はうつ病に対する治療法とされていたが、不安症、発達障害、摂食障害、統合失調症の幻覚妄想症状、パーソナリティ障害にも適用される。

自殺対策に関わる人材としてのゲートキーパー
自殺の危険を示すサインに気づき、声かけや適切な支援につなげられる「ゲートキーパー」の養成が各地域で研修等により行われている。医師、保健師、看護師、ケアマネジャー等の医療福祉専門職に加え、教職員や民生児童委員等、関連するあらゆる分野の人材が対象。

［5］依存症対策

　依存症は、適切な治療と支援によって回復可能な病気であるが、依存症治療を専門とする医療機関や支援施設の不足が課題となっている。

　アルコール依存（健康障害を含む）については、2014（平成26）年に施行された「アルコール健康障害対策基本法」に基づき、2016（平成28）年に「アルコール健康障害対策推進基本計画」が閣議決定された。本計画ではすべての都道府県において、アルコール依存症者に対する適切な医療を提供することができる専門医療機関を1ヵ所以上定めることが明記された。薬物依存については、2016（平成28）年に「再犯の防止等の推進に関する法律」が、公布・施行された。この法律では、犯罪をした薬物依存症者等について、適切な医療等が提供されるよう、関係機関の体制整備を図ることが明記されている。ギャンブル依存症等に関しては、2016（平成28）年に「特定複合観光施設区域の整備の推進に関する法律（IR推進法）」が公布・施行された。法案に対する衆議院内閣委員会等の附帯決議で、ギャンブル等の依存症対策を抜本的に強化することが求められている。

　全国的な依存症対策の支援体制の整備を図るため、2017（平成29）年に、「依存症対策全国拠点機関の設置」「依存症専門医療機関・治療拠点機関の設置」「地域での総合的な依存症対策の推進」を目的とする3つの通知が出され、国による包括的な依存症対策が事業として行われることになった。この事業では、アルコール、薬物、ギャンブル等の依存症に加え、ゲーム依存症等も対象とされており、依存症対策支援者の育成、地域での依存症対策の活性化、ポータルサイトによる情報発信等が行われている（**図2-2-4**）[7]。

［6］認知症施策

　認知症は、自分自身や家族等、身近な人が認知症になることを含め、誰しも関係する可能性がある。認知症の人の意思が尊重され、できる限り住み慣れた地域の良い環境で、自分らしく暮らし続けることができる社会を実現するために、2015（平成27）年に「認知症施策推進総合戦略〜認知症高齢者等にやさしい地域づくりに向けて〜」（新オレンジプラン）が策定された。

　2018（平成30）年には認知症の人の数が500万人を超え、65歳以上の高齢者の約7人に1人が認知症と見込まれる状況になり、2019（令和元）年に「認知症施策推進大綱」が出された。本大綱では、「共生」と「予防」を車の両輪として施策を推進することが明記され、「普及啓発と本人

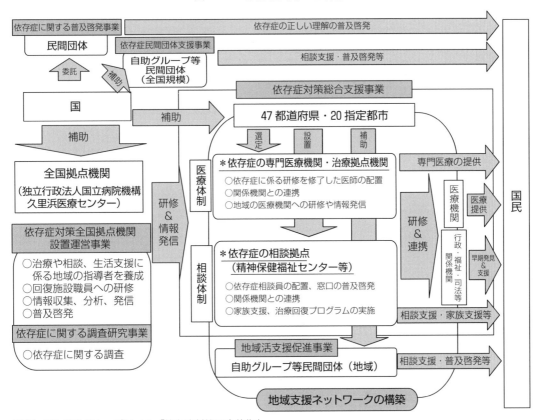

図 2-2-4　依存症対策の全体像

出典）厚生労働省ウェブサイト「依存症対策の全体像」.

発信支援」「予防」「医療・ケア・介護サービス・介護者への支援」「認知症バリアフリーの推進、若年性認知症の人への支援・社会参加支援、研究開発」「産業促進・国際展開が施策」が 5 つの柱とされている。従来の新オレンジプランから進められてきたものを含め、認知症カフェや認知症サポーター、認知症疾患医療センターの整備等、さまざまな施策が各地域で実施されている。

［7］高次脳機能障害への対応

　2012（平成 24）年公布の**障害者総合支援法**において、市町村が行う「一般的な相談支援」および都道府県が行う「専門性の高い相談支援」に高次脳機能障害者に対する相談支援が位置づけられている。都道府県は、高次脳機能障害者への支援拠点機関と支援コーディネーターを配置し、専門的な相談支援、関係機関との地域ネットワークの充実、高次脳機能障害に関する研究等を行い、適切な支援が提供される体制を整備している。また、地域で普及啓発のための研修実施も行われている。

［8］ひきこもり施策

　厚生労働省は、精神保健福祉、児童福祉、就労支援等において、ひきこもりを含む相談の取組みを実施している。2009（平成21）年からは、ひきこもり支援推進事業として取り組み、ひきこもりに特化した相談窓口として、ひきこもり地域支援センターを設置した。2013（平成25）年からは、ひきこもり支援に携わる人材の養成研修を実施している。2018（平成30）年より、ひきこもりサポート事業として、市町村における支援基盤を構築し、相談窓口の周知、実態把握、ひきこもり状態にある人やその家族の居場所づくり等の取組みを行っている。

注）

　　　ネット検索によるデータ取得日は2022年5月18日.
(1)　厚生労働省社会・援護局障害保健福祉部精神・障害保健課「精神保健福祉資料『630調査』」.
(2)　日本精神科救急学会「精神科救急医療ガイドライン2015年版」pp.33-40.
(3)　厚生労働省ウェブサイト「『ゲートキーパー』について」.
(4)　厚生労働省ウェブサイト「精神障害にも対応した地域包括ケアシステムの構築について」.
(5)　厚生労働省ウェブサイト　社会福祉法人豊芯会「ピアサポートの活用を促進するための事業者向けガイドライン」.
(6)　厚生労働省ウェブサイト「みんなのメンタルヘルス総合サイト」.
(7)　厚生労働省ウェブサイト「依存症対策の全体像」.

▌理解を深めるための参考文献

● 精神障害にも対応した地域包括ケアシステムの構築支援事業「精神障害にも対応した地域包括ケアシステム構築のための手引き（2020年度版）」日本能率協会総合研究所，2021.

　「精神障害にも対応した地域包括ケアシステム」構築のための精神医療および障害福祉サービス等のデータ、具体的な構築のためのプロセスがまとめられている。

● 公益社団法人日本精神科病院協会監修／髙柳功・山本紘世・櫻木章司編『三訂精神保健福祉法の最新知識―歴史と臨床実務』中央法規出版，2015.

　精神科での実践が、精神保健福祉に照らして誤りがないか確認できる。2013（平成25）年の精神保健福祉法改正に対応した、三訂まで発行されている。

医療保護入院の同意に立ち会って

医療法人 光の会 重本病院診療部　精神保健福祉主任　田村良次

精神保健福祉士として仕事をするに当たり、所属する機関が提供するサービスを説明し、契約のための書類手続き等を行うことが求められる。

精神科医療機関において、特に慎重を要する手続きの一つに、医療保護入院における家族等の同意がある。

2013（平成25）年の、精神保健福祉法改正前の医療保護入院は、保護者になることのできる者が、成年後見人または保佐人、配偶者、親権を行う者、扶養義務者のうちから家庭裁判所で選任された者の順であった。入院するにあたり、裁判所に申し立てをしなければならない制度は、精神障害者の権利を守るためであったとしても異質に感じる。

手続きに当たり家族等に説明を行っていたのは、ソーシャルワーカーや看護師、事務職員等であったが、緊急で入院することになった患者本人に付き添った家族は、受診の経緯だけでなく、その直前の患者本人の精神症状への対応等から疲弊していることも多く、保護者制度によって裁判所の手続きが必要であることを説明するのは、骨の折れる役目であった。また、裁判所が取り扱う手続きは「事件」となるため、書類手続きの際に入院患者の名前を「事件本人」の欄に記載することによる、家族の抵抗感も強かった。

当時の医療保護入院は、保護者の同意による入院であることが、「精神保健福祉法33条

1項（以下、1項）」、扶養義務者が保護者に選任されるまでの期間の入院は、「法33条2項（以下、2項）」と分けられていた。2項による入院は4週間以内で、それを超える場合は、一旦、市町村長の同意により1項とし、その後に保護者を変更する必要があった。保護者が死亡した場合には、次の候補となる扶養義務者が、手続きを行うことになるため、1項から2項に変更し、手続き後に1項にする。同じ医療保護入院でありながら、都度、保護者の同意と指定医の告知、入院の届出が必要となる複雑な法制度であった。

2013（平成25）年、精神保健福祉法の改正により、保護者制度が廃止され、複雑な手続きは過去のものとなった。

2022（令和4）年4月、民法の改正により、成人年齢が引き下げられ、18歳、19歳の者も家族等として医療保護入院に同意できるようになった。また、同じく18歳、19歳の者が医療保護入院をする際には親権者の同意ではなく、家族等1人による同意で入院できるようになった。

法制度の変遷により、非自発的入院の家族等の同意のあり方は変化している。患者本人の同意なく入院となったことで、自らを責める家族に対面した精神保健福祉士は、家族の気持ちに寄り添いながら必要な説明を行う。これは入院初期の家族に対するかかわりの大事な場面である。

3. 医療観察法の概要と精神保健福祉士の役割

医療観察法
正式名称は、「心神喪失等の状態で重大な他害行為を行った者の医療及び観察等に関する法律」。「心神喪失者等医療観察法」とも略す。

A. 医療観察法の概要

[1] 経緯

1999（平成11）年、国会での精神保健福祉法の一部改正案の審議過程において「重大な犯罪を犯した精神障害者の処遇のあり方について幅広い観点から検討を早急に進めること」との付帯決議が行われ、2001（平成13）年1月に法務省および厚生労働省による合同検討会が発足した。この合同検討委員会が継続していた2001年6月に、大阪教育大学附属池田小学校で発生した**無差別殺傷事件**が起こったことにより、世論などからも重大な犯罪を犯した精神障害者への処遇に関する法律整備を求める声が大きくなり、国会における与党のプロジェクトチームが組織された。そして、この与党のプロジェクトチームにおいて、重大な犯罪を犯した精神障害者への処遇について、①新たな処遇手続の創設（裁判所の関与）、②対象者の処遇施設の整備（専門治療施設）、③退院後の体制の確立（保護観察所の観察）、④司法精神医療の充実などが提案された。

池田小学校無差別殺傷事件
2001年（平成13年）6月8日に大阪府池田市の大阪教育大学附属池田小学校で発生した無差別殺傷事件。逮捕当初、犯人は、精神障害者とされたが、後に鑑定で統合失調症ではなく、責任能力を減免するような精神障害はないとされた。

これらの動きを受け、法務省と厚生労働省により「心神喪失等の状態で重大な他害行為を行った者の医療及び観察等に関する法律」（以下、医療観察法）案が作成され、閣議決定を経て、2003（平成15）年7月10日の第156回国会の衆議院において可決され、成立した（平成15年法律第110号）。その後、医療観察法は、法制度などの整備や指定入院・通院医療機関、保護観察所などの準備・調整の期間を経て、2005（平成17）年7月15日に施行された（**図2-3-1**）。

[2] 目的

医療観察法は、その条文の1条で心神喪失等の状態で重大な他害行為を行った者に対し、その適切な処遇を決定するための手続等を定めることにより、継続的かつ適切な医療ならびにその確保のために必要な観察および指導を行うことによって、その病状の改善およびこれに伴う同様の行為の再発の防止を図り、もってその社会復帰を促進することを目的とするとしており、この法律の最終的な目的を対象者の社会復帰と位置づけている。

図2-3-1　心神喪失者等医療観察制度における処遇の流れ

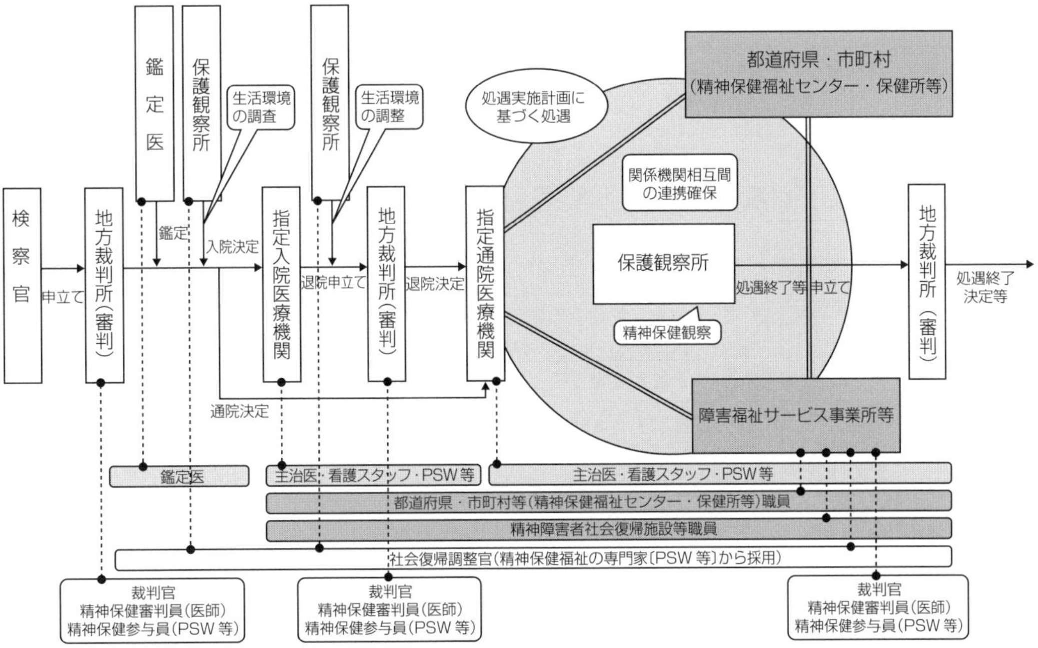

出典）司法精神医療等人材養成研修会教材集（2016年）一部改変.

［3］心神喪失・心神耗弱とは

　日本の刑法39条では「心神喪失者の行為は、罰しない」（1項）とされ、責任能力のない者が違法行為をした場合、責任能力が認められないがゆえに犯罪は成立しない。また、「心神耗弱者の行為は、その刑を減軽する」（2項）とされ、責任能力があるものの、その能力が著しく低い場合には、それに応じた刑の軽減がなされることになっている。

　このような刑法における責任能力の規定は、現在、欧米諸国をはじめ、ほとんどの先進国で採用されており、近代刑法の共通理念となっている。特に、精神疾患に起因した心神喪失および心神耗弱での他害行為については、医療観察法のような特別な司法制度（司法精神医療・保健・福祉制度を含む）の仕組みを作り、対応している国が多い（**表2-3-1**）。

［4］対象者

　医療観察法の対象者（以下、対象者）とは、広義においては、心神喪失または心神耗弱の状態（この段階では、精神障害だけではなく、知的障害、認知症等に起因するものも含んでいる）のために善悪の区別がつかないなどの刑事責任を問うことのできない状態で重大な他害行為を行った者について、①検察官が、心神喪失または心神耗弱を理由に不起訴とした場合、

心神喪失・心神耗弱
「心神喪失」とは、行為当時、精神の障害によって事物の理非善悪を弁識する能力または弁識に従って行動する能力が欠如している状態。「心神耗弱」とは、行為当時、これらの能力が著しく劣っている状態（刑法39条の判例等）。

75

表2-3-1　精神疾患等により責任無能力等の状態で犯罪に当たる行為をした者の審判制度に関する海外比較

		入院を決定する機関		更新期間等	終　了
アメリカ（ニューヨーク州）	裁判所	裁判所による入院命令の発令には、2名の精神科医の診断を経ることが必要		上限なし（1回の審査ごとの収容期間は最長2年であるが、更新可）	裁判所の判断
イギリス	裁判所	裁判所による入院命令の発令には、2名の登録された医師の意見に基づくことが必要		上限なし	医師等の判断（退院制限命令付きの場合は国務大臣等の判断）
ドイツ	裁判所	裁判所による入院命令の発令には、対象者の責任能力のほか、再犯危険性に関する鑑定を経ることが必要		上限なし（少なくとも1年ごとの審査）	裁判所の判断
フランス	県地方長官（又は警視総監）	県地方長官による入院命令の発令で、精神科医が作成した詳細な診断書が検討されることが必要		上限なし（6月ごと更新可）	県地方長官の判断（場合により、裁判官の判断）
フィンランド	法医療審査会	（社会保健省に属する機関であり、精神科医と法律家により構成される）		上限なし（6月ごと再評価）	医師の判断（一部裁判所判断）
スウェーデン	州立医療施設の医長			上限なし（当初は4月。その後は6月ごとに更新可）	医師の判断（退院特別審査が命じられた場合は裁判所の判断）
韓国	裁判所	検察官が治療処分を請求するには、精神科専門医による診断又は鑑定を経なければならない		上限なし（2月ごとの定期報告）	社会保護委員会の判断（法律家7人と医師2人で構成される行政機関）

出典）司法精神医療等人材養成研修会　資料集.

②検察官は起訴したが、裁判において心神喪失または心神耗弱を理由に無罪あるいは自由刑を科せられなかった場合、検察官により医療観察法による審判を申し立てられた者をいう。

　狭義においては、その審判で医療観察法による医療が必要である（①「**疾病性**」があり＝精神症状があり治療が必要であること、②「**治療反応性**」があり＝治療可能な精神疾患であること、③「**社会復帰要因**」が未整備である＝退院、通院のための環境調整が整備されていないなどの要件を基礎として決定）とされ、入院（入院医療の実施）決定、通院（入院によらない医療の実施）決定した者である。医療観察法における重大な他害行為とは、殺人、放火、強盗、**強制性交**、強制わいせつ、傷害（軽微なものは除く）の6罪種である。

疾病性、治療反応性、社会復帰要因
➡ p.90

強制性交等罪
かつては被害者が女性の場合のみ適用される強姦罪であったが、2017（平成29）年の刑法改正により被害者の性別を問わず適用される親告罪となった。

B. 医療観察法審判

[1] 審判とその流れ

医療観察法では、重大な他害行為を行った者に対して、心神喪失や心神耗弱を理由に不起訴や裁判での執行猶予などの自由刑を科せられない決定がなされると、検察官は、医療観察法の申立てを行うことになる。検察官による医療観察法の申立てを受けて、地方裁判所では、医療観察法の審判が開始される。審判制度では、裁判所において、裁判官とともに精神科医療の関係者をその審判にかかわらせることとし、「**精神保健審判員**」と「**精神保健参与員**」という新たな資格を創設した。

医療観察法は、最終的な目的を対象者の社会復帰と位置づけている。そのため、医療観察法では、対象者の処遇の要否および内容を決定する審判制度を設け、精神医療・保健・福祉の関係者をかかわらせる規定を置いている。精神保健審判員、精神保健参与員は、ともに地方裁判所の非常勤職員であり、特別職の公務員という位置づけにおいて、その業務を行うことになっている。医療観察法の審判では、裁判官、精神保健審判員、精神保健参与員により、対象者の処遇の要否および内容を審議し精神保健参与員が意見を伝え、裁判官と精神保健審判員が合議し、決定する。厚生労働大臣により作成される**精神保健判定医**の名簿の中から、精神保健審判員を任命する。精神保健審判員が任命されると、裁判官と精神保健審判員により合議体がつくられ、処遇事件について決定を行う。精神保健参与員については、その協議に参加し、処遇の要否およびその内容につき、精神保健参与員の意見を聴くために、これを審判に関与させると規定されている。

検察官による申立てにより、地方裁判所において行われる審判は、当初審判と呼ばれている。**当初審判**では、対象者が鑑定入院中の 2 ヵ月程度（延長決定があれば 3 ヵ月）の期間内に、裁判官、精神保健審判員、精神保健参与員により「**事前協議（カンファレンス）**」（医療観察法審判規則40 条：審判準備）などが行われ、審判期日を経て、①医療観察法による**指定入院医療機関**への入院決定や②**指定通院医療機関**への通院決定、③医療観察法で処遇しない決定（不処遇決定）が下されることになっている。その他にも、医療観察法では、対象者、家族、**付添人**、または、指定入院医療機関の管理者、保護観察所の長から出される退院許可、入院継続、通院期間延長、処遇終了の各申立てによる審判などがある（**図2-3-2**）。

[2] 医療観察法関連統計資料

医療観察法施行から 16 年間（2005〔平成 17〕年 7 月 15 日〜 2021〔令

精神保健審判員
医療観察法審判において、裁判官とともに、対象者の処遇を決定する。通常、精神保健判定医の中から選任される。

精神保健参与員
医療観察法審判において、裁判官と精神保健審判員の協議に参加・協力し、福祉的な見地から専門的な意見を伝える。

精神保健判定医
医療観察法の精神保健審判員・鑑定医として必要な学識経験を有する医師に与えられた資格。

当初審判
医療観察法での入院処遇、通院処遇、不処遇などを決める最初の審判。

事前協議（カンファレンス）
医療観察法の審判において、審判期日以前に、審判関係者が準備のために行う協議。

指定入院医療機関
国、都道府県または特定独立行政法人が開設する病院の全部または一部について、その開設者の同意を得て、厚生労働大臣が指定する。

指定通院医療機関
厚生労働省令で定める基準に適合する病院、診療所または薬局について、その開設者の同意を得て厚生労働大臣が指定する。

付添人
医療観察法審判において、刑事事件の訴訟手続きにおける弁護人にあたる（通常、弁護士が行う）。

図 2-3-2　医療観察法における対象者の処遇の流れ

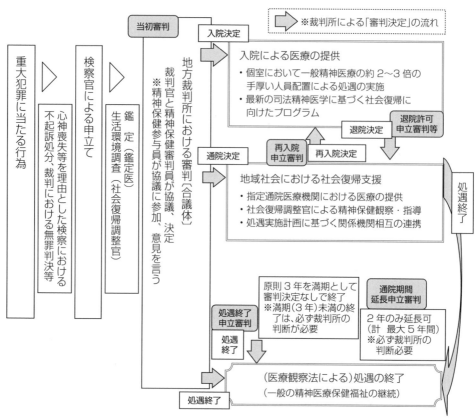

出典）司法精神医療等人材養成研修会資料集　筆者作成.

表 2-3-2　医療観察法の地方裁判所の審判の終局処理の状況
—地方裁判所の審判の終局処理人員

(2005〔平成 17〕年 7 月 15 日から
2020〔令和 2〕年 12 月 31 日までの状況)

終局処理人員総数	5,407	100.0%
入院決定	3,695	68.3%
通院決定	678	12.5%
医療を行わない旨の決定	829	15.3%
却下：対象行為を行ったとは認められない	14	0.3%
却下：心神喪失者等ではない	157	2.9%
取下げ	31	0.6%
申立て不適法による却下	3	0.1%

出典）厚生労働省ウェブサイト「医療観察法の地方裁判所の審判の終局
　　　処理の状況」より筆者一部改変のうえ作成.

和3〕年12月31日）で、全国における医療観察法の当初審判は、総計5,098件となっており、ほぼ1日に1件程度の割合で申立てが行われている（**表2-3-2**）[1]。そのうちで、3,459件（67.9％）が指定入院医療機関への入院決定であり、医療観察法全体の対象者処遇の7割弱となっている。また、審判決定後、入院処遇を経ずに通院決定となり、指定通院医療機関に直接通院となる対象者は、医療観察法施行当初は2割程度であったが、次第に減少し、現在では、ほぼ1割程度で推移している。背景には、この法律における直接通院の決定の難しさが指摘されている、また、対象者に責任能力がある、疾病性や治療反応性がないなどの理由で、医療観察法での医療の必要性が認められないとされ「不処遇」あるいは「却下」となったものは、合計1,034件（19.1％）と、全体の2割程度である（**表2-3-2**）[1]。

2022（令和4）年4月1日現在の入院対象者数は818名（男627、女191）であり、診断別では「F2統合失調症、統合失調型障害および妄想性障害」が668名（男510、女158）で8割を超えている。その他、「F1精神作用物質使用による精神および行動の障害」が38名（男32、女6）、「F3気分（感情）障害」が49名（男37、女12）であった（診断名のF1〜F3はICD-10の分類コードである）（**表2-3-3**）[1]。

C. 入院・通院（地域）処遇の内容

　この制度における医療などの処遇は、厚生労働大臣が指定する指定入院医療機関または、指定通院医療機関で行われる。これらをあわせて「指定医療機関」という。入院・通院ともに指定医療機関における医療費は全額国費で支払われる（指定通院医療機関における精神保健福祉法での入院医療費は、対象者の自己負担となる）。

［1］入院（処遇）

　対象者は、一定の基準に適合する国・都道府県または特定（地方）独立行政法人が開設する指定入院医療機関で入院医療を受けなければならない。

　指定入院医療機関は、対象者の症状の段階に応じ、人的・物的資源を集中的に投入し、専門的で手厚い医療を提供していく。指定入院医療機関の病棟の**多職種チーム**（精神科医、看護師、精神保健福祉士、作業療法士、心理士）により、①入院対象者の治療方針、治療プログラムの内容や治療効果については、**治療評価会議**（週1回）で検討される。②特に、治療ステージ（**急性期、回復期、社会復帰期**）の移行や外出、外泊など重要な決定については、再度、**運営会議**（月1回）で検討される。また、倫理会議

多職種チーム
MDT: Multi-Disciplinary Team
チーム医療における担い手。多職種チームによる医療では、精神医療、身体、心理・社会的な多様な問題にきめ細かく対応でき、必要な治療・リハビリテーション・社会復帰援助などを総合的かつ有機的に提供することができる。

治療評価会議
治療の効果を評価し、今後の治療方針を決定するために、病棟のスタッフにより行われる会議（通常、指定入院医療機関において、1週間に1度開催される）。

（医療観察法病棟）運営会議
病棟の運営方法や急性期、回復期、社会復帰期への移行など、重要事項の決定をする会議（指定入院医療機関の管理者主催で、通常、1ヵ月に1度開催される）。

表2-3-3　医療観察法による入院対象者の状況

（2022〔令和4〕年4月1日現在）

ステージ別、男女別内訳

	男性	女性	合計	
急性期	89	39	128	100.0%
回復期	360	97	457	28.0%
社会復帰期	178	55	233	54.9%
合計	627	191	818	15.6%
	76.7%	23.3%	100.0%	

疾病別（主）、男女別内訳

	男性	女性	合計	
F0　症状性を含む器質性精神障害	19	9	28	3.4%
F1　精神作用物質使用による精神および行動の障害	32	6	38	4.6%
F2　統合失調症、統合失調型障害および妄想性障害	510	158	668	81.7%
F3　気分（感情）障害	37	12	49	6.0%
F4　神経症性障害、ストレス関連障害および身体表現性障害	3	1	4	0.5%
F5　生理的障害および身体的要因に関連した行動症候群	0	0	0	0.0%
F6　成人のパーソナリティおよび行動の障害	2	0	2	0.2%
F7　精神遅滞［知的障害］	4	2	6	0.7%
F8　心理的発達の障害	19	3	22	2.7%
F9　詳細不明の精神障害	1	0	1	0.1%
合計	627	191	818	100.0%
	76.7%	23.3%	100.0%	

※疾病名は指定入院医療機関による診断（主病名）.
※国際疾病分類第10改訂版（WHO作成）に基づいて分類.
出典）厚生労働省ウェブサイト「心神喪失者等医療観察法による入院対象者の状況」
　　　より筆者一部改変のうえ作成.

入院処遇ガイドライン
医療観察法の法施行と同時に実際の入院処遇の運用ために厚生労働省から出された指針となるガイドライン。他に「指定入院医療機関運営ガイドライン」がある。

（原則月2回）では、精神症状により意思伝達能力や判断能力が損なわれている、あるいはインフォームドコンセントが得られない場合に、精神医学の専門家の外部委員を含む倫理会議で、非自発的治療の適否について事前評価を行う。

　厚生労働省の**入院処遇ガイドライン**[3]では、急性期（3ヵ月）、回復期

（9ヵ月、外出可）、社会復帰期（6ヵ月、外出・外泊可）の計18ヵ月を標準の入院対象者の治療ステージおよび入院期間のモデルとしている。入院期間は、病状等（治療反応性、疾病性、社会復帰要因等により総合的に判断）により18ヵ月以上にも、以下にもなりうる。またこの制度では、指定入院医療機関に入院した人が、その地元等において円滑に社会復帰できるよう、入院当初から、退院に向けた取組みを継続的に行うこととしている。**CPA会議**といわれる病棟内のケア会議を定期的に開き、対象者、担当多職種チーム、社会復帰調整官、退院地域の関係機関が参加し、ケアマネジメントの手法を用いて退院後のケア計画などを作成している。

　保護観察所は、指定入院医療機関や地元の都道府県・市町村などの関係機関と連携して「生活環境調整」を行い、退院地の選定・確保や、そこでの処遇実施体制の整備を進めることとしている。

(1) イギリスの司法精神医療

　日本の医療観察法における入院・通院処遇やその制度は、イギリスの司法精神医療・保健・福祉の処遇やその制度に大きな影響を受けて成立した経緯がある。ここでは、イギリスの司法精神医療の成り立ちや処遇を追っていくことで、日本における医療観察法の入院医療や対象者の処遇について理解を深めていく。

　イギリスにおける司法精神医療制度の歴史は古く、その始まりは、国王暗殺未遂事件（ハットフィールド事件）を契機とした1808年の州立精神収容施設法まで遡ることができる。しかし、この法律により整備された施設の多くは、医療機関というより収容所としての性格が強いものであった。その後、イギリスにおいても幾度かの制度改正が行われ、収容所ではなく医療機関としての**高度保安病院**が整備されていった。

　高度保安病院は、対象者の治療を目的として整備された施設である。しかし、どの施設も1,000床以上の病床をもつ極めて大規模な入院施設であり、またイギリス国内に4ヵ所（現在は、3ヵ所）しか整備されていないことから、きめ細かい医療を行いながら、地域の関係機関と連携して退院、社会復帰援助を進めていくことが難しかった。そのため、1970年頃までは、イギリスにおいても、司法精神医療を受けている入院対象者の退院、社会復帰が少ない状況が続いていた。

　そのような中で、1975年にイギリスの「精神病者等関連法規についての王立委員会」から出された『**バトラー報告書**』は、司法精神医療における高度保安病院の過剰収容改善と対象者の社会復帰の促進のため、対象者の各居住地域における数十床という小規模の病棟での治療を重視し、退院や社会復帰等の個別援助が行いやすい地域病棟の整備を提言した。そして、

CPA会議
Care Programme Approach meeting
イギリスのケアマネジメントの手法。複数の関係機関が連携して精神障害者の退院支援、社会復帰援助を行っていかなければならない難しいケースに対して行われる。利用者中心主義（利用者意向の尊重）や、ケア会議によるケア計画の調整と作成（透明性の確保、有機的な連携体制の構築）、文書化されたケア計画（ケア計画への契約的手法の導入と緊急時対応の明確化）、ケアの総括責任者（ケアコーディネーター）の選任（責任の明確化、情報の迅速な集約化と共有化）、定期的な見直し（ケア計画の変更の機会の確保と即応性のある柔軟な運用）などを特徴としている。

高度保安病院
High Security Hospital
イギリスにおいて、犯罪傾向の非常に高い精神障害者の治療を受け持っている司法精神医療専門病院（例：Broadmoor Hospitalなど）。

バトラー報告書
1975年に発表された「精神病者等関連法規についての王立委員会」の報告書。1983年に制定され、精神衛生法（Mental Health Act 1983）に大きな影響を与えた。

81

第2章●精神障害者の医療に関する制度／3・医療観察法の概要と精神保健福祉士の役割

この提言を受け1983年に成立したイギリスの精神衛生法（Mental Health Act 1983）は、対象者の居住地等に近い地域での小規模（30床から100床程度）の**地域保安病棟**の整備を謳っている。イギリス政府は、その後このような司法精神医療や退院援助等を行う地域保安病棟（Regional Secure Unit）を人口100万人に対して30床程度を目標として、イギリス全土に整備していった。そして、このことにより1990年頃から司法精神医療を受けた入院対象者の退院・社会復帰が大きく進んでいくことになる。

（2）医療観察法病棟の整備状況

イギリスにおける司法精神医療入院施設の変遷を踏まえ、日本では、30床程度以下の比較的小規模な病棟を**医療観察法病棟**として、一般の精神科病院内に1ないし数病棟を整備することとした。そして、医療観察法における入院医療施設は、①一般の精神医療と異なり、公共性および専門性が極めて高いこと、②継続的かつ適切な医療を実施するためにも、その実施主体において安定した病棟運営が行われなければならないこと、③全国で公平一律な医療の実施が必要なことなどを挙げ、指定入院医療機関の設置主体については、国、都道府県、特定独立行政法人または、（都道府県もしくは、都道府県および都道府県以外の地方公共団体が設立した）特定地方独立行政法人に限定し、指定している。

日本の医療観察法病棟の整備については、イギリスにおける触法精神障害者の発生率の違いなどを考慮し、人口500万人に30床程度の割合で、2022（令和4）年4月1日現在、国公立あわせて34ヵ所（850床）の指定入院医療機関が整備されている（**図2-3-3**）[4]。

（3）多職種チームの人員配置

医療観察法病棟は、イギリスで司法精神医療を専門に行う高度保安病院や地域保安病棟と同様、医師、看護師以外に作業療法士、臨床心理技術者、精神保健福祉士が、それぞれの病棟に専任で配置されている。指定入院医療機関における多職種チーム（MDT）とは、上記の5職種、あるいは薬剤師も入れた6職種による治療チームを指している場合が多い（**図2-3-4**）。医療観察法病棟の人員配置基準は、標準的な30床の病棟では、医師は3.75名、看護師は43名（夜勤体制でも5～6名）、作業療法士・臨床心理技術者・精神保健福祉士はそれぞれ2～3名程度の配置で合計7名、事務職員は非常勤を含め2名となっている[5]。

指定入院医療機関での治療・リハビリテーション・社会復帰援助は、基本的にその対象者を担当する多職種チームにより協働して行われており、その方針はMDT会議により決定されていく。そして、多職種チームは、指定入院医療機関での治療・リハビリテーション・社会復帰援助の個別の

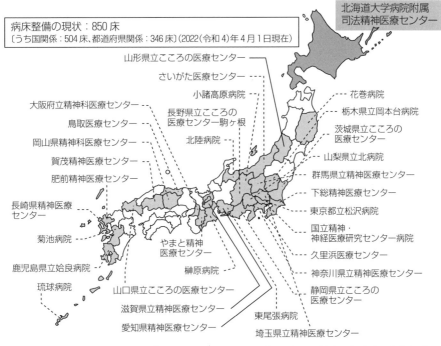

図 2-3-3　指定入院医療機関の整備状況

病床整備の現状：850 床
〔うち国関係：504 床、都道府県関係：346 床〕(2022(令和4)年4月1日現在)

北海道大学病院附属
司法精神医療センター

山形県立こころの医療センター
さいがた医療センター
小諸高原病院
長野県立こころの
医療センター駒ヶ根
大阪府立精神科医療センター
北陸病院
鳥取医療センター
岡山県精神科医療センター
賀茂精神医療センター
肥前精神医療センター
長崎県精神医療
センター
菊池病院
やまと精神
医療センター
鹿児島県立姶良病院
琉球病院
山口県立こころの医療センター
榊原病院
滋賀県立精神医療センター
愛知県精神医療センター
東尾張病院
埼玉県立精神医療センター

花巻病院
栃木県立岡本台病院
茨城県立こころの
医療センター
山梨県立北病院
群馬県立精神医療センター
下総精神医療センター
東京都立松沢病院
国立精神・
神経医療研究センター病院
久里浜医療センター
神奈川県立精神医療センター
静岡県立こころの
医療センター

出典）厚生労働省ウェブサイト「指定入院医療機関の整備状況」より筆者一部改変のうえ作成.

図 2-3-4　多職種チーム（MDT）による医療

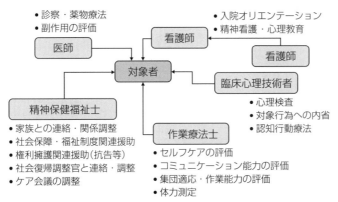

医師
・診察・薬物療法
・副作用の評価

看護師
・入院オリエンテーション
・精神看護・心理教育

看護師

対象者

臨床心理技術者
・心理検査
・対象行為への内省
・認知行動療法

精神保健福祉士
・家族との連絡・関係調整
・社会保障・福祉制度関連援助
・権利擁護関連援助(抗告等)
・社会復帰調整官と連絡・調整
・ケア会議の調整

作業療法士
・セルフケアの評価
・コミュニケーション能力の評価
・集団適応・作業能力の評価
・体力測定

出典）司法精神医療等人材養成研修会資料集.

治療計画を作成し、各職種が連携を図りながらそれらのサービスを提供することが求められている。

（4）医療観察法病棟の病棟構造と対象者処遇

　日本でも、前述のイギリスの地域保安病棟と同様に、各地域の一般精神科病院の中から指定入院医療機関を選び、それらの病院内の1つの病棟として、医療観察法病棟を整備していくこととした。また、司法精神医療に

よる治療や退院促進に有効とされ、1990年代後半頃より行われ始めたイギリスの最新の病棟構造や運営方法を、医療観察法病棟に標準化して取り入れている。そのため、標準的な医療観察法病棟は、病棟内を急性期、回復期、社会復帰期などに区分したユニットをもち、また、各種セラピールームや作業療法室、ケア会議室を病棟内に整備している。そして、治療や社会復帰の進行に合わせて対象者が病棟内の各ユニットを移行していくことで、各ユニットにおける対象者の治療内容や治療目標を明確にでき、それらにあわせた疾病教育やリハビリテーション、社会復帰援助などの必要な関連プログラムを有効に運用することができるような構造となっている（**図2-3-5**）。指定入院医療機関では、おおむね18ヵ月での入院対象者の退院を目指しており（厚生労働省の標準的モデル）、各期の標準期間を**急性期**3ヵ月、**回復期**9ヵ月、**社会復帰期**6ヵ月程度としているが、各対象者の個別の病状などにより違ってくる（**図2-3-6**）。

(5) 指定入院医療機関における対象者の権利擁護

指定入院医療機関の医療観察法病棟は、法律的にも物理的にも非常に拘束力の強い施設であるため、医療観察法では、入院対象者に対して、その人権を保護するための権利擁護関連の諸制度が定められている。入院時インテーク面接での「**抗告**」の説明やその後の手続き援助なども、精神保健福祉士の入院初期の重要な業務となっている。医療観察法病棟の職員は、

急性期の治療目標
①病的体験・精神状態の改善、②身体的の回復と精神的安定、③治療への動機づけの確認、④対象者との信頼関係の構築。

回復期の治療目標
①病識の獲得と自己コントロール能力の獲得、②治療プログラムへの参加による日常生活能力の回復、③病状の安定により院内散歩、院外外出ができる。

社会復帰期の治療目標
①病状の安定により院外外出と外泊ができる、②治療プログラムへの参加による障害の受容、③社会生活能力（服薬管理、金銭管理など）の回復と社会参加の準備。

抗告
対象者が、入院決定等に不服の場合、2週間以内に地方裁判所を通して高等裁判所へ異議申立てを行うことができる医療観察法の制度。

図2-3-5 医療観察法病棟内配置図

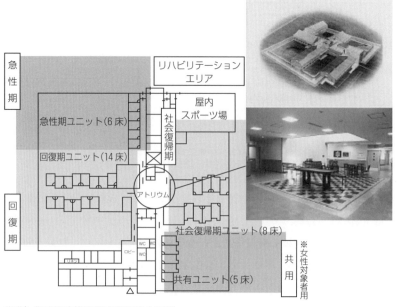

出典）指定医療機関従事者研修会資料.

図2-3-6　入院処遇の概要と医療観察法手続き

検察官申立て		地方裁判所審判		対象者・付添人 ●退院申立て　●医療終了申立て 指定入院医療機関管理者 ●入院継続申立て			指定入院医療機関管理者 ●入院継続申立て ●退院申立て	

重大犯罪に当たる行為	拘留	鑑定入院	入院決定	急性期	回復期（外出可）	社会復帰期（外出・外泊可）	退院（通院）決定
		鑑定		3か月※	9か月※	6か月※	
		生活環境の調整		入　院　処　理			
				治療計画の策定	退院後の生活の環境調整	処遇の実施 計画（案）の策定	

※期間は標準的なもの。
出典）筆者作成.

研修を受け、医療観察法の権利擁護関連制度について、その内容を理解していることになっている。特に、精神保健福祉士には、指定入院医療機関における対象者の権利擁護関連の諸制度（抗告や**退院請求**、**処遇改善請求**、**倫理会議**の役割、行動制限など）を熟知し、対象者に適切に説明できることと、その手続きなどについて対象者を援助できることが求められている。また、外部の付添人（弁護士）とも連携して、裁判所や法務省などの関係機関への手続き援助も行っている。そして、厚生労働省の入院処遇ガイドラインなどで精神保健福祉士の業務とされている「**権利擁護講座**」を行い、医療観察法で規定された権利擁護に関する包括的な知識を対象者に伝えていくとともに、講座終了後に対象者の希望があれば、個別面接を行い対応している。

［2］ 通院（処遇）

　対象者は、指定通院医療機関で通院医療を受けなければならない。通院（処遇）による医療の目的は、通院対象者に対して継続的かつ適切な通院医療と通院医療確保のために必要な観察および指導を行うことによって、その病状の改善と同様の行為の再発の防止を図り、対象者の社会復帰を促進することである。このことから、通院の決定を受けた対象者は、継続的な医療を確保することを目的に社会復帰調整官による精神保健観察が実施される。通院（処遇）の対象者は、任意入院はもとより、措置入院、医療

退院請求
入院対象者等は、地方裁判所に対して退院請求（退院許可申立て）を行うことができる。

処遇改善請求
入院対象者は、厚生労働大臣に対して、処遇改善請求を行うことができる。

倫理会議
入院対象者の同意によらない治療行為を開始する必要性に関して、事前の協議により適否を決定する会議（標準で月2回開催）。

権利擁護講座
指定入院医療機関において、精神保健福祉士が行う代表的な治療プログラム。

保護入院も可能であり、それらの入院期間中も精神保健観察は続く。また、社会復帰調整官は、対象者および家族、関係機関担当者などと、ケア会議を開催する。

　通院の期間は、前期通院治療（6ヵ月）、中期通院治療（18ヵ月）、後期通院治療（12ヵ月）の原則3年、なお、本制度による処遇が必要と認められる場合には、裁判所の決定により、通じて2年を超えない範囲で、通院期間を延長することができる。ただし、裁判所の決定で延長をしても最長5年間を超えることはできない。また、この3年間の期間の終了前でも、保護観察所長もしくは対象者本人、その保護者または付添人の申立ての結果、裁判所において処遇終了決定を受けた場合は、医療観察制度による処遇は終了する（**図2-3-7**）。

図2-3-7　通院処遇の概要と医療観察法手続き

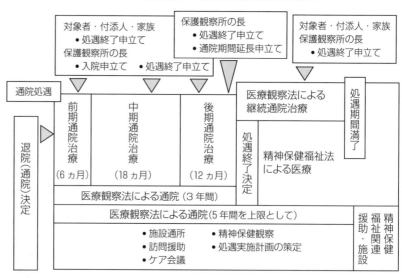

出典）精神保健判定医等養成研修会資料　筆者作成.

(1) 日本における指定通院医療機関の整備状況

　厚生労働省では、指定通院医療機関として、各地域の基幹病院を各都道府県に最低2ヵ所、人口100万人当たり2～3ヵ所程度を指定している。

　厚生労働省の**通院処遇ガイドライン**(6)では、指定通院医療機関について、精神保健指定医が常勤しており、臨床心理技術者、作業療法士、精神保健福祉士などのいずれかが勤務（非常勤職員可）していることとなっている。また、指定通院医療機関においても、対象者の緊急時の入院に対応するために、看護基準3：1を満たす精神科病棟をもっているか、あるいは満たしている精神科病棟をもつ医療機関と連携していることが求められている。

通院処遇ガイドライン
医療観察法の法施行と同時に実際の通院処遇の運用のために厚生労働省から出された指針となるガイドライン。他に「指定通院医療機関運営ガイドライン」や法務省が作成した「地域社会における処遇のガイドライン」がある。

しかし、これらは個別の地域事情により、この基準外の医療機関を指定することも可能とされている。

(2) 通院処遇の実際

　指定通院医療機関では、**ノーマライゼーション**の観点も踏まえた通院対象者の社会復帰の早期実現を目指し、プライバシーなどの人権に配慮しつつ、透明性の高い医療を多職種のチームにより提供することが求められている。また、指定通院医療機関においては、当該通院対象者の状況に応じて専門的な通院医療を提供するとともに、一時的な病状悪化の場合などには、精神保健福祉法により入院医療を提供していくことになっている。
通院期間は、「通院前期」（通院開始後6ヵ月まで）、「通院中期」（通院開始後6ヵ月以降24ヵ月まで）、「通院後期」（通院開始後24ヵ月以降）の3期に分けられており、3年以内に一般精神医療への移行を目指している。そのため、対象者ごとに治療計画を作成し、定期的な評価を行うとともに、治療への動機づけを高めるために、十分な説明を行い通院対象者の同意を得られるように努める（必要に応じ当該対象者が参加する多職種チーム会議も実施する）。保護観察所や他の保健・医療・福祉の社会資源と連携をとりつつ対象者を支援することになっている。

　指定通院医療機関の精神保健福祉士は、これらのことを踏まえて通院対象者の援助を行っていくことになる。まず、鑑定入院から地方裁判所の審判の決定により医療観察法の通院となる「直接通院」や審判の入院決定による指定入院医療機関の入院を経て通院となる「移行通院」について、それぞれ地方裁判所、保護観察所、指定入院医療機関、行政機関などと指定通院医療機関との窓口となり、保護観察所の社会復帰調整官と連携しながら、対象者の受入れのための各種関係機関との調整を行っていく。そして、保護観察所が定期的に主催する「ケア会議」に協力し、地域処遇に携わる関係機関が通院対象者に関する必要な情報を共有し、処遇方針の統一を図る。また、処遇の実施計画の見直しや各種申立ての必要性について検討していくことになっている。

　指定通院医療機関内においても、精神保健福祉士は多職種チームの一員として、通院対象者に個別の治療計画を作成し定期的に当該通院対象者の評価を行うなど、各職種と連携を図りながら社会復帰援助を中心に、治療やリハビリテーションに積極的にかかわることになる。特に、指定通院医療機関による**訪問看護**などを中心とする訪問援助や**デイケア**、作業療法などの精神科リハビリテーションでの対象者との直接援助や調整は、指定通院医療機関の精神保健福祉士が中心となって業務を行っている（**表2-3-4**）。

ノーマライゼーション
1950年代に北欧諸国から始まった社会福祉をめぐる社会理念の一つで、障害者も、健常者と同様の生活ができるように支援するべき、という考え方。また、そこから発展して、障害者と健常者とは、お互いが特別に区別されることなく、社会生活を共にするのが正常なことであり、本来の望ましい姿であるとする考え方。

訪問看護
看護師やリハビリテーションの専門職などが居宅を訪問して、主治医の指示や連携により行う看護（療養上の世話または必要な診療の補助）。

デイケア
精神病院や精神科クリニックなどが運営するサービスで、通院の精神障害者へ主に社会的リハビリテーション（各種ミーティング、スポーツ活動、文化活動、生活スキルの向上のための教室等）を提供している。

表 2-3-4　通院等ケア計画週間予定表

通院等ケア計画週間予定（〇〇様）

	日	月	火	水	木	金	土
午前		デイケア 9：30-15：30		デイケア 9：30-15：30	デイケア 9：30-15：30 外来通院 10：00	デイケア 9：30-15：30	〇〇生活支援 センター 13：30-15：30
午後			指定通院医療 機関 MDT に よる訪問看護				
夕刻							
夜間							
備考			保健所訪問 （1回/1M）	精神保健観察 （1回/1M） （社会復帰調 整官）	外来通院時 PSW 面接 （1回/2W） 心理面接 （1回/2W）	服薬指導 （1回/1M） 栄養指導 （1回/1M） ※糖尿病のため	

注）MDT ＝多職種チーム／W ＝ week（週）／M ＝ month（月）
出典）筆者作成.

（3）指定通院医療機関内の多職種チーム会議

　指定通院医療機関では、1ヵ月に1度以上、対象者に個別の治療計画を策定し、定期的に対象者の評価を行うなど、各職種が連携を図りながら医療を提供するために、対象者を担当する多職種チームにより「多職種チーム会議」を開催することが義務づけられている。この指定通院医療機関内の多職種チーム会議では、必要に応じて、当該医療機関以外の地域の医療・保健・福祉関係者および社会復帰調整官の参加を求めていく。また、対象者に対して複数の指定通院医療機関から医療が提供される場合（訪問看護などを他の機関との連携で行う場合）には、医療機関相互の連携を十分に保つため、定期的に評価する会議を行うこととされている[7]。

（4）地域社会における処遇

　地域社会における処遇（以下、地域処遇）は、指定通院医療機関における医療、保護観察所による精神保健観察、都道府県・市町村、障害福祉サービス事業者などの精神保健福祉関係機関による相互連携のもとに、対象者の地域生活を支えるものである。この三者の連携を確保するために、保護観察所は対象者の処遇の実施計画を策定するとともに、ケア会議を開催して関係機関の担当者による情報の共有と意見交換を行っている[8]。

D. 精神保健参与員の役割

　医療観察法の審判において、精神保健参与員は、精神保健福祉分野の専門家として、福祉職の立場から精神障害者の社会復帰について意見を述べ、専門分野の知識と経験で助言などを行うことが求められている。そして、その知識や経験などに基づき裁判官と精神保健審判員による合議体に、適切な判断を行うための専門的知識や有益な意見を提供することとなっている。

　精神保健参与員の審判関与について、医療観察法では特に（精神保健参与員が）必要がないと認めるときは、この限りでないとされている。精神保健参与員は、裁判官や精神保健審判員とは異なり、評決権を有してはいない（11条1項・14条）ため、精神保健参与員を医療観察法の審判に必ず関与させなくてはならないというわけではない。しかし、医療観察法が対象者の社会復帰を目的とした法律であるため、精神障害者の保健および福祉の専門家である精神保健参与員の意見は、重要なものであるとされており、最高裁判所による医療観察法の解釈においても、原則として処遇事件に精神保健参与員を審判に関与させ、意見を聴くことが求められている。

[1] 精神保健参与員の守秘義務

　精神保健参与員は、審判における個人情報（プライバシー）について「精神保健審判員若しくは精神保健参与員又はこれらの職にあった者」が、「この法律の規定に基づく職務の執行に関して知り得た人の秘密を正当な理由なく漏らしたときは、1年以下の懲役又は50万円以下の罰金に処する」（117条）という守秘義務の規定が課せられる。また、審判にかかわるという、その業務自体の特殊性から「精神保健審判員若しくは精神保健参与員又は、これらの職にあった者が、正当な理由がなく評議の過程又は裁判官、精神保健審判員若しくは精神保健参与員の意見を漏らしたときは、30万円以下の罰金に処する」（118条）という、医療観察法審判内容についての守秘義務も課せられている。

[2] 審判における「事前協議（カンファレンス）」の実際

　医療観察法における審判の過程において、審判期日以前に、地方裁判所内の会議室などに審判関係者が集まる「事前協議（カンファレンス）」（審判規則40条：審判準備）が、ほぼ行われている。医療観察法の審判では、鑑定医の「医療観察法鑑定書」、保護観察所の「生活環境調査結果報告書」、退院申立ての審判での指定入院医療機関の「退院前基礎情報管理シート」、保護観察所の「意見書」などが非常に重要な資料として取り扱われ、これ

守秘義務
公務員や国家資格により業務を行う職業など、一定の職業や職務に従事する者や従事していた者または契約の当事者に対して課せられる、職務上知った秘密を守るべきことや、個人情報を開示しないという義務。

89

らの書面資料をもとにして、審判が行われていく。しかし、それらの資料は、それぞれが専門的なものであり、また、その内容が複雑で多岐にわたっていることで、審判期日の短時間の審判の中で検討することが難しい場合が多い。そのため、審判期日前に、裁判官、精神保健審判員、精神保健参与員が実際に会って、それぞれの専門分野についての意見を伝え、課題や問題点を整理しておく事前協議（カンファレンス）は、医療観察法の審判過程において非常に重要なものとなっている。

[3] 医療観察法における審判の協議内容

刑事訴訟手続きにおける鑑定は、被鑑定人が当該行為を行ったときの精神状態を精査し、その責任能力の有無・程度について言及するのに対して、医療観察法の鑑定では、対象者の医療観察法における医療必要性について意見を述べることになる。

医療観察法における審判とは、対象者について医療観察法における医療必要性を判断することである。医療観察法における医療必要性の判断は、**「疾病性」「治療反応性」「社会復帰要因」**の３つの評価軸に時間軸を組み合わせて評価を行うことになっている（**表2-3-5**）。精神保健参与員についても基本的には、この３つの評価軸を基礎として、審判において意見が求められる。対象者の処遇の要否・内容を決定するためには、法律的判断や医療的な判断に加えて、精神障害者の社会復帰に向けての社会福祉的視点や意見、対象者に対する権利擁護的な立場が重要となる。精神保健参与員は、精神障害者の社会復帰に向けてのケア計画の評価などに、専門的な知識や社会福祉的な視点で意見を述べるとともに、疾病性を社会復帰要因で補完することで、より拘束性の少ない通院処遇で決定できないか、入院対象者が社会的入院となっていないかなど、対象者に対する権利擁護的な立場に立って、審判に取り組んでいくことが期待されている。

表2-3-5　医療観察法における医療必要性の３つの評価軸

①疾病性	対象者の精神医学的診断とその重症度、および対象者の精神障害と当該他害行為との関連を意味する。
②治療反応性	精神医学的な治療に対する、対象者の精神状態の望ましい方向への反応の強さを意味する。
③社会復帰要因	処遇の決定に当たっては、対象者の社会復帰という目的を果たすことを促進するあるいは阻害する要因について精査する。

出典）「医療観察法鑑定ガイドライン」厚生労働科学研究「触法行為を行った精神障害者の精神医学的評価、治療、社会復帰等に関する研究」（主任研究者：松下正明）, 2005.

E. 社会復帰調整官の役割

　社会復帰調整官は、医療観察法によって全国の保護観察所に配置された国家公務員である。医療観察制度は、対象者に必要な医療を確保して病状の改善を図り、同様の行為なく社会復帰を促進することを目的としている。犯罪をした人などの改善更生等を目的とする保護観察とは異なることから、保護観察所は、制度施行に伴い、精神障害者の保健、福祉などに関する専門的知識を有する職員（社会復帰調整官）を配置した。社会復帰調整官は「精神保健福祉士その他の精神障害者の保健及び福祉に関する専門的知識を有する者として政令で定めるものでなければならない」とされている。

　本制度は、国の機関が中心となって行うことが適当と考えられ、国の機関である保護観察所は都道府県に配置されており、そのネットワークによって統一かつ円滑な処遇の実施が可能であることから本制度にかかわる処遇を行うこととなった。

　医療観察法における保護観察所の事務（社会復帰調整官の役割）は、以下の4つが主な柱とされている。

①生活環境の調査：対象者が、地方裁判所における審判の対象となった段階で、裁判所の求めに応じ生活環境の調査を行う。

②生活環境の調整：指定入院医療機関に入院中の対象者の円滑な地域移行を目指す観点から、退院後の生活環境を、関係機関の協力を得ながら調整する。

③精神保健観察：入院によらない医療を受けさせる旨の決定（以下、通院決定という）または退院を許可するとともに入院によらない医療を受けさせる旨の決定を受けた者について、必要な医療を受けているか否か、およびその生活の状況を見守り、継続的な医療を受けさせるために必要な指導などを行う。

④関係機関相互間の連携の確保：対象者の社会復帰の促進を図るためには、継続的に必要な医療を確保するだけではなく、地域生活で必要となる保健・福祉サービス等の支援も必要である。地域処遇が適正かつ円滑に実施されるよう、処遇に携わる関係機関の相互間の連携の確保に努める。

　保護観察所は、対象者の処遇に当初の審判から一貫して関与して、関係機関の連携が確保され支援体制が築けるよう、処遇のコーディネーター役として期待されている。ここでは、保護観察所の業務に携わる社会復帰調整官の主な役割について、生活環境の調査、生活環境の調整、精神保健観察を中心に述べる。

社会復帰調整官
政令等では精神保健福祉士以外に、実務経験がある社会福祉士、作業療法士、臨床心理士、保健師、看護師、公認心理師がその資格要件とされている。

医療観察制度
医療観察法に基づく処遇制度。

対象者
医療観察法においては当事者本人を「対象者」と呼称している。

保護観察所が行う生活環境の調査とは、裁判所の求めに応じて、対象者の住居や家族の状況、利用可能な精神保健福祉サービスの現状など、その生活を取り巻く環境について調査するものである。

調査方法については、本人や家族などの関係者と面談するほか、本人とかかわりがあった関係機関に対しても、訪問調査や書面などで照会するなどして行い、その結果は審判における資料となる。裁判所が処遇の方向性や内容を判断する際には、鑑定書の精神医学的知見が処遇判断の基礎となるが、対象者の生活環境についても医療の継続性が確保されるのか、同様の行為を行うことなく社会に復帰できるような状況があるかなどの環境に関連する事項も考慮される。生活環境の調査は、裁判所から指示された**調査項目**について行われる。保護観察所は、調査して得られた上記の情報を報告書にまとめ、裁判所に対して、対象者の居住予定地において生活状況・事情などに照らし医療継続性の確保の見込みや社会に復帰できるような状況の有無について報告することとなる。

［2］生活環境の調整

保護観察所が行う生活環境の調整は、指定入院医療機関に入院した対象者が、居住地などに円滑に地域移行できるよう、本人から退院後の生活に関する希望を聴取しながら、「指定入院医療機関や通院先として想定される指定通院医療機関、**退院予定地**の精神保健福祉を担当する行政機関や障害福祉サービス事業者等」（以下、関係機関）と連携し、退院地・居住先確保のための調整や、退院後の処遇を進めるために必要な支援体制の整備を行うものである。

保護観察所の長は、本人やその家族の相談に応じ、医療機関・関係機関などによる援助を受けることができるようあっせんするなどの方法により調整を行わなければならない。また、援助が円滑かつ効率的に行われるよう、指定入院医療機関の管理者や退院後の居住予定地を管轄する行政（都道府県知事、市町村長）に対して必要な協力を求めることができるとされている。具体的な動きの一例を以下に示す。

(1) 生活環境の調整における方向性の検討

最初に、生活環境の調整の方針を検討する。社会復帰調整官は、対象者の入院後に指定入院医療機関に面会に行き、その際、退院後の生活について希望などを聴き、院内担当スタッフと情報交換を行うなどして検討する。場合によっては院内会議に参加し、指定入院医療機関の医師、看護師、精神保健福祉士、作業療法士、臨床心理技術者からなる医療チームから治療

退院予定地

当該居住地への退院について特段の支障があると認める場合には、対象者の希望に基づき、①居住地の存する市町村、②居住地の存する都道府県、③対象者本人が相当期間の居住経験を有するなど、本人の成育歴その他の生活環境を踏まえ、適当と考えられる都道府県、の順に従って当該地域を退院予定地として設定し、調整を行う。

方針・評価を確認し、居住予定地の地域状況などの情報共有を行い、退院後の生活に向けて取り組む事項などを協議して調整の方向性を検討する。なお、この会議は、方針策定後も退院までの間、生活環境の調整のために複数回行われ、退院が近づくと居住地近くで地域関係者を含めたケア会議として行われることもある。

(2) 調整計画の立案

次に、調整計画を立てる。上記の会議や入院中の面接を通じて得られた本人の希望・ニーズなどの情報、生活環境の調査の結果および地域関係機関からの情報を参考に作成する。

(3) 調整の実施

調整の実施は、計画をもとに関係機関と協議し、本人の地域生活において必要な医療や障害福祉サービスなどの支援が円滑に受けられるよう、協働しながら調整を図っていく。なお、生活環境の調整における退院予定地について、法務省と厚生労働省が保護観察所長、各都道府県・指定都市の精神保健福祉主管部局長宛てに通知した「地域社会における処遇のガイドライン」(以下、地域処遇ガイドライン)で原則として、対象者の居住地(入院前において生活の本拠としていた住居など)を退院予定地として開始する。また、引受意思を有する家族がいる場合は、当該家族などのもとに退院することについての対象者の希望を考慮しつつ、当該家族などと調整する。

上記の調整をもとに退院先の検討と確保、同所における支援体制の構築を進めていく。退院先の目処がつくと、指定入院医療機関に入院中の対象者は、想定される退院先への外出・外泊訓練の中で、退院後の通院医療を担うことが想定される指定通院医療機関の見学や障害福祉サービス事業所などの体験利用などを行う。円滑に地域生活へ移行できるよう調整を進め、その結果を踏まえ、関係機関に参加を求めて退院前のケア会議を開催し、対象者の希望や退院後の支援体制を記した処遇の実施計画案を作成することとなる。

指定入院医療機関の管理者が行う退院許可の申立て、入院継続の確認の申立てに当たっては、保護観察所の長は上記のような調整の状況を踏まえてこれに意見を付している。

［3］地域処遇における精神保健観察等

（1）地域処遇の実施

地域社会における処遇（**地域処遇**）とは、「対象者に対し、関係機関が相互に連携し、地域社会において、継続的かつ適切な医療を提供するとともに、その生活状況の見守りと必要な指導を行い、また、必要な障害福祉サービス等の援助を提供する等の処遇」（**地域処遇ガイドライン**）である。地域処遇は、指定通院医療機関の医療や精神保健福祉の関係機関の援助、保護観察所の精神保健観察を組み合わせた枠組みの下で実施される。当初の審判において、通院決定がなされて開始する場合と、入院処遇から移行して始まる場合がある。具体的な役割に関して、医療は指定通院医療機関が担い、援助は精神保健福祉法や障害者総合支援法等に基づく精神保健福祉サービス・障害福祉サービスを基盤として体制が形づくられ、都道府県や市町村、障害福祉サービス事業者などが担うことになる。保護観察所は、精神保健観察を行う。

地域処遇の枠組みは、「処遇実施計画」に基づき定めることとなる。処遇実施計画は保護観察所が、本人の希望を聴き、関係機関と協議し作成していくものである。対象者の必要な医療、精神保健観察および援助の内容、方法、役割分担が記載されるほか、病状の変化などにより緊急に医療が必要となった場合の対応方法や、ケア会議の開催予定などが盛り込まれている。計画の内容については、本人に充分な説明を行い、同意を得るよう努めることとされており、処遇の経過に応じて必要な見直しが行われる。

保護観察所は、精神保健観察において、対象者や家族とかかわるとともに、地域処遇全体のコーディネーターとして、医療および地域の関係機関と連携して、処遇実施計画に基づき、必要な医療を継続的に確保できているか、地域生活が支援を受けながら支障なくできているか、という点から対象者の見守りと指導を実施している。具体的には、指定通院医療機関から通院状況や状態について、援助にかかわる関係機関から生活状況についての報告を得ることや、本人と面接や訪問を通じて接触を保ち、対象者の社会復帰に必要な見守りや指導を実施している。

なお、医療観察法においては、医療の継続を確保するために、精神保健観察に付された者が守るべき事項として、①速やかに居住地を管轄する保護観察所に居住地を届け出ること、②長期の旅行や転居する場合はあらかじめ届け出ること、③保護観察所の長から出頭または面接を求められたときはこれに応じること、が定められている。

精神保健観察・通院処遇は原則３年間であり、通院期間が経過すると期間満了により本制度の処遇は終了することとなる。病状によっては、裁判

地域社会における処遇の ガイドライン
2005（平成17）年7月14日法務省保護局総務課長発第595号、厚生労働省社会・援護局障害保健福祉部精神保健福祉課長発第0714003号（通知）

旅行届出
②の届出を受けた保護観察所は、指定医療機関や他の関係機関と協議のうえ、必要に応じ、旅行先の保護観察所に連絡し、対象者にも旅行中の相談先として旅行先保護観察所の連絡先などを伝えることとなる。旅行が予定外に延びる場合など、必要に応じ、旅行先の指定医療機関や都道府県・市町村などに協力を求めることもある。

所の決定により2年を超えない範囲で通院期間を延長することや、指定入院医療機関への（再）入院に移行すること、期間満了前に本制度の処遇が終了となることもある。

(2) 病状悪化時の対応について

　地域処遇中の病状悪化時の対応は、基本的には個別の対象者ごとに決められた処遇実施計画に記載された「緊急時の対応」に基づいて行うことになる。対象者自身、家族や関係機関からの悪化の報告、通知・通報などにより、病状悪化や医療中断についての連絡を受けた社会復帰調整官は、まずは状況把握のために関係機関との連絡や訪問などで情報収集を行い、把握した情報をもとに関係機関と連携して対応に当たる。場合によって、緊急のケア会議を開催することもある。自傷他害のおそれがある場合には、保護観察所の長が最寄りの保健所長を経て、都道府県知事に**精神保健福祉法26条の3**に基づく通報を行うこともある。

(3) 裁判所への申立てについて

　地域処遇中の対象者に関する申立ては保護観察所の長が行うこととなっているほか、対象者や保護者、付添人はいつでも処遇の終了の申立てを行うことができる。後者の場合、地方裁判所は申立てがあった旨の通知を保護観察所の長に行い、保護観察所の長が指定通院医療機関などに通知を行う。

　精神保健観察中に、保護観察所の長が裁判所に行う申立ては3種類ある。
①制度による医療が必要でなくなった場合の処遇の終了の申立て
②通院期間（原則3年）を延長する必要が認められた場合の通院期間延長の申立て
③本制度による入院の必要性が認められた場合の（再）入院申立て

　以上は、いずれも本制度が終了した後における一般の精神医療および精神保健福祉の継続も視野に入れつつ、広く地域の精神保健福祉全般の向上にも寄与することも目指している。

(4) 医療観察法の審判に関連する被害者等のための制度

　医療観察事件の被害者等のために、地方裁判所において、対象者の入院または通院に関する審判で、①審判期日の傍聴、②審判結果の通知、の制度が設けられている。検察庁においても審判の申立てをしたことについて、被害者等に情報提供をすることとしている。2018（平成30）年7月から、保護観察所で、医療観察制度における被害者やその遺族の申出に応じて、対象者の処遇段階等に関する情報を提供する制度を開始している。

精神保健福祉法26条の3
心神喪失等の状態で重大な他害行為を行った者に係る通報。

保護観察所長の申立て
本文①～③のいずれも指定通院医療機関の管理者と協議したうえで、かつ、同管理者の意見を付さなければならないが、③の59条2項に基づく申立てに限り、緊急を要するときは、協議を行わず、または意見を付さないことができるとされている（同項ただし書）。

F. 医療観察法における精神保健福祉士の役割と課題

［1］役割

　今まで述べてきたように、裁判所の審判にかかわる精神保健参与員をはじめ、対象者の「入院処遇」などに関わる指定入院医療機関の精神保健福祉士、通院（地域）処遇などに関わる指定通院医療機関、行政機関・保健所、精神障害者関連の各種福祉施設に所属する精神保健福祉士、上記の審判から「入院処遇」・「通院（地域）処遇」まで一貫して関わる保護観察所の社会復帰調整官など、医療観察法においては、制度の全般にわたって各関係機関・施設の精神保健福祉士が、さまざまな役割を担っている。

　医療観察法は、その1条で、この法律の最終的な目的を対象者の社会復帰としている。また、精神保健福祉士は、精神障害者の社会復帰などに関する相談や支援を業として創設された専門職と規定されている。これらのことから、医療観察法においても、上記のような各機関・施設で、それぞれの立場においてさまざまな役割を担っている精神保健福祉士が、最終的には、精神障害者の社会復帰を目的としていることに違いはない。

［2］課題

（1）入院処遇

　医療観察法の入院処遇については、その国会審議過程で、**社会的入院**となるのではないかという懸念が、日本の精神医療・保健・福祉関係の各団体や人権擁護団体から多く出されていた。また、医療観察法の国会審議時に、**国のハンセン病対策**が、諸外国にない長期間の施設拘束をもたらした問題で批判を集めていたことから、日本で医療観察法が運用された場合、科学的（医学的）論拠をもたない「危険」や「怖れ」のような不確かな理由で対象者の入院が継続されるのではないかという危惧も強くもたれた。

　しかし、現在のところ、この制度にかかわる審判、入院処遇、通院（地域）処遇にかかわっている各機関・施設等関係者の努力もあり、医療観察法の入院期間は、イギリスなど諸外国に比べても長くはなっておらず、社会的入院に陥っているという批判もあまり出ていない。

　ただ、司法精神医療・保健・福祉関連の制度の運用は、司法精神医療に関連するセンセーショナルな事件が起きたときなど、その事件報道や世論の動向に敏感に反応し、急激に必要以上の隔離的な処遇や社会的入院に傾きやすくなる傾向がある。特に、諸外国においては、入院処遇にかかわる指定入院医療機関や保護観察所が、この傾向が強いとされている。このことから、日本においても、今後の入院処遇の状況の推移や指定入院医療機

社会的入院
医学的には入院の必要がなく、退院が可能であるにもかかわらず、何らかの病状以外の理由で入院が継続している状態。

国のハンセン病対策
ハンセン病は、らい菌という抗酸菌が起こす慢性の感染症。患者の外見と感染に対する恐れから、患者たちは、何世紀にもわたり社会的な差別にさらされてきた。しかし、1950年代頃より、ハンセン病の治療法が徐々に確立、疾患への医学的な理解や人権意識の高まりが、世界的に進んだことで、国際機関（WHO）や世界各国は、ハンセン病は特殊な疾患ではないとして、差別的な法制度や隔離政策を相次いでなくしていく。しかし、そのような中、日本は、この国際動向を無視し、科学的（医学的）な根拠に基づかず、強い人権侵害の恐れがあるハンセン病患者の隔離政策を、1996年まで継続し続け、国内外から激しい批判を受けた。

関、保護観察所の動向などを、それぞれの所属機関における精神保健福祉士の果たしていく役割とともに、注目しなければならない。この制度が、対象者の社会復帰を目的とした制度として機能していくかを、注意深く見ていく必要があろう。

(2) 通院（地域）処遇

日本の医療観察法では、対象となる他害行為を重大なもののみとして非常に限定して運用していることや、ベースとなる社会自体の治安の良さからか、この制度の対象となる者は、欧米諸国の同様の法律と比べて極めて少ない。その頻度は、イギリスの1/5程度（人口比換算）であり、日本全体で年間300〜400人（人口100万人あたり年間3人）程度となっている。そのため、対象者が入院施設に集約される入院処遇のスタッフに比べ、通院（地域）処遇にかかわるスタッフは、対象者にかかわる機会が極端に限られている（数年に一度程度のものも多い）。経験やノウハウ、スキルなどが、その所属施設、ひいては、その地域などに引き継がれていかない、蓄積されていかないなどの問題が指摘され始めている。また、そのような専門的な知識やスキルを伝えるための公的な研修会も欧米に比べて少なく、医療観察法の通院（地域）処遇にかかわることができる知識とスキルのある中堅職員が育ちにくい状況にある。このような人材育成と確保の問題は、通院（地域）処遇を円滑に行うための根源的課題となってきている。

医療観察法の通院（地域）処遇への調整を難しくしているのは、日本では、対象者が利用できる通所・居住施設が極めて少ないということである。イギリスでは、1980年代後半から司法精神医療の対象者が急激に増加すると、まず、国や地方自治体が、このような対象者に専門的対応のできる通所・居住施設と職員を急速に整備していった。特に、居住施設は、通院（地域）処遇の基礎をなすものであり、処遇が難しい者が多いこの制度の対象者には、受け入れ可能な居住施設は、大変重要となる。ただ、日本では国や地方公共団体が促進に消極的であり、また、医療・福祉関係者の一部に、医療観察法の対象者用の特別な居住施設を整備することは、より**スティグマ**を負わせることとして、反対論などもある。結果として、現在のところほとんど整備がなされていない。

しかし、現状では、医療観察法の対象者は、一般の精神障害者関連の居住施設から、居住施設が専門的な対応ができないなどの理由で断られることが多い。これは、通院（地域）処遇の円滑な移行の大きな障壁となっており、入院処遇が長期化するなど社会的入院の大きな要因となってきている。

法施行当初のような社会的入院への懸念や危惧が薄れてきている近年、徐々にではあるが、入院処遇の長期化が報告されてきている。そして、そ

スティグマ
（社会的）スティグマとは、一般と異なるとされることから差別や偏見の対象として使われる属性、および、それに伴う負のイメージなどをいう。

社会資源
生活するうえで起こるさ
まざまな問題の解決を担
う福祉制度や施設など。

応報感情
悪行をした者に対して、
報いを与えたいと思う感
情。

の原因について、病状ではなく退院調整の難しさである場合が多くなって
きている。医療観察法の制度運用開始から長い時間が経過し、その関心や
重点が審判や入院処遇から通院（地域）処遇へ移ってきている現在、前述
のような通院（地域）処遇の専門スタッフの養成や維持のための研修の促
進、利用可能な**社会資源**体制の充実などについての問題が、いずれ顕在化
してくると思われる。

　現状においては、経験や専門的な知識やスキルの少なさだけでなく、対
象者へ向かう気持ちの整理などの問題から支援者が対象者に極端な**応報感
情**や偏見を抱く事例が報告され始めている。そのことで、対象者へ不適切
な対応を行い、問題をより複雑にしてしまう、支援者自体が強いストレス
を受け、支援者自身が健康を害するといった問題が生じている。今後、こ
れらについても、諸外国の倫理的問題の取り扱いや整理方法、研修なども
参考として、日本でも、その適切な対処法などを模索していく必要がある
であろう。

注)

　　　ネット検索によるデータ取得日は 2022 年 6 月 3 日.
(1)　厚生労働省ウェブサイト「医療観察法の地方裁判所の審判の終局処理の状況」.
(2)　厚生労働省ウェブサイト「心神喪失者等医療観察法による入院対象者の状況」.
(3)　厚生労働省「入院処遇ガイドライン」2020.
(4)　厚生労働省ウェブサイト「指定入院医療機関の整備状況」.
(5)　厚生労働省「指定入院医療機関運営ガイドライン」2020.
(6)　厚生労働省「通院処遇ガイドライン」2020.
(7)　厚生労働省「指定通院医療機関運営ガイドライン」2020.
(8)　厚生労働省ウェブサイト　法務省保護局　厚生労働省社会・援護局障害保健福祉
　　部「地域処遇ガイドライン」2005.

┃ 理解を深めるための参考文献

● 松下正明総編集／山内俊雄・山上皓・中谷陽二編『司法精神医療』司法精神医学 5,
　中山書店, 2006.
　　『司法精神医学』シリーズ全 6 巻のうちの第 5 巻。司法精神医療（および保健・福
　祉）の実際の状況などを紹介。特に、日本の司法精神医療の中核となる「医療観察
　法」の運用等における関連機関や関係職種（精神保健福祉士など）の役割等が詳細に
　説明されている。
● 中谷陽二『刑事司法と精神医学——マクノートンから医療観察法へ』弘文堂, 2013.
　　欧米の司法精神医療から日本の医療観察法への流れ、また、医療観察法の制度上の特
　徴や海外の司法精神医療の制度比較等をわかりやすく解説している。
● 町野朔編「精神医療と心神喪失者等医療観察法」ジュリスト増刊, 有斐閣, 2004.
　　本書は、医療観察法の成立までの議論の動向が掲載されているほか、制度を所管する
　行政機関・司法・医療従事者等さまざまな立場から、制度を理解するうえで貴重な論
　考がまとめられている。

ちょっと話しづらかったリスクマネジメントの話

金沢保護観察所　社会復帰調整官　高平大悟

筆者が指定入院医療機関のソーシャルワーカーを経て、社会復帰調整官として医療観察制度に携わって15年が経過した。法施行当初、成立に反対した専門職団体も多く、リスクの話がしづらい空気が漂っていた。重大な他害行為という事実から「リスクアセスメント」だけを行うと、対象者（以下、本人）がいかにも危ない人であるかのように映る。しかし、私たちの業務は「リスクマネジメント（対処方法や保護要因でリスクを打ち消すこと）」までを含んでいる。本人がいかに危ないかではなく、いかに安全であるかを伝え、関係者の納得を得ることが重要である。対象行為を紐解いていくと、そこに至る要因は、個人の精神疾患等だけでなく、環境が大きく影響している。ストレス状況や病状悪化のパターンといった流れが把握できれば、対処方法はいくつも用意できる。本人が適切な対処方法を獲得できるよう、さまざまな治療プログラム等が実施され、本人の力だけでは解決できないリスクや課題は、他者の力を借りて解決することも病状管理のスキルであることを学んでもらっている。

現在医療観察法の運用が概ね良好に推移しているのは、先んじて司法精神医療を実践してきた英国を参考に法の基本設計が作られたことと、社会復帰調整官の多くがソーシャルワーカーを前職としていたことと関係しているように思う。英国の「enhancedCPA（強化型ケアプログラムアプローチ）」というケアマネジメント手法は、ケア会議への本人参加、ニーズを考慮した形でのリスクマネジメント、ケアコーディネーター、多職種チーム医療、文書化されたケア計画、司法関与での権利擁護、危機予防や危機介入、十分な説明と同意等を重視している。これらは、生育歴に逆境体験を持つ人と接する際に有効とされる「トラウマインフォームドケア」の考え方とも一部重なる。リスクマネジメントは、本人の状態や環境によって変わり得るものである。過去の悪化パターンへの対処は想定可能であり、さらに処遇終了後に本人が進もうとする社会復帰の方向性がわかれば、起こり得るリスクに対するマネジメントを話し合っておくこともできる。問題は、処遇官である社会復帰調整官に本人が正直な本音を話してくれるかどうかである。そこには信頼関係を構築するためのソーシャルワークの専門性や技術、力量が大きく影響すると思う。

法施行から15年、この間にも治療概念や薬物療法、ケア（対話）技法をはじめ、アプローチはアップデートされており、日々研鑽が欠かせない。

本法で何より求められているのは、処遇終了後に法の目的が着実に達成されることである。限られた期間ではあるが、何かの縁で出会った人たちが、各々のリスクを打ち消しながら、社会の中で自己実現を叶えていかれることを切に願いながらかかわっている。

第3章 精神障害者の生活支援に関する制度

本章では、精神障害者の生活支援に関する制度を概観する。その柱となる法制度は、障害者総合支援法であり、障害者総合支援法を概観するとともに、相談支援制度、居住支援制度、就労支援制度の基本を理解し、それぞれにおける精神保健福祉士の役割について理解を深めていきたい。法制度の基本的な理解とともに、精神保健福祉士が法制度をどのように活用するかに着目してほしい。

1

障害者総合支援法の成立までの流れ、基本的な枠組み、精神障害者の利用状況について理解する。

2

相談支援制度の実施機関である相談支援事業所には、相談支援専門員の配置が必須である。精神保健福祉士の国家資格を有する相談支援専門員も多く、ソーシャルワークの担い手として重要な役割を担っている。

3

精神障害者の退院支援に際して最も重要かつ困難なことは、退院後の生活の場の確保である。退院支援および地域生活支援に取り組む精神保健福祉士として、居住支援制度やその活用方法について理解する。

4

障害者雇用促進法や障害者総合支援法に基づく、精神障害者が対象に含まれる障害者就労支援制度の概要を学ぶ。さらに、就労支援における精神保健福祉士の役割や、障害者就労支援制度における課題について学ぶ。

A. 障害者総合支援法の枠組みと精神障害者の障害福祉サービス利用状況

障害者総合支援法
正式名称は「障害者の日常生活及び社会生活を総合的に支援するための法律」。

　精神障害者の生活を支える**障害者総合支援法**のサービスは、**障害福祉サービス**と呼ばれる。障害福祉サービスは自立支援給付で市町村が担い、介護給付、訓練等給付、相談支援、自立支援医療、補装具から構成される。支援の枠組みは自立支援給付と地域生活支援事業から構成されている。自立支援給付の受給のためには、サービス等利用計画の作成を必要とする。自立支援医療は、精神障害者の生活を支える医療サービスであり、精神障害者やその家族の医療費の自己負担の軽減を図る重要なサービスの一つである。

　厚生労働省によると、障害者総合支援法に規定されている障害福祉サービスの利用状況としては、2020（令和2）年11月時点で130万2,000人となっている。2016（平成28）年11月での障害福祉サービス利用者は103万3,000人であり5年間で約1.2倍利用者数が増加している。また、130万2,000人の障害福祉サービス利用者のうち、精神障害者は約25万9,000人であり、全体の約2割が精神障害者となっている。2020（令和2）年5月から同年11月時点での全体の利用者数の伸び率は4.7％であり、障害別にみると、身体障害者0.3％、知的障害者で2.9％であるのに対し、精神障害者で7.5％、障害児で7.6％となっていて、6ヵ月の伸び率は精神障害者、障害児で多くなっている[1]。

　障害福祉サービスは、①訪問系、日中活動系、施設系のサービスから構成される介護給付に係る給付、②居住系、訓練系・就労系のサービスから構成される訓練等給付に係る給付、③計画相談支援や地域相談支援等から構成される相談支援に係る給付、④**障害児支援に係る給付**からなる。

障害児支援に係る給付
障害児支援のサービスについては、児童福祉法に明記されている。

　精神障害者の中には、一般就労を目指すために利用する就労移行支援や、雇用契約を結ぶ就労継続支援（A型）、就労する機会の提供や能力等の向上のための訓練を行う就労継続支援（B型）、自立した生活を目指し生活能力の向上のための訓練を行う自立訓練（生活訓練）を利用する人もいる。居住支援として共同生活援助（グループホーム）を利用する精神障害者も多い。

　精神科病院等に長期入院をしている患者の地域移行を目指す地域移行支

援や、退院後の安定した地域生活を目指す地域定着支援も相談支援に係る給付として加えられた。また、一般就労の継続を目指す目的で就労定着支援も訓練等給付に加えられ、一人暮らしの利用者に対して定期的な居宅訪問等を行う自立生活援助も訓練等給付に加えられた。このように、障害者総合支援法は利用者の地域生活を支える重要な社会資源の一つであり、また、利用者の生活ニーズに合わせて新たなサービスが加えられる等の改正が定期的に行われている。障害者総合支援法は、精神障害者やその家族の生活を支える中核的な制度となっている。

B. 障害者総合支援法までの道のり

社会福祉基礎構造改革（1997〔平成9〕年から2000〔平成12〕年）により、社会福祉制度の基本的枠組みは「措置から契約へ」と転換された。措置制度の問題点として、利用者が利用したい福祉サービスを選択する権利が保障されていないことや、利用者と福祉サービス事業者と契約関係がないことから対等な関係でないこと、自治体に決定権があることからサービスが画一的になりやすいことなどが指摘されていた。これらの解決を目指して社会福祉基礎構造改革が行われた。

社会福祉基礎構造改革を経て、障害者福祉制度においても2003（平成15）年に支援費制度が施行された。支援費制度は、利用者の立場に立った制度の構築を目指し、これまでの「措置制度」から、新たな利用の仕組みへの転換であり、障害者自らがサービスを選択し、事業者との対等な関係に基づき、契約によりサービスを利用する仕組みとなった。この支援費制度の対象となる障害福祉サービスは、ホームヘルプサービス、デイサービス等の在宅サービスと、身体障害者更生施設、知的障害者授産施設等の施設サービスであった[(2)]。

その後、ホームヘルプサービスやグループホームなどの在宅サービスの利用が急速に伸びたことによる財源問題の顕在化や、サービス量の地域格差が顕著になったこと、支援費制度において精神障害者が支援対象から外れていたという制度的問題があったことから、これらの問題の解決を目指して、2005（平成17）年**障害者自立支援法**が成立し、2006（平成18）年より施行された。

障害者自立支援法による改革のねらいとして、①障害者の福祉サービス提供主体を市町村に「一元化」、②障害者がもっと「働ける社会」にするために一般就労移行を目的とした事業を創設、③地域の限られた社会資源を活用できるよう「規制緩和」、④公平なサービス利用のための「手続き

や基準の透明化、明確化」、⑤増大する福祉サービス等の費用を皆で負担し支え合う仕組みの強化、の5点が挙げられる[3]。障害者自立支援法では精神障害者が新たに対象に加えられたことの意義は大きい。また、改革のねらい⑤にあるように、安定的な財源の確保のため、サービス量に応じた定率の利用者負担（定率負担）が導入された。原則1割負担ということの問題点が指摘され、当事者や家族、支援団体のソーシャルアクションも全国各地で行われた。就労継続支援B型事業所に通っている利用者の工賃よりも利用料が高いケースがあったなどの問題点があった。その後、利用者負担について抜本的な見直しが行われ、同一生計者の負担については本人と配偶者の収入に変更され、2010（平成22）年に利用者負担は応能負担へと変更された（2012〔平成24〕年度より実施）。

　政権交代が起こり、民主党政権において、2009（平成21）年**障がい者制度改革推進会議**が内閣府に設置された。2010（平成22）年一次意見書が提出され、この意見書を踏まえ、政府は「障害者制度改革の推進のための基本的な方向について」を2010（平成22）年閣議決定を行った。この閣議決定において、障害者自立支援法を廃止し、障害者総合福祉法の制定を目指すことが明記された。

　2012（平成24）年6月「障害者地域社会における共生社会の実現に向けて新たな障害福祉施策を講ずるための関係法律の整備に関する法律」が公布され、従来の障害者自立支援法は「障害者総合支援法」に変更されて、2013（平成25）年4月に施行された。なお、検討事項の一つとして、精神障害者および高齢の障害者に対する支援のあり方が挙げられ、法施行3年を目途に検討を行うことが付け加えられている。障害者総合支援法による主な変更点として、①制度の谷間のない支援を提供する観点から、障害者の定義に新たに難病等を追加し、障害福祉サービス等の対象とする、②「障害程度区分」を「障害支援区分」に変更、③ケアホームとグループホームの一元化、④地域移行支援の対象が拡大、⑤サービス基盤の計画的整備などが挙げられる。

　2000（平成12）年の社会福祉基礎構造改革から制度改正を経て、現在の障害者総合支援法が成立した。

C. 長期入院患者の地域移行への取組みと障害者総合支援法

　精神科病院等で長期入院をしている精神障害者の退院支援、地域生活の定着に向けた支援として、障害者総合支援法に規定されている**地域相談支援**が挙げられる。地域相談支援とは、地域移行支援と地域定着支援から構

成されている。**地域移行支援**は、入所施設や精神科病院等からの退所・退院において支援を要する精神障害者等が対象で、入所施設や精神科病院等における地域移行の取組みと連携しつつ、地域移行に向けた支援を行う。具体的には住居の確保や地域における生活に移行するための活動に関する相談、地域移行のための障害福祉サービス事業所等への同行支援等が挙げられる。**地域定着支援**は、入所施設や精神科病院から退所・退院した者や、家族との同居から一人暮らしに移行した者、地域生活が不安定な者等に対し、地域生活を継続していくための支援を行う。具体的には、常時の連絡体制の確保や、障害の特性に起因して生じた緊急の事態等に緊急訪問や緊急対応等の各種支援が挙げられる。地域相談支援を提供する事業所は指定一般相談支援事業者となっている。

　地域移行に関する精神保健福祉施策は、2004（平成16）年9月にまとめられた**精神保健医療福祉の改革ビジョン（改革ビジョン）**により定められた。改革ビジョンの基本的方策は「入院医療中心から地域生活中心へ」であり、退院可能な精神障害者の退院促進は大きな課題の一つとして取り上げられた。2006（平成18）年10月から**精神障害者退院促進支援事業**が開始された。これは社会的入院となっている精神障害者の円滑な地域移行を行う支援である。この事業は、もともとは大阪府で始まったものであり（2000〔平成12〕年）、2003（平成15）年度には国のモデル事業と位置づけられたものが全国展開されたものである。

　2005（平成17）年に制定された障害者自立支援法により、精神障害者退院促進支援事業は都道府県地域生活支援事業に位置づけられて、全国的に取り組まれるようになった。2010（平成22）年4月からは精神障害者地域移行・地域定着支援事業として、未受診・受療中断等の精神障害者に対する支援体制の構築や、精神疾患への早期対応を行うための事業が加えられた。

　このように、各地の取組みやモデル事業から法定化へとつながり、退院促進支援事業の実績が法定化につながったことを理解しておく必要があろう。

　障害者総合支援法に規定されている専門職の一つに**相談支援専門員**がある。神奈川県障害者自立支援協議会が実施した調査（平成28年度相談支援専門員の業務等の実態に関する調査）によると、相談支援専門員の基礎資格として、精神保健福祉士が21.9％、社会福祉士が35.2％、介護支援専門員が26.7％となっていた[4]。

　精神障害者にとって、障害者総合支援法に規定されている障害福祉サービス等は安定した地域生活をするうえで極めて重要な社会資源である。障

害福祉サービスの利用のためには相談支援専門員によるサービス等利用計画の作成が必須の条件となっている。精神障害者のニーズを十分に理解し、信頼関係を構築しながら、緻密なアセスメント、本人や家族と協働作業を取り組みながら計画を作成する相談支援専門員の役割は極めて大きい。精神障害者の生活支援を担う精神保健福祉士には、制度やサービスの理解はもちろんのこと、それらの制度やサービスがどのような経過を経てつくられてきたのかも押さえておきたい。精神保健福祉士は精神障害者の地域生活支援の役割を担っているのである。

注）

　　　　ネット検索によるデータ取得日は 2022 年 6 月 20 日.
(1)　社会保険研究所編『障害者福祉ガイド—障害者総合支援法の解説（令和 3 年 4 月版）』社会保険研究所，2021.
(2)　厚生労働省ウェブサイト「支援費制度の概要」.
(3)　厚生労働省ウェブサイト「障害者自立支援法の概要」.
(4)　神奈川県ウェブサイト　神奈川県障害者自立支援協議会研修企画部会「平成 28 年度相談支援専門員の業務等の実態に関する調査結果報告書」.

■ 理解を深めるための参考文献
● 古川孝順『社会福祉基礎構造改革—その課題と展望』誠信書房，1998.
　基礎構造改革の流れを公的文書に基づいて、さまざまな論点を整理している。基礎構造改革が成立するまでの過程を理解するうえでの手助けとなる一冊である。
● 福祉行政法令研究会編『図解入門ビジネス　障害者総合支援法がよ〜くわかる本（第 6 版）』秀和システム，2021.
　障害者総合支援法を、図表を用いてわかりやすく解説している。重要ポイントを 2 行で説明してあり入門書として大変適切である。

2. 相談支援制度と精神保健福祉士の役割

A. 相談支援制度の概要

　障害者が地域での生活を送るとき、生活上の諸問題について相談援助を受けられる体制は不可欠である。相談援助とは、精神障害者が退院の過程で生じる不安や現実的な諸問題（住まいの問題や生活の課題）に対して、精神保健福祉士が気持ちに寄り添い、現実的な資源やサービスを組み合わせながら地域生活を応援してきた流れを表す。入院・入所から地域での生活へと舵を切った 2006（平成 18）年施行の**障害者自立支援法**（現・**障害者総合支援法**）によって、障害者の地域生活を支援するために「相談支援」の枠組みが形成され、相談支援事業が制度化された。「どこで誰とどのように生活するか」を支える仕組みとして、以下に概説する相談支援体制は、入院・入所から地域生活への移行をスムーズに行うための社会資源として、さらには、地域生活の不安や悩みごとなどを本人のみならず家族や地域住民等からも相談できる体制として、障害者総合支援法の地域生活支援事業の必須事業に位置づけられ、すべての市町村が実施している[(1)]。

［1］相談支援事業

　障害者総合支援法において、市町村地域生活支援事業の必須事業に位置づけられる相談支援事業と、都道府県地域生活支援事業の必須事業に位置づけられるものがある。市町村においては障害者やその家族、障害児の保護者、地域住民からの相談に応じ、福祉に関する社会資源を利用するための情報提供や助言、権利擁護に関する必要な援助、専門機関の紹介など、地域生活にかかるさまざまな相談に対応する事業が行われている（**障害者相談支援事業**）。このほかにも市町村はより高度な専門性の高い相談支援体制を整備するため、基幹相談支援センター等機能強化事業や住宅入居等支援事業等を実施することになっている。都道府県においては、発達障害、高次脳機能障害など専門性の高い相談支援体制を整備することが必須とされている。これらの相談支援事業は都道府県あるいは市町村が直営で実施する場合や、社会福祉法人等に委託して実施される場合もある。

障害者総合支援法
正式名称は「障害者の日常生活及び社会生活を総合的に支援するための法律」。

［2］ 個別給付による相談支援

　前述した相談支援事業は都道府県または市町村が行うべき地域生活支援事業による相談体制である。障害者総合支援法5条18項に「この法律において『相談支援』とは、基本相談支援、地域相談支援及び計画相談支援をいい、『地域相談支援』とは、地域移行支援及び地域定着支援をいい、『計画相談支援』とは、サービス利用支援及び継続サービス利用支援をいい、『一般相談支援事業』とは、基本相談支援及び地域相談支援のいずれも行う事業をいい、『特定相談支援事業』とは、基本相談支援及び計画相談支援のいずれも行う事業をいう」とあり、障害福祉サービス事業（個別給付による提供）としての相談支援が位置づけられている。

　基本相談支援とは地域で生活する障害者やその家族、障害児の保護者等からの相談に応じ、福祉に関する必要な情報提供や助言を行うことをいう。また必要に応じて市町村や障害福祉サービス事業者、医療機関その他関連機関との連絡調整等を行う。前述のように、この基本相談は後述する「特定相談支援事業」においてはサービス利用支援および継続サービス利用支援とともに実施され、また「一般相談支援事業」においては地域移行・地域定着の支援とともに実施される。

［3］ 特定相談支援事業所（計画相談支援）

　市町村の指定を受けた（指定）**特定相談支援事業所**は、基本相談を実施するとともに、障害福祉サービスの利用を希望する障害者（以下、本人）については、障害者総合支援法に基づいて、支援プランである「サービス等利用計画書」を立てることになる。

　特定相談支援事業所に勤務する専従の相談支援専門員は、ケアマネジメントの手法を用いて、本人および家族等からのアセスメントを開始する。現在の生活の状況等や、家族、生活環境等に関する情報収集をしたうえで、本人が望む生活についてともにイメージを合わせながら「サービス等利用計画案」作成の準備を行う（**サービス利用支援**）。たとえば、退院後に自宅で過ごし、2週間に1度の通院しか外出することがないという生活を送る精神障害者とその家族からの相談に対して、生活の広がりをもつことや、余暇の過ごし方について一緒に考えるために、現在の自宅での過ごし方や家族との関係、行動範囲や経済状況、今後の希望などについて面談を重ね情報を収集していく。その際、語られる本人の希望とそれを実現させるために必要な障害福祉サービス（日中活動の場、ホームヘルパーなどの生活支援、地域活動支援センターなど余暇活動の支援、自立訓練など）の活用とインフォーマル（家族、友人、地域住民など）な資源をどのように結び

つけていくかなどについて、常時本人と協議しながら計画を作り上げていくことが大切である。また本人のニーズ（希望）充足に必要な障害福祉サービスとの連絡調整や、見学あるいは体験利用を促すなど、障害者本人の経験を増やし、本人が選択できるよう側面的に支援することが重要である。

障害福祉サービス利用の支給決定後、サービス等利用計画に沿った支援が提供され本人が希望したサービス利用が開始される。その後も、本人および計画に掲げた日中活動の場などの関係事業所、インフォーマルな関係者（家族、知人など）との連携を保ち、定期的（おおむね6ヵ月ごと）にサービス提供の状況、目標達成までの進捗状況等の情報、および本人の満足度などの情報を共有するためにサービス担当者会議（本人を交えた関係者会議）を開催する。この会議の情報は、次期サービス等利用計画の策定に活用され、本人の希望や必要に応じて利用事業所や回数、支援内容の変更等が行われ、サービス等利用計画が更新される（**継続サービス利用支援**）。

この「サービス等利用計画書」作成は障害者総合支援法おける個別給付の対象である。2021（令和3）年4月の時点で全国に1万1,050ヵ所の事業所[1]がある。

障害児の相談支援については児童福祉法に位置づけられた「**障害児支援利用援助**」および「**継続障害児支援利用援助**」があり、障害児相談支援事業所が計画を作成する。障害児が障害者総合支援法に基づく障害福祉サービスを利用する場合は、特定相談支援事業所が計画を作成する。

当該障害児の心身の状態や置かれている環境についてアセスメントし、当該障害児や保護者等の希望その他の事情を勘案して必要なサービスの利用について「障害児支援利用計画案」を作成する。通所給付の支給決定後は、「障害児支援利用計画」に沿った障害福祉サービスの利用が開始される（障害児支援利用援助）。その後は障害者の場合と同じように定期的（おおむね6ヵ月ごと）にサービス提供の状況、目標達成までの進捗状況等の情報、および当該障害児の心身の状態や環境の変化などについての情報を共有するためにサービス担当者会議（本人および家族を交えた関係者会議）を開催し、「障害児支援利用計画」が更新される（継続障害児支援利用援助）。

［4］一般相談支援事業所

都道府県から指定を受けた（指定）**一般相談支援事業所**は、基本相談（上記障害者相談支援事業と同種の相談支援）のほかに、地域相談支援を担う。

地域相談支援には、地域移行支援、地域定着支援がある。**地域移行支援**

は、本人が入院・入所している機関のソーシャルワーカー等を通じて地域移行支援の利用がコーディネートされ、市町村の障害福祉サービス受給者証の交付を経て利用開始となる。おおむね退院・退所予定の6ヵ月前からの利用が可能であり、具体的に退院・退所が見込める場合においては市町村の判断によってさらに6ヵ月以内での更新が認められることがある。長期入院・入所から退院・退所に向かう過程では、地域生活のイメージがつかめずに漠然とした不安が生じることがある。なかには一時的に症状が再燃するなどの反応が生じる場合もある。そのような不安の軽減のために、ピアサポーターを活用して地域生活の楽しさや充実感、支援体制について聴く機会を作るなどして退院・退所への意欲を高めるかかわりを行う。また一緒に外出して不動産業者に相談に行ったり、グループホーム等の障害福祉サービス事業所を見学したり体験利用につなげるなどといった具体的な退院後の住まい探し等を通じて、退院・退所後の生活のイメージ作りに寄与し、家族調整や環境調整も行う。**相談支援専門員**は利用を希望する本人に対して入院・入所中から支援を開始し、定期的にあるいは必要に応じてこのような支援を継続する。不安の高まりや退院・退所への気持ちの揺らぎにも寄り添い、医療機関等の精神保健福祉士とも連携・協働しながら退院・退所へとつなぐ。精神科医療機関に入院している精神障害者のほか、障害者支援施設に入所している者や矯正施設、救護施設等に入所している障害者もこのサービスの対象者である。

　地域定着支援は地域移行支援を利用しない場合においても使える。一人暮らしとなった精神障害者等や家族からの自立を目指して一人暮らしに移行した障害者、家族等との死別などにより一人暮らしになり生活の維持に不安をもつ障害者、家族等と同居していても家族からの支援が期待できない障害者等が利用できるサービスである。市町村の障害福祉サービス受給者証の交付が必要である。このような状況にある障害者等について、相談支援専門員が常時の連絡体制を確保することと、緊急時の訪問体制構築や必要な支援を実施する。たとえば一人暮らしとなった精神障害者が夜間に不安が高じる日が数日続くような場合、日中からの電話相談に引き続き、夜間にも電話相談を実施したり、緊急対応が必要と判断された場合には訪問相談が行えるよう、あらかじめその体制を整えておくことや役割分担について関係機関（医療機関や障害福祉サービス機関、家族等）と事前協議を行っておくなどの支援をいう。また、必要に応じてヘルパー事業所や日中活動系の障害福祉サービス事業所との連絡調整を行うなどして安心した地域生活が継続できるように支援するものである。利用期間は原則として1年とされているが、緊急時の支援体制等がなお必要とされた場合には1

年以内の範囲で更新が認められることがある。なお、グループホームや宿泊型自立訓練事業所等を利用する場合には利用施設等の職員から夜間の支援や緊急時の支援を受けられるため、地域定着支援は利用できないこととなっている。

　地域相談支援は、地域移行支援、地域定着支援のいずれも個別給付事業であり、このサービスを受けるには、特定相談支援事業所によるサービス等利用計画の作成が必要となる。**図3-2-1**$^{(2)}$には障害者相談支援事業（基本相談）、（指定）特定相談支援事業、（指定）一般相談支援事業等についてその位置づけ等が示されている。

[5] 基幹相談支援センター

　基幹相談支援センターは**図3-2-2**$^{(1)}$に示されるように、地域の相談支援の中核機関として、単独市町村または複数市町村が協働して設置し、市町村直営または委託による設置等、地域の実情（地域における相談支援の体制や人材確保の状況等）に応じて最も効果的な方法により設置することができる。

　基幹相談支援センターは障害者総合支援法第77条の2において身体障害者福祉法、知的障害者福祉法、**精神保健福祉法**に規定する相談支援を総合的に行うことを目的としている。**図3-2-2**$^{(1)}$に示されるように3障害に対応した相談支援や専門的な相談支援のほか、成年後見制度利用支援事業や障害者虐待防止に関する取組みといった権利擁護事業や地域移行・地域定着支援の促進のため、入所施設や精神科医療機関への働きかけを行うなどの役割をもつ。

精神保健福祉法
正式名称は「精神保健及び精神障害者福祉に関する法律」。

　また、地域の相談支援体制の強化の取組みとして、困難事例を抱える相談支援事業者への専門的指導・助言や、相談支援事業者の人材育成（研修の開催など）、地域の相談機関、障害福祉サービス事業所、その他の支援機関等との連携の強化がその役割とされている。地域の協議会（2012〔平成24〕年自立支援協議会から名称が変更となった）により設置方法や専門職配置について協議、検討がなされ、事業実績などの報告や活動について検証がされている。

注）
　ネット検索によるデータ取得日は2022年6月2日.
(1)　厚生労働省ウェブサイト「社会保障審議会（障害者部会）」資料・参考資料（令和4年5月16日）.
(2)　厚生労働省ウェブサイト「社会保障審議会（障害者部会）」資料1（令和3年7月16日）.

図 3-2-1　障害者総合支援法における相談支援事業の体系

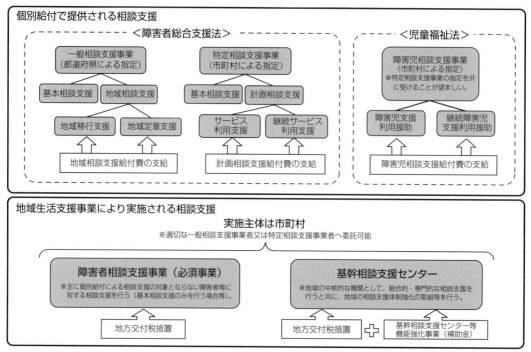

出典）厚生労働省ウェブサイト「社会保障審議会（障害者部会）」資料 1 （令和 3 年 7 月 16 日），p.4.

図 3-2-2　現行の基幹相談支援センターの役割のイメージ

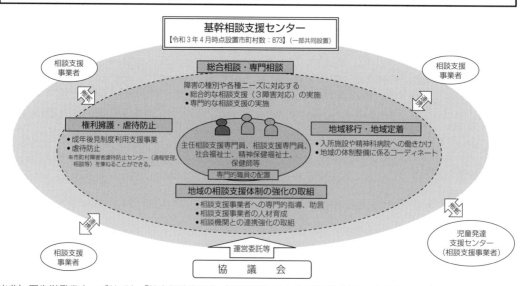

出典）厚生労働省ウェブサイト「社会保障審議会（障害者部会）」参考資料（令和 4 年 5 月 16 日），p.19.

B. 相談支援制度における精神保健福祉士の役割

　相談支援事業所では、前項で述べられているように、**相談支援専門員**が基本相談支援、計画相談支援、地域相談支援を行っている。

　基本相談支援は、障害者が抱える生活や仕事・学校、疾病・障害、家族についてなど、さまざまな相談に対応する。計画相談支援では、主に障害者総合支援法に定められた事業の利用に向けたサービス利用支援、継続サービス利用支援を主に行う。地域相談支援は、精神科病院や障害者支援施設等から障害者が地域生活に移行できるための支援を行う地域移行支援や、単身生活を送る障害者に対する緊急時の対応等の地域定着支援を行う。

　相談支援専門員は、「障害児・者等が自ら望む自立した地域生活の実現に向けて、本人の意思、人格ならびに最善の利益を尊重し、常に本人の立場に立ち、個別生活支援と地域づくりを両輪とした相談支援を実践するソーシャルワーク専門職」[1]と定義されている。相談支援専門員になるためには要件があり、実務経験と相談支援従事者初任者研修を受講し修了することが必要である。相談支援専門員が他の資格を保有している割合の調査結果から、社会福祉士、介護福祉士、精神保健福祉士の順番に高いことがわかる[2]。以上のことから、相談支援専門員と精神保健福祉士の役割は重なる部分が多いといえる。

　相談支援専門員の行動指針では、所有資格・免許等に係る倫理規定の遵守、信頼関係の構築、意思および価値の尊重、ライフステージに応じた支援、地域生活への移行、地域における生活の維持および継続の推進、ストレングスおよびエンパワメント、多様な地域資源の活用、地域資源の改善・開発と地域づくり、連携・協働、説明および共有、研鑽、行動指針の見直しが定められている[1]。

ストレングス
Strength

エンパワメント
empowerment

　以下に、相談支援制度における精神保健福祉士の役割や視点について述べていく。

[1] ケアマネジメント

　計画相談支援を行ううえで、**ケアマネジメント**の手法が重要である。計画相談支援では、サービス等利用計画を作成するが、これを、単に既存の障害福祉サービスを利用するためだけのツールにしてはならない。利用者のニーズや生活状況などのアセスメントをもとに、利用者の望む生活が実現できるために作成するのである。

　たとえば、「利用者の『働きたい』という言葉から、利用者の家の近くにある就労継続支援Ａ型事業所を利用するためのサービス等利用計画（以

下、計画）を立てる」という計画ではなく、利用者のニーズが反映された計画にする必要がある。利用者が希望する働き方・職種・賃金・職場環境・地域など具体的にどのようなニーズをもっているのかをアセスメントし、それをかなえるために障害福祉サービスやフォーマル・インフォーマルな社会資源を活用する計画を立てていくのである。

　利用者のストレングスやニーズをアセスメントにより把握し、そのアセスメントをもとに計画を作成する。「利用者のニーズに基づいて」「利用者の思いに寄り添って」と考え計画を立てたとしても、精神保健福祉士の思いが強くなり、支援者主体の課題解決になってしまう場合がある。

統合失調症
schizophrenia

　たとえば、「自宅を出て、一人暮らしがしたい」という目標を持つ**統合失調症**の利用者に対し、薬の飲み忘れや幻聴によるひきこもりの経験があることから、「アパート等で一人暮らしをする」という選択肢は与えず「グループホームを利用する」という目標のみにすることが考えられる。これでは利用者のニーズよりも、精神保健福祉士が利用者の失敗やリスクを最優先に考え計画を立ててしまうことになる。本来なら、アパートやグループホームなどいくつか情報提供や見学などを行い、それぞれのメリット、デメリットを一緒に考え、本人が自ら選択し目標設定を行うよう支援することが望ましい。

　精神保健福祉士が計画を作成する際は常に、利用者主体の計画となっているのかを客観的な視点で確認することが求められる。

　また、サービス等利用計画は作成して終了するのではなく、サービスの利用開始後も定期的にモニタリングを行う。その時々の利用者の生活状況、家族状況、ニーズなどをアセスメントしながら、利用者の変化に応じて計画の見直しを行っていく。

　サービス等利用計画案を作成し、サービス担当者会議を開催したり、モニタリング時の担当者会議をしたりする役割も相談支援専門員が担うケアマネジメントの過程の一つである。会議には、利用者本人、家族、利用を希望する事業所のサービス管理責任者や訪問看護師、通院先の精神保健福祉士などを招集し、利用者の目標や計画を共有する。利用者と関係をこれから築いていく段階の参加者や担当者会議でお互いに初めて顔を合わせる参加者もいる。そのため、利用者が希望するニーズや目標に対する支援の方向性が統一されるように、担当者会議の中で目標を共有し、各参加者の役割を確認する。精神保健福祉士は、担当者会議の中で出た意見をもとに、再度、修正や加筆したサービス等利用計画を完成させ、利用者のサービス利用開始につなげていく。

［2］ 連携

　計画相談支援、地域相談支援を行う際には、必ず計画に含まれる障害福祉サービス事業所や医療機関とその職員、家族と連携をしながら支援を行う。

　たとえば、地域移行支援では、精神科病院での入院生活から地域での生活へ移行していく支援を行う。精神障害者はストレス脆弱性が特徴としてあり、環境の変化がストレスとなって病状に影響する場合が多い。長期入院の結果、病院が生活の場となっていることから、退院する際も環境の変化に対し強い不安やストレスがかかる。不安やストレスを軽減するために、利用者の気持ちの変化や病状に配慮しながら、精神科病院の精神保健福祉士や病院職員と連携し、退院に向けた動機づけや同行支援、住居の確保などの退院に向けた支援を一緒に行うことが必要となる。

　ほかにも、**ピアサポーター**と連携し、退院支援を行う場合もある。入院中にピアサポーターと話をすることや、一緒に外出をする機会をもつことで、同じ経験者として、退院後の生活、病気や薬の不安を共有する機会となり、不安の軽減につながる。また、専門職や家族に話すことができなかったことも、ピア同士の関係で話すことができ、ピアサポーターが専門職や家族へ本人のニーズを伝える代弁機能を果たす場合もある。

　利用者のニーズや環境により、連携する人や資源が変化することから、相談支援専門員はフォーマル・インフォーマルな資源についての情報収集を常に行うことで、より一層、利用者に対する支援の幅が広がる。

［3］ 自己決定支援

　サービス等利用計画の作成や地域移行支援を行う際は、利用者が自分の将来の目標や生活におけるニーズなどをもとに、決定をする場面が出てくる。しかし、初めて障害福祉サービスを利用する利用者や、長期入院をしている利用者は、自分のニーズや希望する生活に、どのようなサービスが必要で適当なのかがわからない場合がある。また、希望する生活のイメージがままならない場合もある。精神保健福祉士は、利用者が決定することができるような情報提供をすることが求められる。口頭での説明に加え、視覚的にわかりやすい資料の提示や事業所や施設の見学、ピアサポーターや事業所のスタッフから直接話を聴く機会を設けるというように、利用者に合った方法で情報提供をしていく。

　あわせて、利用者が自分の意見を発言することができる関係構築も必要である。精神保健福祉士は、まず利用者の意見を傾聴、受容する。精神保健福祉士が考える利用者への支援と利用者のニーズが異なる場合も、利用

者の意見をさえぎることはしない。利用者のニーズをもとに必要なサービスや支援について、利用者が自己決定できる環境を整え、一緒に考えていくことが相談支援で大切なことである。

［4］家族への相談支援

　相談支援の対象は、主に地域で生活を送る身体・知的・精神などの障害者である。地域生活を送る障害者は、約8割は家族等と同居している[3]。そのため、相談支援の対象は障害者本人のみではなく、本人と同居し、本人を支える家族も対象である。本人と同様、家族のニーズもあり、抱える不安や課題もある。家族は本人を支える支援者である一方、支援を必要とする立場でもある。本人への支援と合わせ、家族のニーズや不安などへも着目しながら、相談支援を展開する。本人と家族の意向の違いがあれば、その調整を行う役割も果たしていく。また、家族教室や家族会、家族の相談窓口など、家族に必要なサービスの情報提供なども行う。

［5］ネットワーキング

　利用者のニーズに基づき支援するためには、相談支援事業所のみでは難しい。ニーズを満たすために、必要な社会資源、人材をつなげていく必要がある。それは、行政機関や障害福祉サービスというフォーマルな社会資源のみではなく、地域の商店や図書館、不動産屋、友人、近隣住民などのインフォーマルな社会資源も含まれる。利用者によりニーズは異なるため、つなげる資源も変化し、利用者をサポートする支援チームも同様に変化するのである。それをつなげる役割が、相談支援専門員であり、精神保健福祉士なのである。

　そして、ネットワーキングを行う際にも、必ず、利用者を中心に作られていく必要がある。支援者が必要とするネットワークではなく、あくまで利用者が必要とするネットワークが作られているのかを意識していくことが求められる。

　また、精神保健福祉士は日頃から社会資源や地域について情報収集を行う。関係機関と顔を合わせたり、関係づくりを行ったりコミュニケーションを図ることで、スムーズなネットワークの構築を行うことにつながる。

［6］資源の開発

　「［3］自己決定支援」で述べたように、利用者により必要とするサービスは異なり、支援も異なる。そのため、既存のサービスやシステムだけでは対応ができない場合もある。その場合は、担当者会議などで、利用者の

ニーズに合わせて各事業所でサービス内容を工夫できないのか、既存のサービス以外で利用できる資源はないのかを検討していく。また、そこで解決できない場合は、市区町村の基幹相談支援センターと連携することや、協議会へ提案し、地域全体で新たなサービスの検討や開発を行う。

　以上、相談支援専門員および精神保健福祉士の役割を述べた。相談支援を行ううえでは、本人主体であること、ストレングス、エンパワメント、**レジリエンス**、**アドボカシー**の視点が根底にあることを忘れてはならない。

レジリエンス
resilience

アドボカシー
advocacy

C. 相談支援制度における課題

　障害者総合支援法は、3年ごとに見直しが行われている。それに合わせ、相談支援制度も変化している。また、精神保健福祉士を取り巻く環境も変化している。支援対象である精神疾患を抱える人の背景に、貧困、8050問題、ヤングケアラー、虐待、DV、ひきこもり、依存症、災害、LGBTQ、最近では新興感染症などさまざまな問題がある。そのため、相談支援専門員は、障害福祉サービスだけではなく、多種多様な機関と連携を図ることや、資源を発見・開発することなどが求められる。今後より一層、さまざまな課題に対応するための相談支援専門員のスキルの獲得も必要となってくる。

　高齢の障害者に対する支援についても課題が挙げられている。障害者数が増加するとともに、障害者の高齢化も進んでいる。障害者全体の65歳以上の割合は、52%である[4]。障害福祉サービスを利用している利用者は、原則として介護保険サービスへ移行することとなる。2017（平成29）年には共生型サービスが創設され、高齢者と障害児・者が同一の事業所でサービスを受けることができるようになった。障害福祉サービスと介護保険サービスの狭間にいる利用者にとって、サービス利用における不安の解消の一要因となる。また、相談支援専門員は障害福祉サービスから介護保険サービスへの移行に向けた調整を行う役割を担う。介護保険に関する知識を得ておくことや地域包括支援センターとの連携が重要となる。

　このような背景がある中で、2021（令和3）年度より地域包括ケアシステムに精神障害者が含まれることとなった。精神障害にも対応した地域包括ケアシステムの構築（イメージ）には、「市町村や障害福祉・介護事業者が、精神障害の有無や程度によらず地域生活に関する相談に対応できるように、市町村ごとの保健・医療・福祉関係者等による協議の場を通じて、精神科医療機関、その他の医療機関、地域援助事業者、当事者・ピアサポーター、家族、居住支援関係者などとの重層的な連携による支援体制を構

築していくことが必要」[5]とあり、相談支援が重要視されている。精神障害者の地域生活を支える基盤づくりが進んでおり、長期入院者に対する退院支援もより一層強化され、精神障害者に対する地域移行支援・地域定着支援ともに利用者数は増加傾向にあり[6]注目されている。

　以上のようなさまざまな課題がある。法制度の変化に伴い、より一層、相談支援事業所は重要な役割を担うことが期待される。2021（令和3）年度に障害福祉サービス等報酬改定がされたが、まだまだ報酬がそれに追いついていない。サービス等利用計画は本人のニーズに基づいたものを作成するため、一度会ってその場でできるものではない。新規でサービス等利用計画を作成するためには、利用者との関係づくり、本人・家族や関係機関からの情報収集、ケアマネジメント、ネットワークづくりなど、報酬に算定されないさまざまな工程が含まれている。相談支援は利用者のサービス全体のマネジメントを行う中核である。今後も、質の高い相談支援を行うことができるシステムづくりが継続して検討されていく必要がある。

注）
　　　ネット検索によるデータ取得日は2022年5月19日.
(1)　日本相談支援専門員協会ウェブサイト「相談支援専門員の行動指針」.
(2)　公益財団法人日本知的障害者福祉協会ウェブサイト　地域支援部会・相談支援部会関係調査報告2020「令和2年度相談支援事業実態調査報告」.
(3)　厚生労働省ウェブサイト　厚生労働省社会・援護局障害保健福祉部「平成28年生活のしづらさなどに関する調査（全国在宅障害児・者等実態調査）結果」.
(4)　厚生労働省ウェブサイト　厚生労働省社会・援護局障害保健福祉部障害福祉課「高齢の障害者に対する支援等について」第116回（令和3年8月30日）.
(5)　厚生労働省ウェブサイト　厚生労働省社会・援護局障害保健福祉部障害福祉課「精神障害にも対応した地域包括ケアシステムの構築に係る検討会　報告書（概要）」（令和3年3月18日）.
(6)　厚生労働省ウェブサイト　障害福祉サービス等報酬改定検討チーム「自立生活援助、地域相談支援（地域移行支援・地域定着支援）に係る報酬・基準について《論点等》」第14回（令和2年9月11日）.

▌理解を深めるための参考文献

●日本相談支援専門員協会監修／小澤温編『障害者相談支援従事者研修テキスト　初任者研修編』中央法規出版，2020.

相談支援従事者初任者研修標準カリキュラムに準拠し編集され、相談支援専門員として必要とされる知識である、相談支援の視点や技術、関連する法制度、演習内容まで網羅されたテキスト。

●岩上洋一・一般社団法人全国地域で暮らそうネットワーク『地域で暮らそう！―精神障害者の地域移行支援・地域定着支援・自立生活援助導入ガイド』金剛出版，2018.

地域包括ケアシステムでの都道府県・保健所・精神科病院の役割や、地域移行支援・地域定着支援・自立生活援助などのサービスについて、イラストや事例、Q&A などでわかりやすく説明された本。

地域の相談援助活動と意思決定支援

八女市障がい者基幹相談支援センター　精神保健福祉士　井手口大剛

「私に合う仕事を紹介してください！」20代前半の女性からの相談だった。「意思決定支援」という言葉に触れるとき、私は、いつもこの女性のことを思い出す。

基幹相談支援センターに勤務する私は、コスメやカフェが好きでショップ店員を夢見るご本人を応援したいと思い、これまでの経過をお尋ねした。学生時代の発症で、大きな苦労を経験され、ご家族も心配を重ねてこられていた。今も不安やイライラが出てしまい、夜は眠れず昼夜逆転の生活になっている。

就労経験がないご本人に対し、自己実現のためのステップを提案し、就労継続支援B型事業所等、地域の資源についてご紹介したが、「そこは給料が安い」と言われ、折り合いがつきにくい状況であった。面談を重ね、事業所見学を通して、ある就労継続支援A型事業所を希望されるに至った。ご本人の負担が大きいと思った私は率直に意見を伝えた。しかし、意向は揺るがず、主治医の意見をもらいながらやってみることとなった。

初日は時間通りに出勤し終日過ごされたが、2日目は体調不良のために出勤できなかった。3日目、4日目とお休みされ、結局1週間で退職の運びとなった。がんばりと悩みに葛藤された1週間だったと思う。この経験を踏まえてステップを小さくしていくことを提案した私に対して、ご本人からは「もっと私に合う仕事を紹介して欲しい」と、さらに違うA型事業所で働く決意は揺るぎないものであった。

私は、ご本人の希望とアセスメントに基づく見立ての間で葛藤した。

ご本人の希望にどう寄り添えるかについては、「障害福祉サービスの利用等にあたっての意思決定支援ガイドライン（平成29年3月通知）」にヒントがあった。ガイドラインでは「職員等の価値観においては不合理と思われる決定でも、他者への権利を侵害しないのであれば、その選択を尊重するよう努める」と意思決定支援の基本原則とともに、リスクの予測と対応への工夫が求められている。私たちのスタンスはリスク回避の工夫をしながらも、ご本人主体が原則なのである。さらに「意思決定支援は、本人にかかわる職員や関係者による人的な影響や環境による影響、本人の経験の影響を受ける」と示されている。変化の可能性を信じることも大切な視点である。本事例では、その後遠方に住むお兄様からの助言をご本人が受け入れ、B型事業所の利用の運びとなった。お兄様のご本人を想う気持ちが通じたのだと思う。

私は、自己決定の尊重という、決定結果にばかり目が向いていたのかもしれない。ある相談支援専門員の研修会で講師は、このプロセスを「意思を育む支援」と表現されていた。自己決定の尊重が「あなたが決めたことでしょう」と自己決定の暴力に変換されないようにしなければと強く思った。

言葉を理解することと実践することは別物である。まだまだ修行は続きそうだ。

3. 居住支援制度と精神保健福祉士の役割

A. 居住支援制度の概要

[1] 居住支援制度の歴史

　精神科医療機関での長期入院が珍しくなかった精神衛生法（1950年〜1987年）の時代、退院は、親族のもとにという原則に多くの患者や支援者が縛られ、それ以外の選択肢（一人暮らしなど）がほぼなかった。また、精神障害者に対する偏見も根強く、一般住宅を借りることも容易ではなかった。保証人となる親族等がいない場合にはなおさらであった。さらに、精神障害者が福祉制度の対象でなかったため、利用できる福祉施設（社会復帰を促進させるような施設）はなく、生活保護による**救護施設**か**更生施設**があるのみであった。

　現在では障害者総合支援法等により地域の受け皿や居住支援が準備されているものの、当時（上記）は精神障害者の退院に際しての居住支援（退院後の生活の場の確保）は、困難であったことがわかる。

　1970年代には、家族会や支援者らによる共同住居への取組みが始まり、共同作業所づくり運動と相まっていったものの、運営にかかる費用は入居者や運営者の自費であり、運営の継続は容易ではなかった。公費の助成金が得られるのは、精神衛生法が精神保健法となり（1988〔昭和63〕年施行）、さらにその5年後の改正（1993〔平成5〕年）まで待たねばならなかった。1993（平成5）年障害者基本法によって精神障害者が福祉の対象として位置づけられたことにより、ここから退院促進、地域生活移行支援が本格化したといえる。

[2] 社会復帰施設

　1995（平成7）年精神保健福祉法で規定された**精神障害者社会復帰施設**は、2006（平成18）年施行の障害者自立支援法により、精神障害者に限定した支援施設の類型としては消滅することとなった。ここでは、簡単に紹介する。①援護寮（現在の宿泊型自立訓練事業所）は長期入院を経て地域生活に移行する間の2年間（1年間の延長可）利用可能である。多くは入所型の施設であり、生活スキル（調理、洗濯、清掃など）や対人関係スキル（挨拶や相談ができるなど）の習得のために活用できる施設であった。

救護施設
生活保護法に基づく保護施設のうち、身体や精神に障害があり、経済的な問題も含め、日常生活を営むことが困難な要保護者が生活扶助を受ける入所施設をいう。

更生施設
心身上の理由で養護や生活指導を必要とする要保護者が生活扶助を受ける入所施設をいう。

SST: Social Skills
Training
SST 普及協会では、「社
会生活スキルトレーニン
グ」の和語を用いること
を提唱している。精神科
領域では「社会生活技能
訓練」とも呼ばれてきた。

日中は精神科デイケアを併用したり、あるいは援護寮内で SST や訓練プログラムを受けるなどして地域生活に必要なスキルを身につけることを目標としていた。②通所（入所）授産施設（現在の就労継続支援 B 型事業所等）は作業活動を通して利用者の生活リズム、生活機能を高め社会復帰促進を図ることを目標とする施設であり、入所授産施設は援護寮を併設したような施設であった。③福祉工場（現在の就労継続支援施設 A 型事業所）は最低賃金が保証された保護的就労の場所であった。④福祉ホーム（現在のグループホームまたは福祉ホーム）は退院後の生活の場であって、まさに居住支援の資源であった。これらの社会復帰施設には、精神保健福祉士の必置義務があったことが特徴といえるであろう。

[3] 精神障害者グループホーム

前述したように、精神障害者に対する公的な支援が得られなかった時代1993（平成 5）年の精神保健法に規定されるまでには、自費運営の共同住居が展開されていた。医療機関や家族会有志などが一軒家等を借り上げ、退院した元患者らが支援者（主に病院関係者である精神科ソーシャルワーカーや看護師、家族など）の支援を受けながら生活していた。

1993（平成 5）年、精神保健法に精神障害者地域生活援助事業として規定されると都道府県からの運営助成金が受けられるようになり（金額は都道府県によって規定）、ようやく公的な共同生活援助が始まった。その後2006（平成 18）年、障害者自立支援法により自立支援給付の訓練等給付に位置づけられた。当初は障害の程度によりケアホームとグループホームに区別されていたが、2014（平成 26）年の障害者総合支援法からはその区別がなくなった。知的障害者との共同生活も珍しくなくなり、世話人の支援を受けながら地域生活を送っている。日中は他の障害福祉サービスを利用することも可能であり、就労継続支援事業（A・B 型）や就労移行支援事業、あるいは精神科デイケアを利用していることが多い。

B. 居住支援制度について

誰もが住み慣れた地域で安心して自分らしい生活を続けていくために、それぞれに必要かつ適切な住まいの確保と生活支援サービスを受けられることが大切であり、そのために地域の環境整備や体制整備が重要となる。また、病院や施設から地域生活へと移行する場合にも、本人が望む生活の実現に向けた相談支援が重要である。**精神障害にも対応した地域包括ケアシステム**の中心に住まいが置かれているように、精神障害者の退院促進、

地域移行、地域生活の定着のために、住まいは重要な役割をもつ。

［1］ 住まいの場の確保支援

　精神障害者が現に所在するところ（入院・入所、あるいは自宅）から新たな住居（一般住宅）を探す必要が生じたとき、家主側の不安や、保証人がいない等の理由により、賃貸契約が困難な障害者に対し、入居に必要な調整等にかかる支援や家主への相談・助言を通じて障害者の住まいの確保および地域生活を支援する**住宅入居等支援事業（居住サポート事業）**がある。この事業は障害者総合支援法における市町村地域生活支援事業に位置づけられており、2006（平成8）年から始まっている。障害者総合支援法の「どこで誰と生活するかについての選択と機会の確保」という基本理念を踏まえ、障害者が希望する地域生活の実現・継続を支える仕組みとしての位置づけである。

　賃貸契約による一般住宅（公営住宅および民間のアパートやマンション、戸建てなどの賃貸住宅）への入居に当たって支援が必要な障害者について、不動産業者に対する一般住宅のあっせん依頼、障害者と家主の入居契約手続きにかかる支援、保証人が必要となる場合における調整、家主に対する相談・助言、入居後の緊急時の対応などが支援内容である。国土交通省が実施する「あんしん賃貸支援事業」との連携が促進されることが期待される。市町村が実施主体となっているものの、市町村地域生活支援事業のうちの任意事業とされているため実施している自治体は2020（令和2）年調査で全体の16％にとどまっている[1]。

　「**あんしん賃貸支援事業**」とは国土交通省が実施主体であって、高齢者、障害者、子育て世帯および外国人の民間賃貸住宅への円滑な入居を図るため、都道府県等により登録された民間賃貸住宅に関する情報提供やさまざまな居住支援を行うことにより、対象者の入居をサポートする事業である。登録された民間賃貸住宅（あんしん賃貸住宅）、協力店および支援団体として登録された情報は、一般財団法人高齢者住宅財団が運営するホームページで公開されている。

　さらに、**住宅セーフティネット法**では、2017（平成29）年10月施行の改正法で、①住宅確保要配慮者の入居を拒まない賃貸住宅の登録制度を創設、②登録住宅の改修・入居への経済的支援（補助金等）、③居住支援法人等による住宅確保要配慮者のマッチング・入居支援、の3つを制度の大きな柱として掲げた。住宅確保要配慮者とは、高齢者・障害者・低所得世帯・外国人等のことであり、家賃滞納や近隣トラブル、孤独死などの不安から入居を拒む家主の不安と負担軽減と、住宅確保の困難がある対象者に

住宅セーフティネット法
正式名称は「住宅確保要配慮者に対する賃貸住宅の供給の促進に関する法律」。

とっては困難の軽減となる制度である。居住支援法人は登録住宅の入居者の家賃債務保証や入居者の見守り等の生活支援を担う。精神障害者の住まいの場の確保に当たっては、居住サポート事業と新たな住宅セーフティネット制度の相互補完的活用が望ましい。

［2］共同生活援助（障害者グループホーム）

　現行の居住系サービスの中で最も多数を占めるのが共同生活援助事業（**障害者グループホーム**）である。一人暮らしに不安を抱え、一般住宅での生活に困難が生じている場合や、地域での生活にまだ慣れていない（長期入院などの理由）、あるいは家族からの自立に向けた練習または地域での一人暮らしに限界があるために利用する場合など、利用の経緯はさまざまである。また、グループホームの運営状況も多様であり、精神障害者に限定せずに、知的障害者など他の障害のある方との共同生活も特別なことではない。グループホーム運営のために新たに建築されたものや、一軒家を改造したファミリータイプのもの、アパートやマンションを借りて運営されているもの、公営住宅を活用しているものなど、構造の違いもさまざまある。

　また、グループホームが提供するサービスについては、利用者の個別のニーズに対応するため、①介護サービス包括型、②日中サービス支援型、③外部サービス利用型に大きく分けられている。①介護サービス包括型は食事の提供や日常生活上の援助、身体的介助や入浴の支援などを事業所の職員から受けられるものである。日中は他の障害福祉サービスの利用や精神科デイケアの利用、あるいは就労などで出かける利用者も多い。②日中サービス支援型は、2018（平成30）年に創設されたサービスで、夜間だけでなく、日中においてもグループホーム内の職員から必要な介護サービスが受けられるものである。③外部サービス利用型は介護が必要になった場合においては外部の居宅介護事業所との連携によりサービスを受けられるものである。このほかに、④サテライト型（グループホーム本体から近接した地域のアパートなどでの生活を指し、本体からのサービスを受けられるとともに一人暮らしに近い状態での生活を送ることができる）や、⑤2024（令和6）年までの経過的措置として地域移行支援型（退院、地域生活の不安を抱える精神障害者の退院後の受け皿として病院敷地内に設けられる通過型のグループホーム）がある。

　利用に際しては、相談支援事業所のサービス等利用計画の策定が必須である。希望者は相談支援専門員とともに、希望に沿うような運営方針、構造の障害者グループホームを探していくこととなる。近年、グループホー

ムを経て一人暮らしやパートナーとの生活を希望する障害者に対する支援も始まっている。2018（平成30）年に始まった自立生活援助事業である。生活の場であったグループホームから地域のアパートなどに転居し一人暮らし等を始める障害者や精神科病院を退院して1年以内の者、同居家族が亡くなるなどのために一人暮らしを開始して1年以内の者などに対して、自立生活援助事業所から定期的な訪問や必要に応じた同行支援、夜間の緊急対応・電話相談などの支援を受けることができるようになった。

［3］宿泊型自立訓練

　障害者総合支援法では、自立した日常生活または社会生活ができるよう一定期間（原則2年間）、生活能力の維持、向上のために必要な支援、訓練を行うことができるサービスを自立訓練（生活訓練）としている。通所や訪問で訓練を受けられる。一方で、**宿泊型自立訓練**は居住場所として生活しながら訓練が受けられる事業である。すぐに地域での生活やグループホーム利用につながりにくい場合に選択される。ここで地域生活に必要な生活スキル（家事等）、対人関係スキルなどを習得し、社会資源の情報や地域生活に必要な知識の獲得を目指す。訓練終了に当たっては、家族との再同居、単身生活あるいはグループホームなどでの生活への移行の支援を受ける。

［4］高齢者施設

　おおむね65歳以上の高齢精神障害者であって、身体的な状況の問題で排せつや入浴の介護が必要となった場合や、認知症により介護が必要となった場合には**特別養護老人ホーム**の利用が適切な場合もある。日常生活の見守りが必要となった場合であって、経済的に困窮しているような場合には養護老人ホームの利用が検討される。このほかに有料老人ホーム、サービス付き高齢者住宅等を利用することもあるであろう。

C. 居住支援における精神保健福祉士の役割

　精神障害者の退院促進（地域移行）、あるいは地域生活の継続支援に際して、居住支援はとても重要である。長期入院や、さまざまな事情で家族との同居が見込めないために退院後の帰住先の確保が必要な精神障害者に対しては、医療機関の精神保健福祉士や、地域移行を担う指定一般相談支援事業所の精神保健福祉士らが、その支援にかかわる。また、現に家族と同居しているものの、一人暮らしや共同生活の希望をもって家族からの自

立を目指している精神障害者には、（指定・特定・一般）相談支援事業所の精神保健福祉士がその力となる。

　あるいは、転居を余儀なくされている精神障害者や、障害の重度化、高齢化による住環境の変化が必要になった精神障害者など、現在の住居から新たな住まいの場の確保を必要としている精神障害者などに対しても（指定・特定・一般）相談支援事業所の精神保健福祉士がコーディネートしていくことになろう。

　これらの支援は、単に住まい（建物）の確保だけでは終わらない。「誰と住むか、どこに住むか」の希望の通りに住居が確保されてなお、その先の「どのような生活を送るか」という生活のあり方の実現にまで目を向けた支援が重要である。

　2017（平成29）年9月の**地域力強化検討会**最終とりまとめには「ソーシャルワーカーが、当事者の思いや現状をアセスメントし、当事者本人を排除している地域住民に対し、その排除せざるを得ない住民側の気持ちを受け止めつつも、当事者本人の思いや状況を代弁し伝えたり、当事者と地域住民が交流する場を、適切なタイミングで設定する等の働きかけが有効である。すなわち、専門職は、これまで『困った人』として位置づけられていた当事者を、不安や悩みを抱え『困っている人』として理解できるように支援する視点も求められる。当事者を排除したり拒否していた地域住民が、やがて当事者を支えたり見守る役割を担う『支え手』へと変化していく」[2]とあり、精神保健福祉士などソーシャルワークに携わるものの役割が記された。精神保健福祉士は地域での生活を望む精神障害者のその思いや希望に寄り添い、エンパワメント、アドボカシーを常に念頭に置きながら、精神障害者のみならず地域住民がより良い地域づくりの一員として機能していくことを支援することが肝要である。

　また、日本精神保健福祉士協会の「**精神保健福祉士業務指針**」（2020〔令和2〕年6月）には、精神保健福祉士の重要な視点として「生活者の視点」が挙げられている。「人の生活とは絶え間ない環境との相互作用による営みであり、その環境は多元的である。精神保健福祉士は、クライエントを、疾病や障害から理解するのではなく、さまざまな人や場面とのつながりにおいて自らの生活を創造する「生活者」として捉える視点をもつ。また、一人ひとりがどのライフサイクルに位置し、どのような人間関係や社会関係を経験し、どのような人生観やライフスタイルをもっているのかを理解することが重要である。このことは、重い病気や障害を抱えていても、人が暮らす拠点は地域であるという認識をもち、地域における生活の連続性や人々とのつながりを保障していくものである」[3]と記されており、

地域力強化検討会
厚生労働省では、「他人事」になりがちな地域づくりを地域住民が「我が事」として主体的に取り組む仕組みを作っていくとともに、市町村においては、地域づくりの取組みの支援と、公的な福祉サービスへのつなぎを含めた「丸ごと」の総合相談支援の体制整備を進めるため、大臣を本部長とする「『我が事・丸ごと』地域共生社会実現本部」（以下「実現本部」という）が設置され、実現本部の下に、住民主体による地域課題の解決力強化・体制づくり、市町村による包括的相談支援体制等について検討を行う「地域力強化ワーキンググループ」を設置した。

精神保健福祉士の精神障害者を支援する際の基本姿勢を示している。

　さまざまな理由で住居の確保に困難がある精神障害者に対する具体的な支援は、①対象となる精神障害者の希望する生活の場についてアセスメントする、②希望する生活の場において今後どのような生活が送りたいかについてアセスメントする、③経済的背景や治療継続に係る必要事項等についてアセスメントする、④関係機関（本人と医療機関や相談支援事業所、公的機関および家族、障害福祉サービス事業所、高齢者サービス事業所など必要に応じて）との協議を行うなどを経て、前述した住宅入居等支援事業（居住サポート事業）や住宅セーフティネット制度の活用につなげる。精神保健福祉士は必要に応じて地域の居住支援法人との連携をもち、迅速に本人の望む生活の場、望む生活のあり方について実現できるよう働きかけることが重要である。

　また、精神保健福祉士はミクロの支援（個別の精神障害者に対する支援）のみならず、メゾ（身近な地域など）、マクロ（社会）に対する責務を有しており、これら住宅入居等支援事業（居住サポート事業）の住宅セーフティネット制度による解決策が未整備の地域においては、整備が促進されるよう、関係機関や協議会（地域自立支援協議会）や地域住民を巻き込んだソーシャルアクションの視点も忘れてはならない。

D. 居住支援制度の課題

[1] 公的サービスの不足

　障害者総合支援法の「どこで誰と生活するかについての選択の機会の確保」という基本理念を踏まえて、精神障害者が希望する地域生活の実現・継続を支える住宅入居等支援事業（居住サポート事業）を実施している自治体は全体の16％にとどまっており、実施していない自治体が大多数を占めている。さらに新たな住宅セーフティネット制度の施行状況（2021〔令和3〕年1月）でも居住支援法人は47都道府県に362者しかなく、居住支援法人を支える仕組みの居住支援協議会の設置は47都道府県に103協議会である[4]。このように住宅確保要配慮者の支援についてその枠組みは大きく不足している状況である。精神障害者の退院促進、地域移行が急がれる中、支援する精神保健福祉士にとって悩ましい現状である。一般住宅の賃貸契約に保証人を求める家主は多く、また、およそ7割が障害者の入居そのものに拒否感がある現実の中[4]で、医療機関あるいは相談支援事業所の精神保健福祉士の努力だけで住宅を探すことは困難である。

　グループホームの整備についても課題がある。特定の機関（医療機関や

日中活動事業所など）の利用を条件としているグループホームがあるが、このようなグループホームを利用する場合、「どこで誰と暮らすか」の希望と、「どのような生活を送りたいか」が合致しないことがあるため、利用が限定的となってしまう。また、自立生活の練習のためにグループホームを一定の期間利用したのちアパートなどに移行したい場合に活用が期待されている自立生活援助事業は、2021（令和3）年9月現在で全国270事業所[5]と、そのサービスがまだ広く行き渡っていない状況であり、早急な整備の拡大が期待される。

さらに、利用者の高齢化・重度化に対応するために創設された日中サービス支援型グループホームは、2021（令和3）年9月現在、419事業所のみである。これは介護サービス包括型9,134事業所、外部サービス利用型1,300事業所に比して極端に少ない[5]。2021（令和3）年度からは重度障害者支援加算がつくようになり個別報酬も高くなった。今後この類型のグループホームの拡充が、利用者の高齢化・重度化に対応していくために重要である。

［2］利用者の状況

精神障害特有の課題によって生じるグループホーム等への定着の課題もある。

「どこで誰と、どのような生活を送りたいか」といった希望が変化することである。病状に影響される場合もあるし、対人関係スキルの課題により大きく左右される。何度もグループホームから別のグループホームへ転居を繰り返す例も少なくない。グループホームのサービス管理責任者が精神障害者に対する支援を専門的に学んでいるかも千差万別である。グループホームの管理者から退居を示される場合さえある。さらに、症状悪化に伴って入院が必要な場合、一時的にグループホームへの基本報酬が途絶えることとなる。長期入院支援加算を算定したとしても減収になることに変わりない。この期間を何ヵ月許容するのかもグループホームの個別の判断となる。入院が長期（およそ3ヵ月以上）になる場合、一旦、退居とするグループホームが多い。生活ストレスや対人関係のストレス、不安が生じやすく不眠などの症状が現れやすい精神障害の特性により、重篤な症状再燃に至る前に入院治療を選択することも多い精神障害者にとって、再退院後の生活の場がなくなることは、入院の躊躇にもつながり悪循環となる。入院中の住まいの継続確保に関する法制度の整備が求められる。

一般住宅を得て、生活を始めた場合でも同様のことは起こり得る。精神障害者の生活障害（たとえば、生活音に対する配慮の必要性に気づかない、

ゴミの分別に間違いが多い、緊張が強くうまく挨拶ができないなど）に対して理解がある近隣住民ばかりではない。トラブルが発生すると居づらさを感じてしまい転居を検討する場合や、近隣住民との関係悪化が要因となって退居となる場合もある。

　精神保健福祉士は、入居前からグループホームの管理者や、一般住宅の家主等に対して「精神障害者の生活障害」への理解を求めることや、「生活と治療」について十分な情報交換を行い、課題が生じたときに迅速に対応し双方の間に立って最善の策を見出す支援を行う必要がある。

　前述したようにグループホームを利用する精神障害者の高齢化も課題となってきている。もともと長期入院・入所を経てグループホームに入居した場合、その時点で年齢を重ねている。さらに、生活スキルの課題等により一人暮らしに移行せず、長くグループホームを利用してきた精神障害者もいる。

　身体的な介護や治療食・刻み食などの食事提供の対応が必要となった際、あるいは認知症状態となった場合に、日中サービス利用型のグループホームや、介護保険施設への移行についてスムーズに働きかけられるような連携が重要である。

注)

　ネット検索によるデータ取得日は 2022 年 5 月 19 日.

(1) 厚生労働省ウェブサイト　社会・援護局障害福祉部障害福祉課地域生活支援推進室「障害者相談支援事業の実施状況等の調査結果について」（令和 3 年 3 月 12 日）.

(2) 厚生労働省ウェブサイト　社会・援護局地域福祉課生活困窮者自立支援室「地域における住民主体の課題解決力強化・相談支援体制の在り方に関する検討会（地域力強化検討会）最終とりまとめ」（平成 29 年 9 月 12 日）.

(3) 日本精神保健福祉士協会「精神保健福祉士業務指針」委員会編「精神保健福祉士業務指針（第 3 版）」2020，日本精神保健福祉士協会，p.13.

(4) 厚生労働省ウェブサイト　国土交通省住宅局安心居住推進課「新たな住宅セーフティネット制度における居住支援について」（令和 3 年 3 月）.

(5) 厚生労働省ウェブサイト　厚生労働省社会・援護局障害保健福祉部障害福祉課「障害者の居住支援について」第 113 回（令和 3 年 6 月 28 日）.

理解を深めるための参考文献

● 二木立『地域包括ケアと医療・ソーシャルワーク』勁草書房，2019.
　地域包括ケアと関連が深い地域医療構想や介護保険法に関する複眼的かつ歴史的観点からの解説とともに、ソーシャルワーカーや介護人材確保についても筆者の意見が記されている。

● 宮城孝・日本地域福祉学会地域福祉と包括的な相談・支援システム研究プロジェクト編『地域福祉と包括的支援システム』明石書店，2021.
　地域包括ケアシステム構築のための基本的視座と課題に関する解説と、先進自治体の取組みの紹介が記されている。

本人と家族のニーズを支援する困難さ

九州産業大学人間科学部　助手　藤原朋恵

　障害者自立支援法の制定（2005〔平成17〕年）により、援護寮や福祉ホームは、グループホームやケアホームへと移行していくこととなった。どのような施設へ移行していくのか、日中活動をどのようにしていくのかなど、入職当初に法人のスタッフで議論を交わしたことが思い出される。

　また、2004（平成16）年の「入院医療中心から地域生活中心へ」という国の方針から退院促進がうたわれるようになった。居住系施設も徐々に増えてきて精神障害者を取り巻く環境も変化している。

　筆者が精神科病院の精神保健福祉士として退院支援を行っていた際、患者さんの退院先としてグループホームや宿泊型自立訓練事業所、共同住居などを活用した。数多くの居住系事業所を見学し、各事業所の特色を学ばせていただきながら、患者さんと一緒に本人のニーズや必要なサービスを踏まえながら選択していた。

　そのような中で、「自立」したいとの希望を抱え、グループホームへ入居に至るもすぐに入院してしまう事例を複数回経験した。

　Aさんは、もともと陽性症状が強く、自宅に退院するもすぐに入院し、1回の入院が長期化してしまっていた。退院先を自宅ではなく、グループホームや宿泊型自立訓練事業所、共同住居にする方向となった。

　ストレスがかかると陽性症状が強く出て希死念慮が高まる傾向があるため、クライシスプランや日中活動の過ごし方を患者さんと作成し、体験入所やケア会議で退院後のフォロー体制を整え居住施設へ退院した。退院後は、施設のスタッフが本人の病状や特性を理解しながら、夜間対応や日中活動、個別の支援など創意工夫し、調子の変化があれば病院へ相談してもらうなどしていたが、数ヵ月程度で再入院となった。その後、居住施設へ入居するも、再び数ヵ月程度で入院、退院時は別の施設へ入居するという過程を繰り返していた。

　その経過を一緒に歩む中で、Aさんの「ニーズ」の背景にある寂しさが見え隠れしていることに気づいた。その「寂しさ」は、「家族と一緒に生活をしたい」という本人の気持ちに対し、家族が応えられない状況からきているものだと推察された。

　本人のニーズがあるのと同様に、家族にもニーズがある。お互いが納得して望む生活ができることが一番よいのだが、難しい事例が多々ある。精神保健福祉士として、家族との調整を図るが、家族間の長い関係の中で簡単に解決できない複雑な問題がある。一筋縄ではいかない場合もある。また、本人が歳を重ねるごとに家族も歳を重ね、本人が自立をしなければならない時期が来る。時間をかけながらも、本人や家族の思いに寄り添いながら、本人が望む生活や自立に向けて取り組んでいく過程を一緒に歩んでいくことが、精神保健福祉士の大切な役割である。

4. 就労支援制度と精神保健福祉士の役割

A. 精神障害者と「仕事」

[1]「仕事」「働く」とは

一口に「働く」といっても形態やその含まれる要素はさまざまである。給与が支払われる仕事、ボランティア活動、家事を手伝う、小学生時代の教室の清掃など、これらの活動すべて「働く」いう言葉で表すことができる。これらを名詞で表現すると、「仕事」「労働」「雇用」「就労」「作業」など、さまざまな言葉を用いることができるだろう。「働く」ことは、賃金労働以外にもさまざまな形態があることがわかる。

同様に「仕事」という一つの言葉も多様な意味をもつ。「今日の仕事が終わった」「彼は仕事を辞め、現在はボランティア活動に勤しんでいる」などの「仕事」は、それぞれ異なる意味をもつだろう[1]。

以上のことから「仕事」「働く」には、多様な要素が含まれていると考えられる。その要素とは、たとえば賃金の有無、協働作業か単独作業か、体力や技能、知識を要するのか否か、好きな仕事かどうか、得意か不得意か、などである。職業社会学者の尾高は、「職業」について３つの要素があると指摘した[2]。それは、①生計維持（経済的側面）、②個性の発揮（個人的側面）、③社会的連帯の実現（社会的側面）である。職業は、一般的に注目されがちな生計の維持だけではなく、長所等の個性を発揮する場となり、また、社会に貢献し、社会の中での役割を果たす場ともなるのである。

このような職業の諸側面にも留意した精神障害者への就労支援を精神保健福祉士が行うことは、実質的なメリットにもつながるだろう。たとえば精神障害者の働き甲斐やキャリア意識の形成につながり、職業能力が開発されることが考えられる。そして、適切な職業選択や、職場定着の期間の長期化につながる可能性がある。就労支援に携わる精神保健福祉士は「仕事」「働く」について、基本的な認識をもつようにしたい。

[2] 精神障害と「仕事」

他の障害種別と異なる精神障害の特徴をいくつか挙げることができよう。外部からは見えにくい障害であること（自己理解や他者からの理解の困難

さにつながっている）、社会的スティグマがあること、疾患と障害の部分が混在し、また必ずしも状態は一定でないこと、一方で、障害があっても「リカバリー」は可能であること等である。

このような精神障害の特徴は、職業面にも大きな影響を与える。外からは見えにくい障害であることから、当事者本人に、**一般就労**を考える際に障害があることを応募先の企業に明かすのか否かという決断をする必要性や、誤解をされることへの危惧や不安が生じる場合がある。これらについては、社会的スティグマへの懸念からの影響がある場合もあるだろう。さらに、症状の不安定さから出勤が不安定になる可能性もあり、早期（たとえば1年未満）での離職につながるかもしれない。

ただし、このような課題やハードルがあっても解決できることも多い。当事者本人の症状の安定による解決（たとえば薬の調整による精神的安定）という場合もあるが、一方で、環境調整が大きく解決に影響を与えることも多い。たとえば、職業適性に合致していたり、能力が発揮できるような職業や職場の選択をすることや、障害を開示して職場での**合理的配慮**を得る場合などである。

精神障害者は一般就労にしても**福祉的就労**にしても利用者が増加しており、精神障害者が就労にかかわりをもつ機会は多い。精神障害者への支援に専門性をもつ精神保健福祉士は、精神障害と、職業という場面・環境の関係を理解しておく必要がある。

B. 障害者の就労の状況

障害者の就労の状況について理解するためには、福祉的就労、一般就労等に分けて把握しつつも、制度全体を俯瞰する視点が求められる。

図3-4-1[5]は、この福祉的就労・一般就労の両制度や、特別支援学校等の教育機関から就労への移行などを合わせて、その利用規模状況を示したものである。これによると、障害福祉サービスの就労支援系サービスで働く人は、2020（令和2）年3月時点で、就労移行支援事業所3.4万人、就労継続支援A型事業所が7.2万人、就労継続支援B型事業所が26.9万人となっており、就労支援系の障害福祉サービス利用者は合わせて37万人程度となっている。また、就労継続支援B型事業所で働く人が最も多くなっている。一方で、企業で働く人は2020（令和2）年6月時点では、従業員数45.5人以上の企業等で雇用されている障害者が57.8万人となっている。さらに、就労系障害福祉サービスから一般就労に移行する人は増加傾向にあることもわかる。

図 3-4-1　障害者の就労の全般的な状況

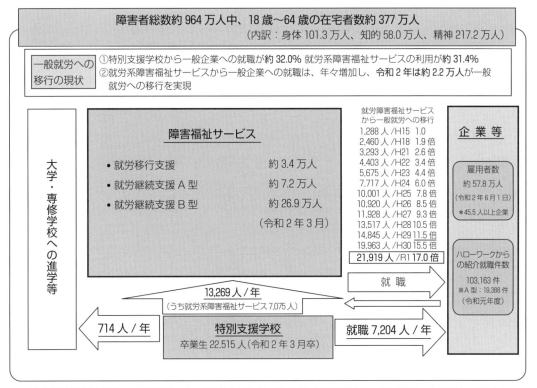

※　社会福祉施設等調査、国保連データ、学校基本調査、障害者雇用状況調査、患者調査、生活のしづらさなどに関する調査　等

出典）厚生労働省ウェブサイト「障害者の就労支援対策の状況」.

　企業等で雇用されている障害者について、障害種類別のデータが公表されている（**図 3-4-2**）⁽⁶⁾。それによれば、2021（令和 3）年 6 月時点での雇用障害者数は約 59 万 8 千人、うち身体障害者は約 36 万人、知的障害者は約 14 万人、精神障害者は約 9 万 8 千人となっている。いずれの障害種類でも雇用者は増加しており、特に精神障害者の伸び率が大きい。また、このグラフからは、企業従業員に占める障害者の割合（雇用率：折れ線グラフ）や、精神障害者を含む障害者の雇用人数（棒グラフ）も年々増加してきていることが示されている。

　なお、厚生労働省が 2018（平成 30）年 6 月に実施した「平成 30 年度障害者雇用実態調査」⁽⁷⁾では、従業員規模 5 人以上の事業所に雇用されている発達障害者は 3 万 9 千人、精神障害者保健福祉手帳により発達障害者であることを確認している者が 68.9％、精神科医の診断により確認している者が 4.1％とされており、「精神障害者」としてカウントされている一般就労中の障害者の中には、発達障害が主障害である人も含まれている。

図 3-4-2　障害者の実雇用率、雇用されている障害者の数の推移

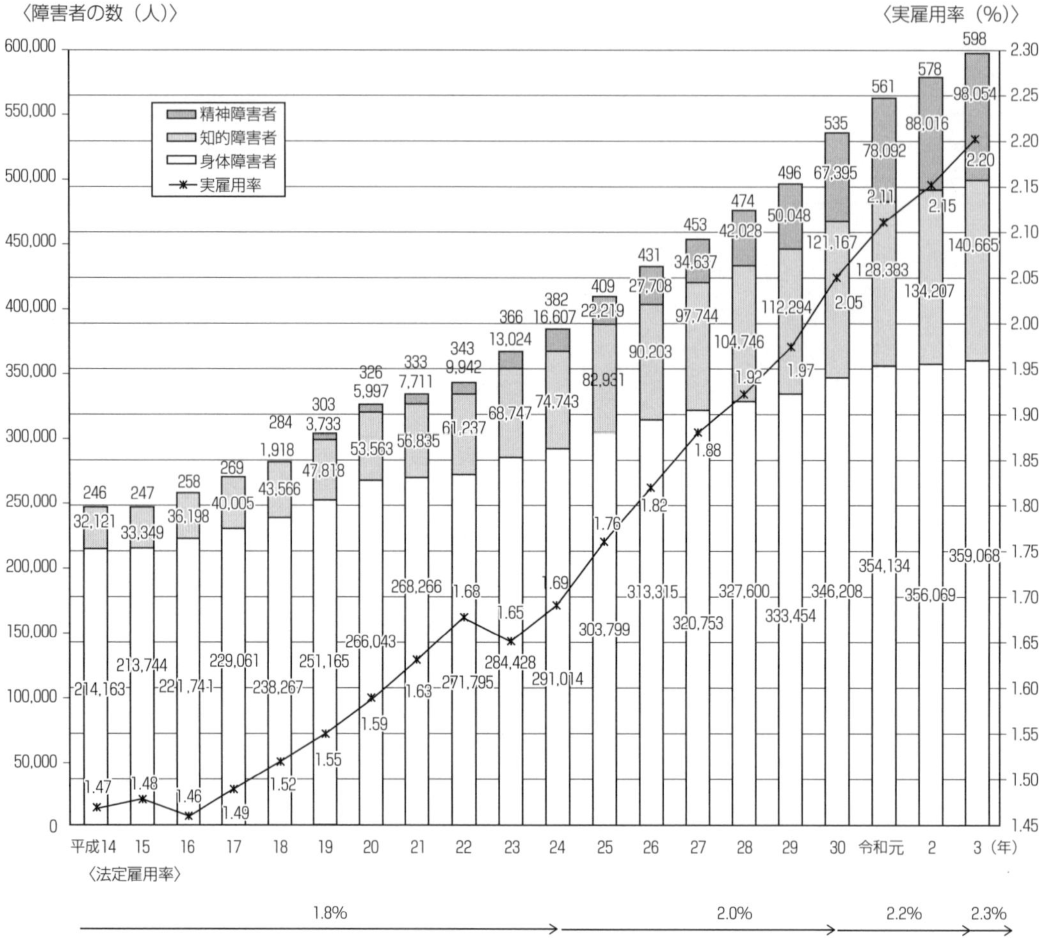

〈障害者の数（人）〉　　　　　　　　　　　　　　　　　　　　　　　　　〈実雇用率（%）〉

凡例：
- 精神障害者
- 知的障害者
- 身体障害者
- 実雇用率

年	実雇用率	身体障害者	知的障害者	精神障害者	計
平成14	1.47	214,163	32,121		246
15	1.48	213,744	33,349		247
16	1.46	221,741	36,198		258
17	1.49	229,061	40,005		269
18	1.52	238,267	43,566	1,918	284
19	1.55	251,165	47,818	3,733	303
20	1.59	266,043	53,563	5,997	326
21	1.63	268,266	56,835	7,711	333
22	1.68	271,795	61,237	9,942	343
23	1.65	284,428	68,747	13,024	366
24	1.69	291,014	74,743	16,607	382
25	1.76	303,799	82,931	22,219	409
26	1.82	313,315	90,203	27,708	431
27	1.88	320,753	97,744	34,637	453
28	1.92	327,600	104,746	42,028	474
29	1.97	333,454	112,294	50,048	496
30	2.05	346,208	121,167	67,395	535
令和元	2.11	354,134	128,383	78,092	561
2	2.15	356,069	134,207	88,016	578
3	2.20	359,068	140,665	98,054	598

〈法定雇用率〉　1.8%　→　2.0%　→　2.2%　2.3%

出典）厚生労働省ウェブサイト「令和3年　障害者雇用状況の集計結果」．

C. 就労支援制度の概要

障害者雇用促進法
正式名称は「障害者の雇用の促進等に関する法律」。

障害者雇用促進法
正式名称は「障害者の雇用の促進等に関する法律」。

　日本の障害者の就労支援制度には主に、労働分野における**障害者雇用促進法**を中心とした雇用支援施策と、福祉分野における就労支援施策がある。また、精神保健福祉分野ではこれらに加えて、医療機関が就労支援を行っている場合もある。本項では、[1] 雇用支援施策に基づく制度と、[2] 福祉分野における就労支援施策に基づく制度を説明する。

[1] 雇用支援施策に基づく制度

　障害者雇用施策の中心的法律は、障害者雇用促進法である。この法律では、障害者の雇用の促進と安定を図ることを目的として、障害者を対象とした職業リハビリテーション、事業主を対象とした障害者雇用率制度や障

害者雇用納付金制度等を中心とする施策を講ずることとしている。

(1) 障害者雇用促進法の目的・理念、障害者の範囲等

障害者雇用促進法の総則部分では、「障害者である労働者は、経済社会を構成する労働者の一員として、職業生活においてその能力を発揮する機会を与えられるものとする」等の基本的理念や、事業主の責務や、国および地方公共団体の責務、障害者雇用対策基本方針の策定等が示されている。

また、障害者雇用促進法では、障害者について「身体障害、知的障害、精神障害（発達障害を含む。）その他の心身の機能の障害（以下「障害」と総称する。）があるため、長期にわたり、職業生活に相当の制限を受け、又は職業生活を営むことが著しく困難な者をいう」としている（2条1項1号）。そして、精神障害者とは、「障害者のうち、精神障害がある者であって厚生労働省令で定めるものをいう」（2条1項6号）。これを受けて障害者雇用促進法施行規則（厚生労働省令）では、精神障害者とは、次に掲げる者であって、症状が安定し、就労が可能な状態にあるものとされている。

一　精神保健福祉法第四十五条第二項の規定により精神障害者保健福祉手帳の交付を受けている者

二　統合失調症、そううつ病（そう病及びうつ病を含む。）又はてんかんにかかつている者（前号に掲げる者に該当する者を除く。）

また、障害者雇用促進法で雇用率の算定対象となるのは、精神障害者は「精神障害者保健福祉手帳」を交付されている者となっている。発達障害者であって精神障害者保健福祉手帳を交付されている場合もあることから、障害者雇用の統計では、精神障害者の中に発達障害者も含まれている。

(2) 障害者雇用率・納付金・調整金制度

①障害者雇用率制度

障害者雇用率制度とは、常用労働者のうち、一定割合以上の障害者を雇用しなければならないという制度であり、その割合のことを「法定雇用率」という。2021（令和3）年3月より、民間企業2.3%、国・地方公共団体等2.6%、都道府県等の教育委員会2.5%となっている。

法定雇用率の設定の根拠は、**図3-4-3**の通りである。つまり、就業者と失業者を合わせた数である**労働力人口**を分母、障害のある人の労働力人口の数を分子とした割合ということになる[8]。また**除外率**というものも含まれている。

実雇用率とは、実際に雇用されている障害者の割合であるが、実雇用率の算定方法は、週の所定労働時間数や障害程度によって異なる（**表3-4-1**）。なお、精神障害者の場合、重度という区分は設けられていない。加えて、

労働力人口
労働力調査において、労働力は15歳以上人口のうち、就業者と完全失業者を合わせた人口とされる。

除外率
雇用義務数を算出する際に、障害者が就業することが困難とされる職種の労働者が相当の割合を占める業種の事業所については、業種ごとに定めた割合（除外率）により雇用義務を軽減する制度である。たとえば「船員等による船舶運航等の事業：80%」などとなっている。

図3-4-3　法定雇用率の設定の根拠

$$障害者雇用率＝\frac{\begin{array}{l}身体障害者である常用労働者の数＋失業している身体障害者の数\\＋知的障害者である常用労働者の数＋失業している知的障害者の数\\＋精神障害者である常用労働者の数＋失業している精神障害者の数\end{array}}{常用労働者数－除外率相当労働者数＋失業者数}$$

出典）高齢・障害・求職者雇用支援機構編『令和3年版障害者職業生活相談員資格認
定講習テキスト』p.213，高齢・障害・求職者雇用支援機構，2021.

表3-4-1　週所定労働時間と実雇用率の算定

週所定労働時間		30時間以上	20時間以上30時間未満
身体障害者		1	0.5
	重度	2	1
知的障害者		1	0.5
	重度	2	1
精神障害者		1	0.5 ※

※精神障害者である短時間労働者で、①かつ②を満たす方については、1
人をもって1人とみなす。①新規雇入れから3年以内の方又は精神障
害者保健福祉手帳取得から3年以内の方②平成35年3月31日までに、
雇い入れられ、精神障害者保健福祉手帳を取得した方.
出典）厚生労働省ウェブサイト「障害者雇用率制度について」.

　精神障害者の雇用を促すため、週20時間以上30時間未満の場合、本来
0.5人とカウントされるところが1人とカウントしてもよいという特例が
2023（令和5）年3月まで設けられている。ただし、いずれの障害種類で
も20時間未満の労働時間の場合は、雇用率にカウントされない[9]。

②納付金制度

　常時雇用している労働者数が100人を超えており、障害者雇用率（2.3
％）未達成の事業主は、法定雇用障害者数に不足する障害者数に応じて1
人につき月額5万円の**障害者雇用納付金**を納付しなければならないことと
される。徴収業務は、障害者雇用納付金は「罰金」として捉えられる場合
もあるが、この納付金が障害者雇用調整助成金などに使われるため、罰金
とは異なるものとされる。

　納付金を支払うことで、障害者雇用義務を免除されるものではない。法
定雇用率に満たない場合、ハローワークによる企業に対する雇用率達成指
導があり、その指導への対応が十分ではなく、当該企業で障害者雇用が進
まなかった場合、企業名が公表されることとなっている。

③調整金制度

　障害者雇用調整金は、雇用納付金と対をなす制度である（**図3-4-4**）。常

図 3-4-4　障害者雇用納付金と調整金等との関係

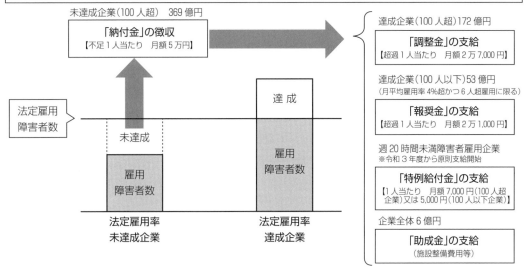

➤ 全ての事業主は、**社会連帯の理念**に基づき、障害者に雇用の場を提供する共同の責務を有する。

➤ 障害者の雇用に伴う**経済的負担を調整**するとともに、障害者を雇用する事業主に対する助成・援助を行うため、**事業主の共同拠出**による納付金制度を整備。
  - 雇用率未達成企業（常用労働者 100 人超）から**納付金**（不足 1 人当たり原則月 5 万円）を徴収。
  - 雇用率達成企業に対して**調整金**（超過 1 人当たり月 2 万 7,000 円）・報奨金を支給。

※　額は令和元年度の制度・実績

出典）厚生労働省ウェブサイト「障害者雇用率制度・納付金制度について」.

時雇用している労働者数が 100 人を超える事業主で障害者雇用率（2.3％）を超えて障害者を雇用している場合は、その超えて雇用している障害者数に応じて 1 人につき月額 2 万 7,000 円の障害者雇用調整金が支給される。この障害者雇用調整金は、雇用納付金が財源となっている。

　なお、常時雇用している労働者数が 100 人以下の事業主で、各月の雇用障害者数の年度間合計数が一定数（各月の常時雇用している労働者数の 4 ％の年度間合計数または 72 人のいずれか多い数）を超えて障害者を雇用している場合は、その一定数を超えて雇用している障害者の人数に 2 万 1,000 円を乗じて得た額の報奨金が支給される[10]。

④特例子会社制度

　特例子会社制度（図 3-4-5）は、事業主が障害者の雇用に特別の配慮をした子会社を設立し、一定の要件を満たす場合には、特例としてその子会社に雇用されている労働者を親会社に雇用されているものとみなして、実雇用率を算定できる制度である[11]。2021（令和 3）年 6 月現在で 562 社ある。

　また、特例子会社をもつ親会社については、関係する子会社も含め、企業グループによる実雇用率算定を可能としている。

図3-4-5　特例子会社制度

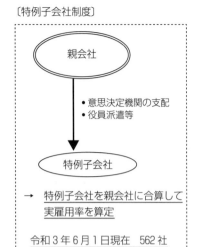
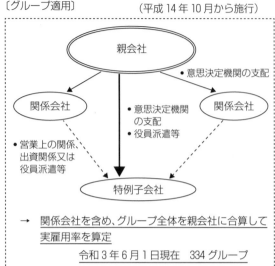

〔特例子会社制度〕　　　　　　　　〔グループ適用〕　　　　　　　（平成14年10月から施行）

出典）厚生労働省ウェブサイト「特例子会社制度の概要」.

（3）差別禁止および合理的配慮の提供義務

　障害者雇用促進法では、「雇用の分野での障害者差別の禁止」「雇用の分野での**合理的配慮の提供義務**」が義務づけられている。すなわち、雇用の分野における障害を理由とする差別的取扱いを禁止し、また事業主は、障害者が職場で働くに当たっての支障を改善するための措置（ただし当該措置が事業主に対して過重な負担を及ぼすこととなる場合を除く）を講ずることを義務づけるものである。

　厚生労働省は『合理的配慮指針』(12)において、合理的配慮の例が障害種類別に示されている。そこでは、精神障害者への合理的配慮例として「業務指導や相談に関し、担当者を定める」「出退勤時刻・休暇・休憩に関し、通院・体調に配慮する」などが示されている。

（4）職業リハビリテーションの機関および専門職

　障害者雇用促進法において、職業リハビリテーションを推進する機関として、ハローワーク、障害者職業センター、障害者就業・生活支援センターの3種が挙げられているが、ここでは、これらに加えて、職業能力開発施設、職場適応援助者（ジョブコーチ）についても取り扱う。

①ハローワーク

　正式名称が「**公共職業安定所**」である**ハローワーク**は、地域の総合的雇用サービス機関として、職業紹介、雇用保険、雇用対策などの業務を一体的に実施する。雇用のセーフティネットとして中核的な機関である。

職業リハビリテーション
職業リハビリテーションの定義は、国際労働機関（ILO）なども示しているが、障害者雇用促進法では、「障害者に対して職業指導、職業訓練、職業紹介その他この法律に定める措置を講じ、その職業生活における自立を図ること」とやや限定的な定義が示されている。

雇用保険担当部署、一般的な職業相談を行う職業相談部門のほか、障害者等の専門援助を必要とする求職者に対する職業相談・職業紹介等を行う専門援助部門、求人を受け付けるなど対事業所業務を行う事業所部門がある。

ハローワークの職員としては、職業紹介・相談部門や専門援助部門に配属される職業指導官（上席職業指導官・統括職業指導官を含む）、事業所部門に配属され企業に対して、障害者雇用率達成指導、助言、開拓などを行う雇用指導官がいる。また、その他、精神障害者雇用トータルサポーター（精神保健福祉士や社会福祉士、臨床心理士等）、就職支援ナビゲーター等もいる。

②障害者職業センター

独立行政法人高齢・障害・求職者雇用支援機構が運営しており、3種類のセンター（障害者職業総合センター〔本部・研究・研修機能、千葉〕、広域障害者職業センター〔2ヵ所〈所沢、吉備〉、職業訓練校と連携〕、地域障害者職業センター〔全国52ヵ所〕）がある。

地域障害者職業センターの業務内容は、障害者、事業主、関係機関に対してのものがある。障害者に対しては、「職業相談・評価」「職業準備支援（ハローワークにおける職業紹介、ジョブコーチ支援等の就職に向かう次の段階に着実に移行するため、センター内での作業体験、職業準備講習、社会生活技能訓練を通じて、基本的な労働習慣の体得、作業遂行力や職業能力の向上、コミュニケーション能力・対人対応力の向上を支援）」「精神障害者総合雇用支援（うつ病等で休職中の人への職場復帰支援〔リワーク支援〕や精神障害者への新規就職支援のための支援等）」「ジョブコーチ（職場適応援助者）による支援」などを行う。

一方、事業主に対しては、障害者雇用・職場復帰に関する助言・援助を行う。このような事業主へのかかわりは、職場適応援助者による障害者への支援とあわせて行われることもある。またさらに、地域の就労移行支援事業所などの就労支援機関に対して、職業リハビリテーションについての研修や助言を行う。

地域障害者職業センターに配属されている専門職としては、**障害者職業カウンセラー**、ジョブコーチ（職場適応援助者：職業センターにいるのは「配置型」）、評価アシスタント、リワークアシスタントなどが挙げられる。

③障害者就業・生活支援センター

障害者就業・生活支援センターは全国で338ヵ所設置されている（2022〔令和4〕年4月現在）。もともと、就労支援に実績のあった社会福祉法人等に、「障害者就業・生活支援センター」の業務を国が委託したもので

障害者職業カウンセラー
障害者職業センターの職員である。職業評価、職業指導、事業主に対する障害者の雇用管理に関する助言・援助、関係機関に対する職業リハビリテーションに関する技術的な助言・援助等の業務を実施する。

ある。

業務内容は、就労相談、職業準備訓練の斡旋、職場定着支援、事業主への雇用管理に関する助言である。

職員としては、就業支援担当者、生活支援担当者が配置されている。これらの職員は、前者は労働分野の雇用安定等事業の予算から、後者は障害者総合支援法の地域生活支援事業の予算から配属されている。

④職業能力開発施設（職業訓練施設）

職業能力開発は職業訓練とも呼ばれ、**職業能力開発促進法**に基づく施策である。職業訓練は、障害の有無に限らず受講できるが、障害者を対象とした職業訓練として、障害者職業能力開発校（全国で18校）、一般の職業能力開発校での職業訓練、障害者の態様に応じた多様な委託訓練等が行われている。

職業訓練の内容は、IT技術（WEB制作等）、介護、清掃などさまざまであるが、特定の職業に必要な特定の技術（PC操作技術等）だけではなく、身だしなみ・挨拶、報告・相談等、広く一般的に求められる労働習慣の習得についても扱われている。

⑤職場適応援助者（ジョブコーチ）

職場適応援助者は、障害者就労支援において重要な役割を果たし、複数の機関に配属されている専門職である。

ジョブコーチ（職場適応援助者）には3種類あり、配置型ジョブコーチは地域障害者職業センターに配属され、訪問型職場適応援助者は社会福祉法人等に配属される。また、障害者雇用を行っている企業に配属されている企業在籍型職場適応援助者もいる。

職場適応援助者による支援実施期間は1〜7ヵ月程度である。期間のうち前半は集中支援期と呼ばれ、職場適応援助者が作業や人間関係についての支援を集中的に行う。後半は移行支援期と呼ばれ、職場適応援助者に代わり一般従業員が必要なサポートを行えるよう**ナチュラルサポート**の形成を図る。

[2] 福祉分野における就労支援施策

福祉分野における就労支援は、障害者総合支援法に基づく障害福祉サービスとして行われている。障害者総合支援法での就労支援として、就労移行支援、就労定着支援、就労継続支援A型事業所・B型事業所の4類型がある。

（1）就労移行支援

就労移行支援は、一般就労等への移行に向けて、事業所内や企業におけ

ナチュラルサポート
障害のある人に対して、職場の上司や同僚が提供するサポートのこと。ソーシャルインクルージョンなどの理念の面からも、また職場適応援助者が職場への訪問頻度が低くなった後でも自立・自律して職業生活を送るうえでも、ナチュラルサポートの形成は重要である。

る作業や実習、適性に合った職場探し、就労後の職場定着のための支援等を実施するものである。また、就労した場合6ヵ月の職場定着支援を実施する。これは次で説明する「就労定着支援」事業ではなく、就労移行支援のメニューの一つとして行う。

対象は、一般就労等を希望し、知識・能力の向上、実習、職場探し等を通じ、適性に合った職場への就労等が見込まれる障害者である。利用に際しては標準利用期間があり、最長24ヵ月となっている（必要性が認められた場合に限り、最大1年間の更新可能）。

スタッフ配置は、サービス管理責任者、**職業指導員、生活支援員、就労支援員**となっており、就労支援員は他の種類の事業所にはない職種である。

(2) 就労定着支援

就労定着支援は、一般就労をした後の生活面の課題に対応できるよう、事業所・家族との連絡調整等の支援を一定の期間にわたり行うものであり2018（平成30）年4月より開始された。

対象は、就労移行支援、就労継続支援、自立訓練、生活介護などの利用を経て一般就労へ移行した障害者で、就労に伴う環境変化により日常生活や社会生活において、生活面の課題などが生じている人である。すなわち、特別支援学校高等部から直接就職した場合は対象とならない。

就労移行支援や就労継続支援A型事業所などを経て企業などに就職した場合、就職して半年間はそれまで利用していた事業所で職場定着支援を受けるが、半年経過後、新たに「就労定着支援事業所」と契約を結ぶということになる。利用期間は、そこから開始され最長3年間となる。

スタッフとしては、サービス管理責任者および就労定着支援員（他の種類の事業所にはない職種）が配置されている。

(3) 就労継続支援（A型事業所・B型事業所）

就労継続支援はA型事業所と、B型事業所に分かれる。

①就労継続支援A型事業所

通常の事業所に雇用されることが困難であり、雇用契約に基づく就労が可能である者に対して、雇用契約の締結等による就労の機会の提供および生産活動の機会の提供その他の就労に必要な知識および能力の向上のために必要な訓練等の支援を行うものである。すなわち雇用契約があるということから最低賃金等労働法規が原則適用されるということである。

対象は、就労移行支援事業を利用したが企業等の雇用に結びつかなかった人、就労経験のある人で現に雇用関係の状態にない人等である。18歳から原則65歳未満の人が利用可能である。

職業指導員
技術指導や職業訓練を行う。

生活支援員
日常生活の相談や指導を行う。

就労支援員
求職活動の支援や職場開拓等を行う。

　通常の事業所に雇用されることが困難であり、雇用契約に基づく就労が困難である者に対して、就労の機会の提供および生産活動の機会の提供その他の就労に必要な知識および能力の向上のために必要な訓練その他の必要な支援を行うものである。すなわち A 型事業所と異なり、雇用関係が結ばれていない。そのため、利用者の行った作業に対して支払われるのは、賃金ではなく「工賃」と呼ばれる。

　対象は、就労経験があるが年齢や体力の面で一般企業に雇用されることが困難となった人、50 歳に達している人または障害基礎年金 1 級受給者、就労移行支援事業者等によるアセスメントにより、就労面に係る課題等の把握が行われている人となっている。年齢による利用制限はない。

　なお、A 型・B 型共通して、スタッフ配置は、サービス管理責任者のほか、職業指導員、生活支援員が配置されている。いずれも利用年限はない。

D. 就労支援制度における精神保健福祉士の役割

　ソーシャルワークは、「価値」を基盤に、知識・技術が活用される実践である。そのため、就労支援のソーシャルワークを行う精神保健福祉士の役割も、まず「価値」やそれに基づく「理念」が実践の基盤となる。また、ソーシャルワーク実践は、ミクロレベル・個別の支援だけではなく、メゾレベル、マクロレベルというマルチレベルにかかわる活動である。

　こうした価値・理念や、さまざまなレベルでの活動というものは、対象者や分野といった種類にかかわりなくソーシャルワークに共通するものである就労支援という活動に限定して（精神保健福祉士の）役割を考えると、実際の活動としては、一般就労支援と福祉的就労でソーシャルワーカーの動き方が異なる面もある。以上のことを念頭に、就労支援場面において特に求められる役割について述べる。

［1］ 基本的な役割

　就労支援においても権利擁護、エンパワメント、ソーシャルインクルージョンといった価値や理念に基づく支援実践を行ったり、リカバリーを支援する役割が求められる。また、加えて就労支援ならではの観点として「**ディーセント・ワーク**」が挙げられる。ディーセント・ワークの考え方は、一般就労、福祉的就労でも、ともに重要な目標となるだろう。

　また、就労支援の全体像を知っておくことも重要である。特に精神障害者では、長期間の福祉的就労の継続を選択する人がいる一方で、福祉的就

ディーセント・ワーク
ディーセント・ワークとは 1999 年に国際労働機関（ILO）で初めて用いられた概念であり、「働きがいのある人間らしい仕事」を意味する。働きがいのある人間らしい仕事」とは、「まず仕事があることが基本となるが、また、その仕事は、権利、社会保障、社会対話が確保されていて、自由と平等が保障され、働く人々の生活が安定する、すなわち、人間としての尊厳を保てる生産的な仕事のこと」であると ILO は解説している。

労から一般就労への移行を希望する人も多い。また、一般就労の継続が加齢等で難しくなってきた際に、いきなり在宅生活に移行するのではなく、一般就労から福祉的就労に移行することが適切な場合もあるだろう。このように、一般就労・福祉的就労を含む**多様な働き方**[13]や就労支援制度の全体像について理解し、適切な状況・タイミングでの移行等を支援することが、精神保健福祉士には求められる。

さらに、**職業準備性**[14]の向上を目指したかかわりも、一般就労・福祉的就労のいずれでも精神保健福祉士に求められる役割である。精神保健福祉士法に示された精神保健福祉士の業務として「日常生活への適応のために必要な訓練」も含まれる。職業準備性の向上は（仮に、福祉的就労から一般就労への移行を考える際でも、また福祉的就労をより充実させるうえでも）絶対に達成しないといけないものではない。また、各当事者の個人の状況の違いを見ずに一律に一定基準まで職業準備性の向上を図ろうとすることは適切ではない。しかし、各当事者の状況を踏まえつつ、それぞれのペースを重視し、職業準備性の向上について支援することは、業務に「訓練」が明記されている精神保健福祉士に求められる役割であろう。

[2] 一般就労支援の場面で特に求められる役割

一般就労の支援では、個別的支援という観点からは、職業という面からの利用者の自己理解を促す役割が求められる。一般的にキャリア形成支援において、求職者の自己理解や職業理解を促すことが求められるからである。加えて障害のある人の場合、当事者本人が理解したうえで、就職した際は自分から必要な合理的配慮を事業主に伝えられるようになることも重要である。こうしたことは、エンパワメントにつながるからである。そのためには、どのようなことが得意・不得意で、不得意なことについて具体的な対処方法を知り、他者に説明できるようになることが必要である。

ただし、このような自己理解とは簡単に進むとは限らず、場合によってはその認識や受容に時間を要する場合もあるだろう。精神保健福祉士には、当事者とともにその自己理解・自己受容という課題に向かっていく姿勢が求められよう。

また、障害があることについて就職希望先に開示するのかどうかの決断を支援するのも重要な役割である。障害があることを企業に明かして就職することを希望する利用者がいる一方で、開示しないことを希望する利用者もいる。障害を企業に開示する場合、非開示の場合、それぞれのメリット・デメリットについて、また、開示の場合はどの範囲まで開示するのか等、利用者とともに検討し、利用者の自己決定をサポートしていくことも

多様な働き方
障害者の働き方は、一般就労や福祉的就労以外にも、起業や在宅就労等さまざまな形態が考えられる。障害のある人の多様な働き方については、従来から「ソーシャルファーム」（自律的な経済活動を行いながら、就労に困難を抱える人が、必要なサポートを受け、他の従業員と共に働いている社会的企業）や「労働者協同組合」（組合員が出資し、それぞれの意見を反映して組合の事業が行われ、組合員自らが事業に従事することを基本原理とする組織）等が実践・提案されてきている。

職業準備性
職業生活に必要な個人的な諸能力が用意されている状態。松為[14]は、職業生活や社会生活の準備性として、「基本的ルールの理解」「社会的な対人関係」「健康の自己管理」等を挙げている。

143

重要である。

　もし障害を開示して障害者雇用の枠組みで一般就労に至った場合でも、職場での理解の促進が必要な場合がある。通院の機会の確保といった合理的配慮は提供されているものの、職場内での人間関係がうまく築けず、ちょっとした声掛け等のサポートがうまく提供されていなかったり（企業側も障害者雇用が初めてのためどのように声をかけたらよいのか戸惑っている）、当該障害者と周囲の同僚・上司等との人間関係が不調となっている場合等がある。精神保健福祉士は、職場に働きかけナチュラルサポートが提供されるように、職場の人間関係についても調整する必要があるだろう。なお、このような活動を行うには、障害のある利用者を支援する視点だけではなく、企業側を理解し、支援する視点も必要となる。

　さらに、就労支援ネットワークの形成も重要である。一般就労への支援を考えると、関係者は就労移行支援事業所、障害者就業・生活支援センター、ハローワークや地域障害者職業センター、病院、企業等多岐にわたる。このような多様な関係機関についてネットワークを形成していくことは、その地域の就労支援力の向上にもつながる。これにより個別の就労支援がよりスムーズに進むということもあるだろう。

［3］福祉的就労場面で特に求められる役割

　福祉的就労場面の支援では、まず個別支援に目を向ける。個別支援計画に基づき支援を行い、その利用者の生活を豊かにすることが重要である。すなわち、個別支援にかかるさまざまな側面（体力、利用者の仕事への満足度、やりがい、所属感、人間関係、体調、一般就労への移行可能性など）に目を向け、利用者のペースに留意しつつ、状態の安定を図ったり自信をつけてもらったりすることが必要である。

　それと同時に、組織運営も重要な要素である。働く場としての、利用者同士の関係性、職員間の連携や支援技術の向上、施設と地域の関係に気を配る。また、経営的な観点からは事業を継続するための収支状況にも気を配ることとなる。

　次項で後述するが、これまで特に就労継続支援では、工賃の向上が求められてきた。この方向で進めるには、どのような作業種目を行うのか、どのような作業を受注にするのか、どのように販売するのかを検討する必要があるだろう。なお、受注については「共同受注」の取組みや、作業種目の選択や地域との関係構築等の観点からは「農福連携」という動きがある。また製品の販売については、各事業所での努力が行われている場合もあるが、他の事業所との共同販売の体制構築・推進（例：ショップや販売サイ

共同受注
類似業種や近隣地域の事業所ネットワークを活かし、複数の障害福祉サービス事業所がグループを組織し、共同して仕事を行うこと。

農福連携
障害者等が農業分野で活躍することを通じ、自信や生きがいをもって社会参画を実現していく取組み。農福連携に取り組むことで、障害者等の就労や生きがいづくりの場を生み出すだけでなく、担い手不足や高齢化が進む農業分野において、新たな働き手の確保につながる可能性が指摘されている。

トの運営）などを考える必要があろう。さらに、地域によっては制度化されている工賃向上コンサルタントの活用を検討する必要がある場合もあるだろう。

　一方で、事業所に通う利用者の状況等によっては、工賃向上が難しいこともあるだろう。精神・体調的に不安定だったり疲れやすい利用者が多く、作業効率を追求するのが事業所として困難等の場合である。そうした場合、利用者の生活の安定や居場所づくりという基本に返ることが重要である。

　また、工賃向上以外の方向性を追求するという方策もあるだろう。たとえば、地域との協働体制を作っていく、当事者活動の強化といった方向である。そして、このことで利用者のエンパワメントやソーシャルインクルージョンにつながるような活動を進めるのである。また、就労継続支援B型事業については、2021（令和3）年の**報酬**改定で、「平均工賃月額」に応じて評価する報酬体系に加え、就労の機会の提供や生産活動の実施に当たり、地域や地域住民と協働した取組みを実施する事業所を評価する加算が創設されている。

　工賃向上や一般就労への移行といった方向性を進めるにせよ、多様な働き方や地域との協働体制を進めるにせよ、利用者のエンパワメントやインクルージョンにつながることができるような取組みが、福祉的就労場面における精神保健福祉士に求められる役割になろう。

報酬
「障害福祉サービス等報酬」とも呼ばれ、障害者や障害児、難病疾患の対象者に対して障害福祉サービスや障害児支援を提供した事業所が、市町村から受け取る報酬である。報酬が改定されることで、その施策に沿った活動を事業所が行うようなインセンティブが働くことが想定されている。

E. 就労支援制度における課題

[1] 一般就労における精神障害者の職場定着率の低さ

　一般就労支援の課題として、精神障害者が他の障害種別と比較しての**職場定着率**の低さが挙げられる。障害者職業総合センターの研究報告[15]によれば、障害者の職場定着状況について、知的障害者や発達障害者の場合に比べ精神障害者では就職後1年間での離職率が高い。5割以上が1年以内に離職する状況となっている（**図3-4-6**）。これは、知的障害者や発達障害者の場合、障害を開示しての就労が多いのに対し、精神障害者では障害を非開示にして就職する人が多いことが、一因として考えられる。また、2013（平成25）年に厚生労働省が公表した「障害者雇用実態調査」に示されている精神障害者の前職の離職理由では、事業主都合ではなく個人的理由が多く、「職場の雰囲気・人間関係」「賃金、労働条件に不満」「疲れやすく体力、意欲が続かなかった」が多くなっていた。これらは精神障害の特性と関連している可能性もあり、職場定着の困難さにつながっている場合もあるだろう。

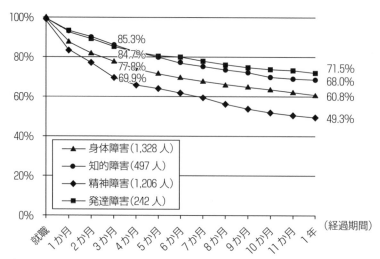

図 3-4-6　障害種別にみた職場定着率の推移

（職場定着率）

85.3%
84.7%
77.8%
69.9%

71.5%
68.0%
60.8%
49.3%

凡例：
- 身体障害(1,328 人)
- 知的障害(497 人)
- 精神障害(1,206 人)
- 発達障害(242 人)

（経過期間）
就職　1か月　2か月　3か月　4か月　5か月　6か月　7か月　8か月　9か月　10か月　11か月　1年

出典）高齢・障害・求職者雇用支援機構障害者職業総合センター編「障害者の就業状況等に関する調査研究」調査研究報告書 No.137，高齢・障害・求職者雇用支援機構障害者職業総合センター，2017.

　離職を防止するための方策の一つとして、ミクロレベルにおいては、不調に早めに気づくことが挙げられる。精神障害者に有効な支援手法として、体調・精神状態等について働く障害者が日々記入し、その情報を当事者、企業、支援者で共有するツールが開発されている[16][17]。このような手法で、体調の変化に早めに気づけることが期待されているのである。また、ソーシャルワーク専門職である精神保健福祉士がかかわるということは、生活全般を視野に入れるということである。そうした視野において、たとえば、家族が病気になったり、介護が必要になったりなどの私的な家庭での出来事が、仕事面に影響を与えていないか等を見ていくことも重要であろう。

　また、ミクロレベルだけではなくマクロレベルでも離職防止の対策が始まっている。先述したように、就労定着支援事業が設けられ、今後の精神障害者を含む障害者の職場定着に寄与することが期待される。この就労定着支援の利用件数は、増加している状況にある[18]。一方で、就労移行や就労継続支援を経た人でないと使用できない、まだ事業所数が少ない（就労移行支援事業所の 1/3 程度）という課題もある。この制度のさらなる拡充や、類似の制度を整理し、よりわかりやすくかつ使いやすくしていくことが重要であろう。

[2] 福祉的就労（就労継続支援）で工賃向上が進んでいないこと

　福祉的就労支援の課題としては、就労継続支援における**工賃**の問題がある。就労継続支援B型事業所の工賃については、2006（平成18）年度で1万2,222円、2012（平成24）年で1万4,190円、2019（令和元）年度で1万6,369円と、上昇傾向にはある。とはいえ、障害基礎年金の受給が難しい場合にこの収入のみで生活ができるといった状況ではない。

　国は、この課題について認識し、これまで「工賃倍増計画」「工賃向上計画」といった計画を策定し、対策を実行している。行われている対策は、①都道府県、事業所における工賃向上計画の策定を求めること、②市町村にも工賃向上についての支援を依頼すること、③経営コンサルタントの活用支援、④工賃向上ガイドブック等による工賃向上の意識啓発・知見普及等がある。しかし、利用者の支援ニーズの増加・多様化に加え、受託作業の単価の安さといった工賃向上の阻害要因があることが指摘されている[19]。

　このような状況から、工賃向上の追求を掲げる一方で、工賃向上以外の方向性についての追求も始まっている。先述したように、就労継続支援B型事業については、2021（令和3）年の報酬改定で、「平均工賃月額」に応じて評価する報酬体系に加え、地域や地域住民と協働した取組みを実施する事業所を評価する加算が創設されている。今後、工賃向上や関連する施策の動きについても注視していく必要があるだろう。

[3] その他の課題

（1）一般就労参入のための最低限の利用時間の設定についての課題

　一般就労に参入するために、利用時間についての最低限のハードルがあることは課題の一つであろう。実雇用率にカウントされるためには、週20時間以上の勤務が可能である必要がある。実雇用率にカウントされなくても勤務することは可能であるが、企業の障害者雇用への動機として、障害者法定雇用率を満たすということがある。短時間なら働けるが週20時間以上働くことは困難という人について、一般就労への参加にハードルが生じている現状である。このような現状に対応する制度として、「短時間トライアル雇用」があり、週10時間以上から始めトライアル雇用期間中に週20時間以上の勤務を目指すことも行われている[20][21]。

　その最低限の利用時間の設定条件をクリアするために、当事者本人の働く時間を少しずつ延ばし、体力・気力をつけていくというリハビリテーションを進める支援方法もあるが、利用者によっては、その改善が難しい場合もあるだろう。逆に、社会とのつながりがある一般就労をごく短時間

（例：週のうち2時間）でも経験し、社会の中で働くことの充実感をもてるようになり、リカバリーが促進されるという場合もあるだろう。利用者の状態によっては利用が難しい場合もある就労支援制度を、いかにうまく利用者に合わせ、リカバリーを進めるかが問われているといえよう。

(2) 一般就労と福祉的就労の併用が想定されていないこと

一般就労と福祉的就労の併用が、制度的には想定されてこなかったことも課題である。たとえば、週2日はアルバイトを行い、残りの3日間は就労継続支援B型事業所に通所するということは、制度上は想定されていない。そのため、併用の可否については自治体の判断による場合があるものの、基本的には認められていない場合が多い。したがって、一般就労に福祉的就労から少しずつ移行するということや、逆に一般就労から少しずつ福祉的就労に移行する、あるいは、基本的には一般就労の状態だが、体調が不安定なときのみ福祉的就労を利用する、などが難しくなっている。これらについて、厚生労働省は現状では課題であることを認識しており、社会保障審議会にて議論がなされているところである。

ネット検索によるデータ取得日は (3) が2022年7月29日．それ以外はすべて2022年5月30日．

(1) 梅澤正『職業とは何か』講談社，2008.
(2) 尾高邦雄『職業社会学』岩波書店，1941.（尾高邦雄『尾高邦雄選集第1巻　職業社会学』夢想庵，1995.）に改訂掲載.
(3) 厚生労働省ウェブサイト「令和3年度　ハローワークを通じた障害者の職業紹介状況などの取りまとめを公表します」.
(4) 厚生労働省ウェブサイト「第9回『障害福祉サービス等報酬改定検討チーム（オンライン会議）』資料」.
(5) 厚生労働省ウェブサイト「障害者の就労支援対策の状況」.
(6) 厚生労働省ウェブサイト「令和3年障害者雇用状況の集計結果」.
(7) 厚生労働省ウェブサイト「平成30年度障害者雇用実態調査の結果を公表します」.
(8) 高齢・障害・求職者雇用支援機構編『令和3年版障害者職業生活相談員資格認定講習テキスト』高齢・障害・求職者雇用支援機構，2021.
(9) 厚生労働省ウェブサイト「障害者雇用率制度について」.
(10) 厚生労働省ウェブサイト「障害者雇用率制度・納付金制度について」.
(11) 厚生労働省ウェブサイト「『特例子会社』制度の概要」.
(12) 厚生労働省ウェブサイト「合理的配慮指針」.
(13) 朝日雅也「これからの新しい働き方」『新ノーマライゼーション』9月号，2020，日本障害者リハビリテーション協会.
(14) 松為信雄『キャリア支援に基づく職業リハビリテーションカウンセリング―理論と実際』ジアース教育新社，2021.
(15) 高齢・障害・求職者雇用支援機構障害者職業総合センター編『障害者の就業状況等に関する調査研究』調査研究報告書No.137，高齢・障害・求職者雇用支援機構障害者職業総合センター，2017.
(16) SPiSウェブサイト「就労定着支援システムSPiS」.

(17) 川崎市ウェブサイト「K-STEP プロジェクト」.

(18) 厚生労働省ウェブサイト　障害福祉サービス等報酬改定検討チーム「就労移行支援・就労定着支援に係る報酬・基準について」.

(19) 遠山真世「障害者就労継続支援B型事業所における工賃向上の阻害要因と対策に関する研究―5事業所のインタビュー調査からみた現状と課題」『中国四国社会福祉研究』7，pp.15-25，日本社会福祉学会，2021.

(20) 厚生労働省ウェブサイト「『障害者トライアル雇用』のご案内」.

(21) 2022年6月17日に発表された厚生労働省の「労働政策審議会障害者雇用分科会意見書」では、週所定労働時間10時間以上20時間未満の障害者の取扱いについて、「その障害によって特に短い労働時間以外での労働が困難な状態にあると認められるため、特例的な取扱いとして、その雇用を実雇用率の算定対象に加えることが適当である」としている。

▌理解を深めるための参考文献

●**厚生労働省ウェブサイト（障害者雇用対策、施策紹介）「障害者の方への施策」.**
　障害のある人への、相談・支援機関の紹介、障害種別の支援策、障害者福祉施策における就労支援など、リンク集としてまとめられている。

●**日本職業リハビリテーション学会監修／職リハ用語集編集委員会編『職業リハビリテーション用語集―障害者雇用・就労支援のキーワード』やどかり出版，2020.**
　職業リハビリテーション（障害者就労支援）に関する基本的な用語について、1つの用語を見開き2ページでわかりやすく解説している。

●**松為信雄「キャリア支援に基づく職業リハビリテーションカウンセリング―理論と実際」ジアース教育新社，2021.**
　精神障害者を含む職業リハビリテーション・就労支援に長年携わってきた著者による、職業リハビリテーションを「キャリア支援」といった統一的観点によりまとめられたもの。就労支援の実践に有用な理論的観点の説明が充実している。

就労支援におけるジレンマの突破口

一般社団法人　キャリカ　代表理事　松岡広樹

　就労支援を行う精神保健福祉士は、クライエントと企業を広い視野で調整するバランス感覚が求められる。クライエント主体で支援し、かつ同時に利益を追求する企業の利点を考え橋渡しする。時として、両者の間でジレンマを抱える。クライエント主体に軸足を置けば企業側の視点が損なわれ、一方で企業の利益に軸足を置けばクライエント主体の支援が疎かになる。その間で専門性のあり方を見失い、時には精神的な健康も損なわれていく。

　そこで気づく必要があることは、合理的な判断の限界さである。合理的とは理にかなった判断とされるが、その多くは特定の個人の理であり、人が複数いる関係では意見の不一致が起き当然ジレンマが生じる。

　そこで可能性の非合理性が突破のキー概念になる。ここでいう可能性の非合理性とは何か。クライエント、企業、精神保健福祉士自身の三者が対話の中で、今ここで何が可能か新たな未来を創造し、不確実な可能性を信じて行動する非合理性をいう。L. C. ジョンソンらは、効果的な支援を行うソーシャルワーカーは、「人は可能性がある」という信念をもち、「自身を信頼」し、「人との相互作用で創造性を生み出す」特性をもっていると示した。すなわち就労支援の成功の鍵は、自他の可能性を信じ、新たな未来を創造する対話と非合理的な行動であるといえよう。事実、三者で可能性を見出したＡ社は、精神障害者を雇用し、誰もがわかるコミュニケーション

の仕組みを作ったことで、みんなが働ける職場環境が整ったという。

　ここで最も伝えたいことは、クライエントと企業の可能性を見出すだけではなく、精神保健福祉士自身の可能性に気づくことである。精神科医のアドラーは、社会貢献への意識の醸成は、まず自己受容があり他者信頼があったうえで育まれると述べた。「今の自分でよし」がなければ、効果的なサポートは難しいであろう。

　もちろん、これは魔法ではない。うまくいかない現実も当然ある。クライエントも企業も諦め、精神保健福祉士自身も可能性を見失うことがあるだろう。ここで真価が問われるのは、精神保健福祉士の専門性である。たとえ上手くいかなくても、そのあり方を放棄せずに、自分に価値がある、可能性があることを信じてみよう。

　これは総じて「自分もOK、相手もOK」というアサーティブコミュニケーションと同義である。ある目的に沿って自分を信じ、相手や場面がどのような状態であってもOKという感覚をもち対話し続ける。そして、意見の不一致があったときに生じる自分や相手をNGにする心の声を認知し、区別したうえで、改めて価値を見出し、相手の言葉に耳を傾けることである。この混沌とした不確実な非合理性の対話と行動の先に、新たな道が創られるだろう。そのあり方で歩めばなんとかなる。

第4章 精神障害者の経済支援に関する制度

本章では、精神障害者の経済的支援に関する制度を取り上げる。具体的には生活保護制度、生活困窮者自立支援制度、その他の低所得者対策である。これらの制度に精神保健福祉士はどのようにかかわっていくか、制度上の問題への働きかけ等について理解を深めていきたい。

1

障害者総合支援法は精神障害者の生活支援の中核的な制度である。法成立の過程や障害福祉サービスの利用状況、また長期入院患者の地域移行への取組みについて学ぶ。

2

国民の生存権を保障する制度とはどのようなものか。現行の生活保護法を中心に事例を取り上げながら、国民生活に密着した公的扶助制度について学ぶ。

3

生活困窮者自立支援制度の制度創設の背景、実施主体、内容、実施状況を概観する。制度理解を踏まえて、生活困窮者自立支援制度における精神保健福祉士の役割について考える。

4

いくつかの低所得者対策について、対象やサービス内容について学ぶ。併せて、低所得者対策における精神保健福祉士の役割について理解を深める。

5

精神障害者の経済的支援の課題を考える。また無年金問題とその対応、生活保護受給者の長期入院患者に対して、精神保健福祉士が求められる役割について学ぶ。

1. 経済的支援における精神保健福祉士の役割

A. 社会保険制度における経済的支援

　精神障害者およびその家族に対する経済的支援における精神保健福祉士の役割について考えていきたい。経済的な安定がなければ、私たちの社会生活は成り立たない。病気やけが、失業などによって生活困窮に陥るリスク、経済的に不安定になる状況は常にある。病気やけがは治療によって完治したり、新しい仕事を見つけることで経済的な安定を取り戻すこともできる。しかし、病気やけがが治らずに障害が残ることで、生活上の困難が生じたり、時には、就職が困難になる場合もある。このようなリスクに対して、安定した生活基盤を確保、保障するために、社会保障制度をはじめとする経済的支援体制が構築されている。これらの多くは**申請主義**を前提としており、精神保健福祉士は、申請や手続き等について理解しておく必要がある。

　まず、忘れてはならないことは、「利用者のニーズ」を充足するために制度やサービスを活用するということである。制度やサービスを利用者に当てはめるようなパッチワークを行うのではないことを留意したい。利用者のニーズ充足という目的のために、利用者を制度・サービスにつなぐことが、精神保健福祉士に求められる役割の一つである。時には、制度的な不備があるかもしれない。そのような場合には、当事者団体や専門職団体、行政などと協働で制度改革を進めたり、時には、必要に応じて**ソーシャルアクション**を行っていくことも精神保健福祉士には求められる。

生活保護制度
➡第4章2節参照。

生活困窮者自立支援制度
➡第4章3節参照。

　経済的支援には、本章で詳しく取り上げている**生活保護制度**や**生活困窮者自立支援制度**のほかに、たとえば、社会保険においては公的年金における**障害年金**や、**労働者災害補償保険制度**、**雇用保険制度**における各種のサービスが挙げられる。社会保険では、加入の要件や、保険料納付の要件、障害状態などの要件が詳細に定められている。

障害年金
精神障害者への経済的支援の代表的な制度・サービス。

　たとえば、**障害年金**は、固定あるいは慢性化した障害があることにより生活や仕事などが制限されるようになったときに受け取ることができる年金である。障害年金には「**障害基礎年金**」「**障害厚生年金**」があり、初めて医師の診療を受けたときに国民年金に加入していた場合は「障害基礎年金」、厚生年金に加入していた場合は「障害厚生年金」を請求することが

できる。また、障害年金の受給のためには、年金の納付状況などの条件が
設けられている。

　障害基礎年金の場合、国民年金に加入している間、または20歳前（年
金制度に加入していない期間）、もしくは60歳以上65歳未満（年金制度
に加入していない期間で日本に住んでいる間）に、初診日のある精神疾患
等で、法令により定められた障害等級表（1級・2級）による障害の状態
にあるときに障害基礎年金が支給される。

　障害厚生年金の場合、厚生年金に加入している間に初診日のある病気や
けがで障害基礎年金の1級または2級に該当する障害の状態になったとき
に、障害基礎年金に上乗せして障害厚生年金が支給される。また、障害の
状態が2級に該当しない軽い程度の障害のときは3級の障害厚生年金が支
給される。なお、初診日から5年以内に病気やけがが治り、障害厚生年金
を受けるよりも軽い障害が残ったときには障害手当金（一時金）が支給さ
れることになる。障害厚生年金や**障害手当金**を受給するためには、初診日
のある月の前々月までの公的年金の加入期間の3分の2以上の期間につい
て、保険料が納付または免除されていること、または、初診日において
65歳未満であり、初診日のある月の前々月までの1年間に保険料の未納
がないことの要件を必要とする。

　公的年金においては、被保険者の保険料の支払い（拠出）が受給要件の
大前提となる。しかし、保険料を支払うことが困難なくらい生活が困窮し
ている利用者もいる。保険料が未納なままにしておくことによって、老齢
年金や障害年金の受給資格を失ってしまうことになる。過去には国民年金
が任意加入のときがあり、国民年金が未加入であったため、障害基礎年金
を受給できないという事案があった（**無年金問題**）。国民年金制度の問題
点を考慮し、福祉的措置として「**特別障害給付金制度**」が創設された。

　保険料の支払いが困難な場合においては、申請することによって保険料
の猶予あるいは減免措置がとられる。精神保健福祉士は、保険料免除や保
険料納付の猶予、減免措置を含めて公的年金制度に関する情報を正確に利
用者に提供することや、減免申請等の手続きを利用者とともに行うことが
役割の一つとして挙げられる。

B. その他の経済的支援制度

　その他、公的扶助的な性格をもった経済的支援制度としては、**老齢福祉
年金、児童扶養手当、特別児童扶養手当、特別障害者手当、児童手当**など
が相当する。

これらの内容についての理解はもちろんのこと、これらの制度を活用していくことが精神保健福祉士には求められる。同様に、**社会保険**の一つである**医療保険**は原則**現物給付**であり、医療を必要とする精神障害者にとっては極めて重要な制度の一つである。精神障害のある医療保険の被保険者は、精神疾患、精神障害等に対する治療、療養を受けることができる。また、医療費の負担を軽減する仕組みも医療保険には用意されていて、たとえば、自己負担限度額を超える場合には**高額療養費**を受給することもできる。その他の医療保険の給付として、入院時食事療養費、傷病手当金などもある。入院患者が支払う食事費用について、住民税非課税世帯の患者は保険者へ申請することで、食事費用が減額される仕組みがある。また、90日を超える入院の場合はさらに減額となる。傷病手当金とは、病気休業中の生活を保障するために設けられた制度である。病気やけがのために働くことができず、会社を休んだ日が連続して3日間あったうえで、4日目以降、休んだ日に対して支給される。休業第4日目から1年6ヵ月の支給の期限があり、支給額は被保険者の標準報酬日額の3分の2程度となっている。

障害者総合支援法に規定される医療サービスとして、**自立支援医療**が挙げられる。自立支援医療制度は、心身の障害を除去・軽減するための医療について、医療費に関する自己負担額の軽減を目的とする公費負担医療制度である。自立支援医療の対象となる精神障害者は、統合失調症等の精神障害者で通院による精神医療を継続的に要する病状にある人であり、通院医療に関する医療費が支給される。ここでいう通院医療としては、精神科デイケアや訪問看護などが対象となる。通院における自己負担は原則1割負担であるが、精神障害者の負担が過大なものとならないように、所得に応じてひと月当たりの負担上限額が設定されている。

そのほかにも公共料金等の減免措置や、自治体によっては公共交通運賃割引などが用意されている。**精神障害者保健福祉手帳**を所持していることで、税金控除の対象となることがある。

多重債務などにより借金の返済が困難な状況に陥ってしまっている深刻な経済問題を抱えている利用者やその家族に対しては、経済問題を解決するために、**日本司法支援センター（法テラス）**につなげたり、自治体の担当部署と連携することなども精神保健福祉士の役割となる。

このように、経済的支援における精神保健福祉士の役割は多様である。ミクロレベルにおいては、経済的に不安定な状態にある精神障害者やその家族への心理的ケアを行うとともに、制度やサービスに関する正確な情報を提供したり、経済的ニーズの充足のために必要な制度やサービスとつな

障害者総合支援法
正式名称は「障害者の日常生活及び社会生活を総合的に支援するための法律」。

日本司法支援センター（法テラス）
法テラスは法的なトラブルの解決に必要な情報やサービスの提供が受けられるように総合法律支援法に基づき、2006（平成18）年に設置された法務省所管の法人である。法テラスでは法制度に関する情報と、相談機関・団体等に関する情報を無料で提供する。

いでいく役割がある（**リンケージ**）。また、マクロレベルにおいては、現状に合っていない制度上の不備などがあった場合には制度改正にむけて行政等に働きかけていく**ソーシャルアクション**をすることも役割の一つである。つまり、経済的支援における精神保健福祉士の役割は、精神障害者やその家族の経済的安定を保障するために、ミクロレベルからマクロレベルまで多様な役割がある。

■理解を深めるための参考文献

● 芝田英昭・鶴田禎人／村田隆史編『基礎から学ぶ社会保障（新版）』自治体研究社，2019.

社会保障の歴史、理念、概念などを初学者のためにわかりやすく説明している。海外の社会保障についての紹介もあり、わかりやすい記述となっている。

● 青木聖久編『精神・発達障害がある人の経済的支援ガイドブック―障害年金と生活保護、遺言、税などのしくみと手続き』中央法規出版，2022.

精神障害・発達障害のある人の暮らしの特徴を踏まえ、経済的支援の実際について詳しく書かれている。ソーシャルワーカーのほかにも弁護士、税理士、社会保険労務士などの専門職からの解説がある。

2. 生活保護制度と精神保健福祉士の役割

A. 生活保護制度の概要

[1] 生活保護制度の位置づけ

　生活保護制度は、日本国憲法 25 条 1 項「すべて国民は健康で文化的な最低限度の生活を営む権利を有する」という国民に付与された生存権の保障を具現化したものである。この生活保護制度は、同条 2 項「国は、すべての部面について、社会福祉、社会保障及び公衆衛生の向上及び増進に努めなければならない」に示された国の義務としての社会保障の一つであり、『社会保障制度に関する勧告』（1950〔昭和 25〕年社会保障制度審議会）においても、「社会保障制度とは、疾病、負傷、分娩、廃疾、死亡、失業、多子その他困窮の原因に対し、保険的方法又は直接公の負担において経済保障の途を講じ、生活困窮に陥った者に対しては、国家扶助によって最低限度の生活を保障する」と示されている。

　具体的には、自己の資産や能力で最低生活を維持できない程度に困窮した場合、その原因を問題とすることなく、資産調査、所得調査により、国が定める最低生活保障水準と比較して、貧困状態にあることが確認されれば、社会保険が給付の対象外とするものおよび社会保険の給付の不足する部分に対して、必要の程度に応じて個別的に対応するものである。財源については、社会保険のように事前の保険料拠出の必要はなく、国や地方公共団体の一般財源からの支出（公費＝税）によって賄われている。

[2] 生活保護制度の運用

　生活保護制度の運用に関しては、**生活保護法** 1 条から 4 条の 4 つの基本原理と同 7 条から 10 条の基本原則に規定されている。以下に、これらの基本原理及び基本原則に沿って、生活保護制度の運用について概説する。

(1) 生活保護法の原理 I （目的）

> **生活保護法 1 条（法の目的＝国家責任の原理）**
> 　この法律は、日本国憲法第 25 条に規定する理念に基づき、国が生活に困窮するすべての国民に対し、その困窮の程度に応じ、必要な保護を行い、その最低限度の生活を保障するとともに、その自立を助長することを目的とする。

　先述したように、生活保護制度は、憲法 25 条 1 項「すべて国民は健康

で文化的な最低限度の生活を営む権利を有する」という生存権の具現化としての社会保障制度の一つであり、その目的は、法1条に規定されている。

まず、生活保護の実施は、国が責任をもって行うということである。実際には、国から委託を受けた地方自治体である都道府県または市町村の設置している福祉事務所が実務を担当するという法定受託事務の形態となっている。

次に、法の対象は、「生活に困窮するすべての国民」とあるように、日本国民に限定している。

さらに、生活保護法には2つの目的がある。その1つが、最低限度の生活を保障することである。いわゆる**ナショナルミニマム**としての国の責任を果たす社会保障としての経済的給付であり、その財源負担は、国が4分の3、地方が4分の1となっている。2つ目の自立を助長することに関しては、生活保護法に具体的な規定はされていないものの、現行生活保護法制定当時の厚生省社会局保護課長であった**小山進次郎**が、生活に困窮する（要保護者）一人ひとりの可能性を見つけ出し、社会生活に適応できるようにするというソーシャルワーク機能を法の目的としたものであり、最低生活を保障したうえで、自立の助長を支援していくことが、この法律の理念である生存権の保障の具現化であると述べている[1]。

(2) 生活保護法の原理Ⅱ

> **2条（無差別平等の原理＝保護請求権）**
> すべて国民は、この法律の定める要件を満たす限り、この法律による保護を無差別平等に受けることができる。

生活保護を請求する権利は、国民すべてに与えられた権利であるということから、**無差別平等の原理**といわれている。この無差別平等とは、保護を要するに至った困窮原因での無差別のことである。つまり、①信条、性別、社会的身分等による差別的な取扱いはない、②生計を維持する努力を怠った者、浪費等によって困窮に陥った者でも要件を満たせばよい、という意味での無差別平等である。よって、保護による給付が一律、画一的というのではなく、すべての生活保護対象者に同一の給付がされるわけではない。

小山進次郎が考える生活保護のソーシャルワーク機能
「最低生活の保障と共に、自立の助長ということを目的の中に含めたのは、『人をして人たるに値する存在』たらしめるには単にその最低生活を維持させるというだけでは十分でない。凡そ人はすべてその中に何等かの自主独立の意味において可能性を包蔵している。この内容的可能性を発見し、これを助長育成し、而して、その人をしてその能力に相応しい状態において社会生活に適応させることこそ、真実の意味において生存権を保障する所以である。～以下省略～」[1]

(3) 生活保護法の原理Ⅲ

> **3条（最低生活保障の原理）**
> この法律により保障される最低限度の生活は、健康で文化的な生活水準を維持することができるものでなければならない。

　生活保護制度で保障すべき最低限度の生活の内容については、憲法25条の「健康で文化的な最低限度の生活」という表現を借りている。これは、「健康で文化的な生活水準」は時代とともに社会情勢や他の法制度によっても変わるという考えに基づき、あえて、どの程度のものという限定的な表現をしなかったものである。

(4) 生活保護法の原理Ⅳ

> **4条（補足性の原理）**
> 保護は、生活に困窮する者が、その利用し得る資産、能力その他あらゆるものを、その最低限度の生活の維持のために活用することを要件として行われる。
> 2　民法に定める扶養義務者の扶養及びその他の法律に定める扶助は、すべてこの法律による保護に優先して行われるものとする。
> 3　前2項の規定は、急迫した事由がある場合に、必要な保護を行うことを妨げるものではない。

　補足性の原理の内容は、主に法2条の「この法律の要件」を示している。
　まず、資産および能力その他の活用である。資産については、すべての資産を売却し活用するということではなく、生活用品等で普及率が70％を超えるものなどの保有は容認される。たとえば、居住用の住居に関しては資産価値によっては、そのまま住み続けながら保護を受けることも可能である。また、自動車などは条件付きで保有が可能となることもある。一方、貴金属や楽器などは、処分価値によるが、基本的に売却しての活用が求められる。また、使っていない土地・建物等の遊休資産についても売却等による活用が求められる。働くことに関しては、労働能力の有無を問うものではなく、働ける健康状態にある者は、ハローワーク等で求職活動を行うというものである。このため、紹介された事業所の面接を受けても採用されないという状況は、能力活用をしているといえる。

　次に、扶養義務者の扶養の優先は、民法の規定によるもので、福祉事務所の権限ではない。つまり、扶養義務者がいるということだけで、保護の対象にならないということではない。このため、引き取りや仕送りの有無および額等扶養の内容については、当事者間の協議で決め、扶養届（文書）により福祉事務所に届け、福祉事務所は、仕送りがあればその額を収入として認定することとなる。なお、扶養義務者の**扶養能力**に比べて、扶養の程度が適当でないと判断した場合は、福祉事務所は家庭裁判所に申し立てることができる。また、民法による扶養義務のほかにも生活保護法に

自動車の保有
障害者の通勤、交通機関の利用が著しく困難な地域に居住または通勤する場合または深夜勤務等で、自動車以外の通勤方法がない場合である。

よる保護に対して、他の法律による扶助を受けられる場合は、それらの扶助が優先される。

　以上のように、生活保護を受ける要件として、資産および能力の活用、扶養義務および他の法律による扶助をまずは活用するということが求められている。しかし、年金受給権はあるが、手続き中で受給までに時間がかかるために生活に困窮している場合や、使っていない土地を売りに出しているが買い手がつかず、手持ち金等を使い果たし、生活に困窮している場合など、急迫した事由がある場合には、一旦保護を受けて、年金の受給開始後および土地売却後に、受けた保護費の範囲内で返還すればよいとされている（63条　費用返還義務）。

(5) 生活保護法の原則Ⅰ

> **7条（申請保護の原則）**
> 　保護は、要保護者、その扶養義務者又はその他の同居の親族の申請に基づいて開始するものとする。但し、要保護者が急迫した状況にあるときは、保護の申請がなくても、必要な保護を行うことができる。

　すべての国民には保護請求権が認められているが、生活保護を受給するためには、まず、生活保護申請を行う必要がある。申請できるのは、要保護者、その扶養義務者、その他の同居の親族とされていて、精神保健福祉士や社会福祉士等のソーシャルワーカーが代わりに申請することはできない。このため、生活保護を申請することをためらっている要保護者に対しては、精神保健福祉士は、生活保護制度を丁寧に説明するとともに、保護の必要性があれば、生活保護の申請を促すことが期待される。なお、病気等で入院中のため、福祉事務所に出向いて申請ができない場合には、生活保護事務を担当するソーシャルワーカー等が出張面接をする。また、重篤な病状で入院し申請の意思表示ができないが、生活状況から医療費が支払えないと思われる場合や、乳児が置き去りにされた場合などの生活保護が必要と思われる急迫時には、福祉事務所の判断により生活保護の適用がされる。

(6) 生活保護の原則Ⅱ

> **8条（基準及び程度の原則）**
> 　保護は厚生労働大臣の定める基準により測定した保護者の需要を基とし、そのうち、その者の金銭又は物品で満たすことのできない不足分を補う程度において行うものとする。
> 2　前項の基準は、要保護者の年齢別、性別、世帯構成別、所在地域別その他保護の種類に応じて必要な事情を考慮した最低限度の生活の需要を満たすに十分なものであって、且つ、これをこえないものでなければならない。

　生活保護の基準は、厚生労働大臣が定めることとなっている。

生活保護費として支給される額は、**図4-2-1**のように、世帯収入と最低生活基準との差額となっている。世帯の収入が、最低生活基準に満たない場合は、保護が必要な世帯として、その差額が生活保護費として支給される。一方、世帯の収入が最低生活基準を超えている場合は、保護が必要でない世帯とされ、生活保護の対象とはならない。

図4-2-1　最低生活基準と生活保護費

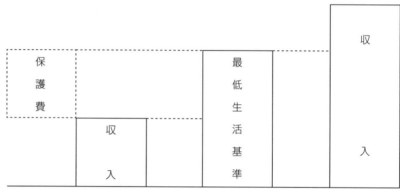

出典）筆者作成.

(7) 生活保護の原則Ⅲ

> **9条（必要即応の原則）**
> 保護は、要保護者の年齢別、性別、健康状態等その個人又は世帯の実際の必要の相違を考慮して、有効且つ適切に行うものとする。

必要即応の原則とは、保護の種類、方法、程度については、画一的・機械的にならず、それぞれの状況により必要な保護が行われるということである。たとえば、一定の障害にある者に対しては、障害者であることによって、健常者にはない生活上の出費の必要性があるということから障害者加算が設けてある。

(8) 生活保護の原則Ⅳ

> **10条（世帯単位の原則）**
> 保護は、世帯を単位としてその要否及び程度を定めるものとする。但し、これによりがたいときは、個人を単位として定めることができる。

世帯単位とは、一つ屋根の下に生活している家族全員を単位とすることである。3世代世帯において、一緒に生活していた無収入の祖父が入院し医療費を支払えなくても、祖父のみを保護対象とはしないで、世帯全体の収入と祖父の医療費も含んだ世帯全体の最低生活基準との比較で生活保護

の要否を決めることになる。また、高校生がアルバイトで得た収入を家計に入れなくとも世帯収入として世帯全体の要否を判定しなければならない。ほかに、出稼ぎで世帯を不在にしている者、就学のために寄宿舎住まいをしている者も同一世帯である。

　一方、同一世帯員であっても、別世帯として取り扱う世帯分離がある。たとえば、生活保護を受けている叔母の介護のために一時的に同居している場合、介護者の資産活用等を求めることはしないで、これまで通り叔母のみを保護することができる。また、結婚等により、1年以内に転出することが確定している子どもを保護対象としないことができる。このことにより、対象となる子どもに収入がある場合など、結婚資金を準備することが可能となる。

B. 生活保護の実施体制と援助方法

［1］事務組織

（1）国（厚生労働省）

　生活保護に関しては、厚生労働省内の社会・援護局が担当している。生活保護制度のほかの生活困窮関係も担当している保護課と生活保護事務の監査および指導助言等を行っている総務課指導監察室がある。

（2）都道府県

　都道府県には、生活保護事務に関して、厚生労働省の指示を受けて、都道府県内の**福祉事務所**に対する監査や生活保護申請、実施状況に関する要保護者からの不服申立の裁決などの役割がある。また、福祉事務所を設置していない町村の生活保護の実施という役割がある。

（3）市町村

　社会福祉法14条の規定により、（都道府県及び）市は福祉事務所を設置しなければならないとされているが、町村の設置は任意とされている。このため、市には必ず福祉事務所があり生活保護事務を担当しているが、町村の場合、福祉事務所を設置していないことが多い。福祉事務所を設置していない町村の生活保護の実施は、先述したように都道府県が福祉事務所を設置して実施している。

［2］生活保護の実施

（1）生活保護の機関

　生活保護法には、生活保護の実施に関して、**実施機関**、**補助機関**、**協力機関**が定めてある。それぞれの役割は**表4-2-1**の通りである。

福祉事務所
社会福祉法14条に規定されている福祉に関する事務所であり、2022（令和4）年4月1日時点で、都道府県205、一般市742、政令・中核市257、町村46の計1,250ヵ所ある。

表 4-2-1　福祉事務所の実施・補助・協力機関

実施機関	都道府県知事、市長および福祉事務所を管理する町村長が保護を決定し実施する（生活保護法19条）。
補助機関	社会福祉主事は、都道府県知事または市町村長の事務の執行を補助する者（同21条）であり、指導監督を行う所員（査察指導員）及び現業を行う所員（ケースワーカー）は社会福祉主事でなければならない。この現業員の人数は社会福祉法に標準数として規定（保護世帯80当たり1人）されている。なお、所の長、事務を行う所員は社会福祉主事でなくてもよい。
協力機関	民生委員は、市町村長、福祉事務所長または社会福祉主事の事務の執行に協力する（同22条）。

出典）筆者作成.

社会福祉主事
社会福祉法18条に規定されている地方自治体において福祉に関する事務を行うことを職務とする職員である。同法19条にはその資格要件として、年齢18年以上の者で、人格が高潔、思慮が円熟、社会福祉の増進に熱意がある者で、大学等で厚生労働大臣の指定する社会福祉科目を修めて卒業した者、厚生労働大臣の指定する養成機関又は講習会の過程を修了した者のほか、社会福祉士、精神保健福祉士が該当する。

民生委員
都道府県知事が、市町村推薦会の推薦に基づき推薦し厚生労働大臣が委嘱する。なお、民生委員法1条に、「民生委員は、社会奉仕の精神をもって、常に住民の立場に立って相談に応じ、及び必要な援助を行い、もって社会福祉の増進に努めるものとする」と規定されているように、住民に最も身近な立場で福祉の相談を受け、必要に応じて福祉事務所につなぐ役割を担っている。

（2）福祉事務所を設置していない町村長の役割

　福祉事務所を設置しない町村長は、生活保護の決定や実施を行うことはできないが、次のような役割がある。

　保護の実施機関または福祉事務所長から求められた場合、要保護者に関する調査を行うとともに、その町村の区域内において特に急迫した状況にある要保護者に対し応急的措置として必要な保護を行う（急迫保護）。また、被保護者の生計その他の状況の変動を発見したときは、保護の実施機関または、福祉事務所長にその旨通報する。さらに、管内の要保護者からの保護の開始または変更の申請を都道府県の福祉事務所に送致する。

　生活保護の決定および実施は、福祉事務所を設置している首長でなければ行うことはできないが、福祉事務所を設置していない町村長は、当該自治体内の生活保護を担当している都道府県知事および福祉事務所長への協力や応急的措置などを行うことで、生活に困窮する住民に対する支援を行っている。

［3］保護の種類

（1）保護の種類

　生活保護法11条には、保護の種類として、①生活扶助、②教育扶助、③住宅扶助、④医療扶助、⑤介護扶助、⑥出産扶助、⑦生業扶助、⑧葬祭扶助の8種類の扶助が定められている。

（2）保護の内容および方法

①生活扶助…金銭給付

　経常的生活扶助には、第1類と第2類がある。食費や衣類費等個人単位の経費である第1類は年齢別、光熱水費等の世帯単位の経費である第2類は世帯人数別に定めてある。扶助費の額は、在宅、救護施設等、入院（入

院患者日用品費）、介護施設（介護施設入所者基本生活費）によって異なる。なお、**生活扶助基準**は、全国を6つに区分している。また、11〜3月には冬の暖房費相当額としての冬季加算が計上される。

臨時的一般生活費には、保護開始時または長期入院後の退院、出産時、災害等で使用する布団、衣服がない場合などに対応する被服費、保護開始時または長期入院後の退院等で、最低生活に直接必要な家具什器がない場合に対応する家具什器費、小・中学校入学時の制服、学用品等の購入費に対応する入学準備金、早期就労による自立見込み者を対象とした就労活動促進費などがある。

②教育扶助…金銭給付

教育扶助は義務教育に関する扶助である。義務教育就学児童または生徒を対象として、被保護者、その親権者もしくは、後見人または、被保護者の通学する学校長あてに給付される。学用品費の購入等に対応する基準額、学級費、給食費のほか、学習支援費、必要最小限の通学交通費や校外活動参加費などがある。

③住宅扶助…金銭給付

住宅扶助費の基準額は1・2級地と3級地に分かれ、地域格差が大きいため都道府県ごとに、特別基準額がある。家賃、地代のほか、敷金、礼金、契約更新料にも対応している。また、修理等の住宅維持費や、豪雪時の雪おろし費用もある。なお、原則、被保護者への給付であるが、手続きにより家主に直接支払える。

④医療扶助…現物給付

医療扶助の診療方針および診療報酬は、国民健康保険の例によるとされていて、診療、薬剤、治療材料費、施術費、必要最小限の通院移送費に対応している。柔道整復、マッサージ等も治療上必要と認められれば給付可能である。被保護者は、指定医療機関とされている病院、診療所、薬局を利用するとされているが、急迫時には、指定を受けない医療機関への受診も可能である。

⑤介護扶助…現物給付

介護扶助は介護保険法の給付の範囲で行うもので、居宅介護、福祉用具、住宅改修、施設介護にかかる費用、移送費に対応している。指定介護機関に委託して行い、介護保険の自己負担分を介護扶助で支給する。

⑥出産扶助…金銭給付

出産扶助は助産について対応するものであり、出産時に医療行為があれば医療扶助で対応する。

生活扶助基準の区分
全国を1級地から3級地に3区分をしたうえで、各級地を2つに分けているため、6区分となっている。

163

⑦生業扶助…金銭給付

　生業扶助は仕事に関する技能修得や就職支度費のほか、高等学校等就学費として、基本額、教材代、入学料、受験料、通学費、学習支援費がある。また、大学等に進学した際に、新生活の立ち上げ費用として自宅通学、自宅外通学それぞれに一時金を給付する。

⑧葬祭扶助…葬祭を行う者へ金銭給付

　葬祭扶助の内容は、①検案、②死体の運搬、③火葬または埋葬、④納骨その他葬祭のために必要なものに対応している。

（3）加算・勤労者控除とその内容

　加算は、被保護者の個別的な特別需要に対応するものである。

　ひとり親または父母の両方が欠ける世帯に児童の人数によって算定される**母子加算**、障害等級の1級、2級もしくは3級または国民年金法施行令別表1級もしくは2級に該当する者等に対して行う**障害者加算**、妊娠の確認された月から、6ヵ月、出産の月から6ヵ月を限度として行う**妊産婦加算**、在宅で療養している患者で医師の診断により栄養の補給が必要と認められる者へ行う**在宅患者加算**、高等学校修了前の児童の養育を行う者に対して行う**児童養育加算**などがある。また、介護保険の第1号被保険者で、年金収入のない者への介護保険料分の**介護保険料加算**などがある。

　勤労者に対する必要経費の補てんと勤労意欲の助長を目的とする勤労控除制度として、**基礎控除、特別控除、新規就労控除、未成年者控除**、その他必要経費（社会保険料、交通費、組合費など）の控除などがある。

［4］生活保護受給中の権利・義務

　権利義務の周知は、保護申請があれば保護開始決定前でも行われる。また、保護申請前の生活相談においても求められれば周知する。

（1）権利

> **生活保護法56条（不利益変更の禁止）**
> 　被保護者は、正当な理由がなければ、既に決定された保護を、不利益に変更されることがない。

　収入申告の届け出が遅れたために収入認定が行われなかったが、正式な金額に基づいて認定された場合には、既に支給された保護費の金額が変更となる場合がある。

> **57条（公課の禁止）**
> 　被保護者は、保護金品及び進学準備給付金を標準として租税その他の公課を課せられることがない。

　生活保護費として被保護者に支給される保護金品に課税はされないとい

うことであり、商品等を購入したときの消費税のほか、収入への所得税は禁止されない。

> **58条（差し押さえ禁止）**
> 被保護者は、既に給与を受けた保護金品及び進学準備給付金又はこれらを受ける権利を差し押さえられることがない。

生活保護費は、最低生活を維持するために支給されるものであり、その権利を差し押さえることはできない。

（2）義務

> **59条（保護受給権の譲渡禁止）**
> 保護又は就労自立給付金若しくは進学準備給付金の支給を受ける権利は、譲り渡すことができない。

生活保護を受ける権利は、被保護者本人に対する最低生活の保障である。

10条の世帯単位の原則は、保護の要否判定としてのものであり、保護の受給権は、被保護者一人ひとりの権利である。

> **60条（生活上の義務）**
> 被保護者は、常に、能力に応じて勤労に励み、自ら、健康の保持及び増進に努め、収入、支出その他生計の状況を適切に把握するとともに支出の節約を図り、その他生活の維持及び向上に努めなければならない。

生活保護受給中の生活の基本的姿勢を示したものであり、これらの義務を果たしていなかったとしても、即時に保護の停止や廃止を行うものではない。しかし、このようなことが続く場合は、口頭および文書による指導・指示を行い、その後の手続きの結果、保護の停止、廃止にいたる場合もある。

> **61条（届け出の義務）**
> 被保護者は、収入、支出その他生計の状況について変動があつたとき、又は居住地若しくは世帯の構成に異動があつたときは、すみやかに、保護の実施機関又は福祉事務所長にその旨を届け出なければならない。

収入については、その金額を基に収入認定し生活保護費を決定するものであるから、原則、挙証資料を添付して申告書で行うことになっている。

> **62条（指示等に従う義務）**
> 被保護者は、保護の実施機関が、（省略）被保護者を救護施設、更生施設、（省略）その他の適当な施設に入所させ、（省略）保護を行うことを決定したとき、又は**第二十七条**の規定により、被保護者に対し、必要な指導又は指示をしたときは、これに従わなければならない。
> （2項、3項省略）
> 4　保護の実施機関は、前項の規定により保護の変更、停止又は廃止の処分をする場合には、当該被保護者に対して**弁明の機会**を与えなければならない。（省略）

指導・指示（27条）
「保護の実施機関は、被保護者に対して、生活の維持、向上その他保護の目的達成に必要な指導又は指示をすることができる」。

弁解の機会（62条4項）
弁明の機会を与える場合には、「あらかじめ、当該処分をしようとする理由、弁明をすべき日時及び場所を通知しなければならない」。

実施機関が、この指導または指示をするに当たっては、被保護者の自由を尊重し、必要の最小限度に止めなければならず、被保護者の意に反して、指導または指示を強制し得るものであってはならないとされている。また、被保護者は、実施機関による指導、指示、調査等について受け入れなければならず、これに違反した場合、保護の変更、停止または廃止にいたることがある。

63条（費用返還義務）
　被保護者が、急迫の場合等において資力があるにもかかわらず、保護を受けたときは、保護に要する費用を支弁した都道府県又は市町村に対して、すみやかに、その受けた保護金品に相当する金額の範囲内において保護の実施機関の定める額を返還しなければならない。

　4条に規定されてある資産活用に関して、生活保護受給後に実行された場合に、受けた保護の範囲内で返還するものである。

（3）不服申立て

　不服申立ての制度は1950（昭和25）年制定の現行の生活保護法で明文化された。つまり、旧生活保護時代においては、保護の決定に関して不服があったとしても、その決定に従うほかなかったわけである。この不服申し立てを行うことを審査請求という。

①審査請求（64・65条）

　市長および福祉事務所を設置する町村長あるいは福祉事務所長が行った保護の決定等の事務に関する処分について不服がある場合の審査請求は、都道府県知事に対して行うとされている。なお、この不服申し立ては、行政不服審査法の規定により、当該処分を知った日の翌日から起算して3ヵ月以内に行わなければならない。

　都道府県知事は、保護の決定等に関する事務の審査請求がされたときは、行政不服審査法の規定による諮問をする場合は、70日、それ以外の場合には50日の期間内に、当該審査請求に対する裁決をしなければならない。なお、この期間内に裁決がないときは、審査請求人は、当該審査請求が棄却されたとみなすことができる。このことにより、審査請求人は、速やかに後述する再審査請求および行政訴訟を提起することができる。

②再審査請求（66条）

　保護の決定等に関する事務の処分に対する審査請求についての都道府県知事の裁決に不服がある者は、厚生労働大臣に対して再審査請求をすることができる。再審査請求は、原裁決があったことを知った日の翌日から起算して1ヵ月以内に行わなければならない。

　厚生労働大臣は、再審査請求がされたときは、50日の期間内に、当該

再審査請求に対する裁決をしなければならない。

③審査請求と行政事件訴訟との関係（69条）

　実施機関の行った保護の処分の取消しの行政事件訴訟は、当該処分の審査請求の裁決を経た後でないと提起できない。これを審査請求前置主義という。なお、都道府県知事の裁決が出れば、行政事件訴訟を提起できる。また、同時に、再審査請求を提起することもできるし、再審査請求の後でも行政事件訴訟を提起できる。

［5］　生活保護の動向

（1）　戦後の保護動向の変遷

　第二次世界大戦後まもない時期の生活保護被保護人員は、200万人以上であり、保護率も20.0‰を超えていた。その後、神武景気（1954〔昭和29〕～1957〔昭和32〕年）、岩戸景気（1958〔昭和33〕～1960〔昭和35〕年）、オリンピック景気（1962〔昭和37〕～1964〔昭和39〕年）、イザナギ景気（1965〔昭和40〕～1970〔昭和45〕年）の好景気とめざましい戦後復興による経済成長により一時的な増加はあるものの保護人員、保護率ともに低下していった。

　1970年代以降は、第1次オイルショック等の影響もあり若干の増加傾向にあったが、1980年代半ばからの平成景気によって、被保護人員、保護率ともにいっきに減少し、1995（平成7）年には、被保護人員88万人、保護率7‰と制度始まって以来の最低水準となった。

　平成景気が終焉となった1996（平成8）年以降は、被保護人員、保護率ともに増加に転じ、2000年代初頭の好景気と言われた局面においても増加を続けた。この好景気は、生産拠点の海外移転、景気低迷期のリストラによる人員削減や非正規雇用による人件費の削減が貢献したもので、企業内に限った好景気であった。このため、働いても貯蓄ができない労働者層が、ひとたび病気やけがにより休職、失業となれば、最低生活水準を維持できなくなり生活保護申請に至ったことによるものである。

　その後も増加を続けていた被保護人員、保護率は、2014（平成26）年以降微減傾向にある。しかし、2020（令和2）年初頭からの新型コロナウイルス感染症の影響による景気変動や、2022（令和4）年2月に始まったロシアのウクライナ侵攻に関連する物価高騰など、予断を許さない状況が続いている。

（2）　世帯類型別生活保護の動向

　2022〔令和4〕年2月時点（概数）の世帯類型別生活保護の状況は、**表4-2-2**の通りである[(2)]。**高齢者世帯**が904,534世帯と全体の55.4％を占め

ている。さらに、この高齢者世帯は、834,584世帯（高齢者世帯の92％）が単身世帯である。高齢となり就労収入が減少したが年金収入だけでは最低生活を維持できず、配偶者と死別・離別等するなどしたうえに、扶養義務者からの援助も得られない者が増加しているといえる。

表4-2-2　世帯類型別生活保護世帯数および割合

総数			1,633,865	
				（構成割合）
世	高齢者世帯		904,534	（55.4％）
帯	内	単身世帯	834,584	（51.1％）
類	訳	2人以上の世帯	69,950	（4.3％）
型	高齢者世帯を除く世帯		729,331	（44.6％）
別	内	母子世帯	71,262	（4.4％）
割		障害者・傷病者世帯	407,798	（25.0％）
合	訳	その他の世帯	250,271	（15.3％）

※　保護停止中を除く
出典）厚生労働省ウェブサイト「生活保護の被保護者調査（令和4年2月分概数）」をもとに筆者作成.

障害者・傷病者世帯
世帯主が障害者加算を受けているか、障害、知的障害等の心身上の障害のため働けない者である世帯ならびに世帯主が入院（介護老人保健施設入所を含む）しているか、在宅患者加算を受けている世帯もしくは世帯主が傷病のため働けない者である世帯。

その他の世帯
高齢者世帯、障害者傷病者世帯、母子世帯のいずれでもない世帯。具体的には、世帯主が、健康体で働ける状態にあるが解雇されたために、現在求職中である世帯など。

母子世帯
現に配偶者がいない（死別、離別、生死不明および未婚等による）65歳未満の女子と18歳未満のその子（養子を含む）のみで構成されている世帯。

　次いで、**障害者・傷病者世帯、その他の世帯、母子世帯**の順となっている。

　生活保護を受給している世帯類型では、高齢者世帯が過半数を占め、母子世帯が最も少ない。しかし、2015（平成27）年の全世帯の構成割合では、高齢者世帯約2,380万世帯、母子世帯約75万世帯であり、全世帯に占める生活保護受給割合は、高齢者世帯約3％に対して、母子世帯約13％と4倍以上となっていた。つまり、母子世帯は、高齢者世帯よりも生活に困窮する割合が高いといえる。

(3) 入院・入院外別病類別医療扶助人員（表4-2-3）[3]

　生活保護受給者の**入院医療扶助人員**について、1960（昭和35）年度には、結核患者が53.3％と、全体の半数以上を占め、精神疾患によるものは27.4％であった。その後、精神疾患による入院は増加し、1970（昭和45）年度には50％となり、1980（昭和55）年度には59.1％を占めるまでになった。しかし、長期入院患者の地域移行の推進に伴い、退院可能な患者に対する実施機関の組織的な支援により、徐々に減少していき、2018（平成30）年度で、42.1％となっている。

　精神疾患による入院外医療扶助人員については、入院医療扶助人員の減

表 4-2-3 入院・入院外別病類別医療扶助人員の推移

年度	実 人 数（構成比%）							
	入　　院				入　院　外			
	総数	精神	その他		総数	精神	その他	
			結核	その他			結核	その他
1960	176,618 (100)	48,338 (27.4)	94,115 (53.3)	37,165 (21.0)	280,625 (100)	2,852 (1.0)	47,923 (17.1)	229,850 (81.9)
1970	191,103 (100)	95,459 (50.0)	9,900 (5.2)	85,774 (44.9)	510,680 (100)	12,168 (2.4)	23,500 (4.6)	475,012 (93.0)
1980	197,418 (100)	116,595 (59.1)	4,058 (2.1)	76,766 (38.9)	658,826 (100)	29,285 (4.4)	12,891 (2.0)	616,650 (93.6)
1998	130,358 (100)	64,743 (49.7)	65,616 (50.3)		623,008 (100)	77,055 (12.4)	545,953 (87.6)	
2005	131,104 (100)	62,479 (47.7)	68,625 (52.3)		1,076,710 (100)	142,121 (13.2)	934,589 (86.8)	
2006	130,487 (100)	59,239 (45.4)	71,248 (54.6)		1,095,746 (100)	38,411 (3.5)	1,057,334 (96.5)	
2018	111,127 (100)	46,775 (42.1)	64,352 (57.9)		1,640,316 (100)	73,106 (4.5)	1,567,211 (95.5)	

出典）国立社会保障・人口問題研究所ウェブサイト「『生活保護』に関する公的統計データ一覧：No.19『入院・入院外別病類別医療扶助人員の年次推移』（2021）」を参考に筆者作成.

少に伴い、1960（昭和35）年度の1%から、徐々に増加し、2005（平成17）年度には、全体の13.2%になっていた。しかし、2006（平成18）年度から、**障害者自立支援法**（現在の**障害者総合支援法**）の自立支援医療が施行されたことに伴い3.5%となった。これは、生活保護における他法優先により、生活保護受給者に自立支援医療が適用され、かつ、生活保護受給者の一部負担が免除されていることから、対象者への医療扶助が必要なくなったことによるものである。

（4）生活保護の開始および廃止理由

2018（平成30）年度の生活保護の開始理由の世帯類型別上位は、高齢者世帯では、「貯金等の減少・消失」「世帯主の傷病」「老齢による収入の減少」、母子世帯では、「貯金等の減少・消失」「働いていたものの離別等」「世帯主の傷病」、傷病世帯では、「世帯主の傷病」「貯金等の減少・消失」「急迫保護で医療扶助単給」、障害者世帯では、「貯金等の減少・消失」「世帯主の傷病」「仕送りの減少・消失」、その他の世帯では、「貯金等の減少・消失」「世帯主の傷病」「定年・失業」となっている。なお、全体では、「貯金等の減少・消失」「世帯主の傷病」の順となっている[4]。

一方、2018（平成30）年度の生活保護の廃止理由の世帯類型別上位は、高齢者世帯では、「死亡」「社会保障給付金の増加」「施設入所」、母子世帯では、「働きによる収入の増加・取得」「親類・縁者等の引き取り」「働き手の転入」、傷病世帯では、「死亡」「働きによる収入の増加・取得」、障害者世帯では、「死亡」「働きによる収入の増加・取得」「社会保障給付金の増加」、その他の世帯では、「働きによる収入の増加・取得」「死亡」「社会保障給付金の増加」となっている。なお、全体では、「死亡」「働きによる収入の増加・取得」の順となっている[(5)]。

C. 生活保護制度における精神保健福祉士の役割と課題

［1］生活保護制度における精神保健福祉士の役割

生活保護制度における精神保健福祉士の役割としては、法的に明確に位置づけられてはいない。しかしながら、行政機関、医療機関、地域の福祉事業所等にいる精神保健福祉士には、生活保護制度を必要としている精神障害者本人やその家族のために果たすべき極めて大きな役割がある。

福祉事務所にいる精神保健福祉士は、現業員（ケースワーカー）として**生活保護法**の運用を担うことになる。生活保護の相談、申請から資産調査（ミーンズテスト）、支給の決定、その後の支援までかかわることとなる。生活扶助では、精神障害者保健福祉手帳の1、2級に該当する精神障害者を対象に障害者加算が含まれている。また、医療を必要とする精神障害のある被保護者には医療扶助が受給される。生活保護法に規定されている保護施設として、救護施設、更生施設、医療保護施設、授産施設、宿所提供施設が挙げられる。精神障害者や他の障害をあわせもつ被保護者の中には、救護施設を利用し日常生活支援などを受けている者もいる。

医療機関にいる精神保健福祉士は、PSW（Psychiatric Social Worker）・MHSW（Mental Health Social Worker）あるいはMSW（Medical Social Worker）として生活保護を必要としている患者およびその家族のために生活保護制度につなぐ役割が期待される。具体的には、生活保護制度を必要とする人の発見、生活保護制度に関する正確な情報提供、わかりやすい説明、生活保護制度を必要とする患者を生活保護制度につなぐ、生活保護制度利用開始後からのフォローアップ、現業員との連携などが挙げられよう。

たとえば、生活保護の申請支援においては、退院後の地域生活において生活困難な患者に対して、本人や家族と話し合いながら生活保護の利用を検討し、生活保護制度を詳しく説明するとともに、福祉事務所と連携をと

りながら、生活保護の申請の支援を行うことになる。

　障害者総合支援法に基づく障害福祉サービス事業所にいる精神保健福祉士も同様に、生活保護を必要としている利用者およびその家族のために生活保護制度につなぐ役割が期待される。具体的には、生活保護制度を必要とする人の発見、生活保護制度の適切な説明、生活保護制度を必要とする利用者を生活保護制度につなぐ、生活保護制度利用開始後からのフォローアップ、現業員との連携などが挙げられよう。これらの役割は、主に指定特定相談支援事業所に配置されている相談支援専門員や障害者総合支援法に規定されている障害福祉サービス事業所に配置されているサービス管理責任者が行うことが期待される。たとえば、精神科病院に長期入院をしていた精神障害者で、障害年金1級を受給していた患者の場合、入院期間中は経済活動を行う機会も少ないため、ある程度金銭を貯蓄できる状況になる。そのような患者が、退院支援などを使いながら地域生活につながり、地域生活が定着する人も多い。地域生活を続けていく中で貯金が底をつき、その後生活保護の利用申請につながることもある。ある地域では、生活にかかる出費は月約10万円であるのに対し、障害基礎年金1級は月で約8万円程度である。地域生活を続けていく中で貯金が減っていくことになり、最終的に生活保護の申請、利用につながることが考えられる。このような事例を通して確認したいことは、病院から地域へ戻る際に、ある程度将来的な経済状況を本人や関係者と話し合い、想定しながら、計画的に生活保護を使うという点である。生活保護の申請は権利であり、利用者の生活保障のために制度をうまく活用していくことが精神保健福祉士の重要な役割である。精神保健福祉士は、本人の経済状況を見ながら、生活保護利用について本人と話し合い等を行っていくのである。

生活保護制度における相談支援専門員の役割について
➡ 第4章2節コラム参照。

［2］生活保護制度に関連する課題への精神保健福祉士の役割

　生活保護を受給している精神障害者の中には、本人の望む生活が制約されていて本人の権利が十分に保障されていなかったり、いわゆる「**貧困ビジネス**」の対象となり、劣悪な生活環境のもと本人の権利が侵害されている事例もある。精神保健福祉士は、精神障害者やその家族の権利を保障するとともに、制度的な不備、あるいはスティグマなどの差別や偏見の問題にも着目する。ミクロレベルからマクロレベルの広い視点をもち、生活保護の対象となる人の権利擁護から制度改善や地域の啓発活動への働きかけなど、幅広い実践を意識することが期待される。

注)

(1) 小山進次郎『生活保護法の解釈と運用』全国社会福祉協議会，1951，p.92.

(2) 厚生労働省ウェブサイト「生活保護の被保護者調査（令和4年2月分概数）の結果を公表します」.

(3) 国立社会保障・人口問題研究所ウェブサイト「『生活保護』に関する公的統計データ一覧：No.19『入院・入院外別病類別医療扶助人員の年次推移』(2021)」.

(4) 国立社会保障・人口問題研究所ウェブサイト「『生活保護』に関する公的統計データ一覧：No.12『保護の開始世帯数（理由、世帯類型、構造別）』(2021)」.

(5) 国立社会保障・人口問題研究所ウェブサイト「『生活保護』に関する公的統計データ一覧：No.14『保護廃止世帯数（理由、世帯類型、構造別)』(2021)」.

理解を深めるための参考文献

● 岡部卓『福祉事務所ソーシャルワーカー必携—生活保護における社会福祉実践（新版)』全国社会福祉協議会，2014.

生活保護ケースワーカーの相談受付から保護の申請・決定、そして受給時の留意点および所内職員との関係、関係機関との連携・協働について、福祉事務所の役割とともに解説している。

● 岩田正美『生活保護解体論—セーフティネットを編みなおす』岩波書店，2021.

現行の「生活保護制度」のかかえるさまざまな課題の分析から、「生活保護制度」が、最後のセーフティネットとしての機能を果たすための大胆な解体論を展開している。

● 吉永純・衛藤晃／全国公的扶助研究会監修『Q & A 生活保護ケースワーク支援の基本』よくわかる生活保護ガイドブック2，明石書店，2017.

生活保護現場における支援・実践の基本ガイドシリーズに位置づけられている。生活保護におけるケースワークの活用について、事例を用いて説明している。

生活保護制度の利用について大切なこと

社会福祉法人 藤聖母園 相談支援事業所 藤 管理者兼主任相談支援専門員　長谷川さとみ

　私は、基礎資格として精神保健福祉士、社会福祉士を所持しており、相談支援専門員として10年ほどの経験をもっている。

　相談支援事業（特定・一般・障害児相談支援）を行う中で、経済的支援や生活保護制度とのかかわりは多い。たとえば、障害年金と就労継続支援B型の工賃だけで、単身生活を維持することは難しい。精神状態は安定していても、就労する体力が伴わない方もいる。年齢が上がってくると、福祉就労も難しくなる。このような場合、生活保護を申請して暮らす方も多い。もちろん、他法優先のため、障害年金を申請していない場合は、申請可能か確認し、手続きを行う。家族等からの支援が必要であれば、協力を依頼する。ただ、精神疾患をおもちの方の場合、家族と疎遠となっている事例もあり、ご本人が連絡先を知らないこともある。その際には、福祉事務所に申請後に、行政から連絡を取ってもらうこととなる。

　生活保護を受給してからも、入院や退院の連絡、生活場所の変更など、ご本人からの説明が難しい場合には、こちらから連絡を行うこともある。病状が悪化しているが、受診につながらない場合にも、福祉事務所に相談し、対応を協議することもある。申請手続きの支援のみならず、地域生活を支援する業務であることから、生活保護受給後ももちろん関与は継続していく。

　支援している方の中には、仕事が長続きせず、離転職を繰り返す中で、ハローワークなどの勧めで、精神科病院を受診し、自閉スペクトラム症の診断がついた方もいる。アセスメントをとると、金銭的に困窮している、計画的に金銭を使うことが難しい、借金を抱えている、当座の生活費がないということもある。その際には、障害年金と生活保護の申請を同時に進めていく。さらに、ケースによっては自己破産につながることもあり、相談支援専門員の業務は多岐にわたる。

　生活保護制度の概要理解はもちろんだが、生活者の支援をするという視点からすると、より具体的な内容を理解する必要がある。たとえば、医療機関を受診する際に、医療券はどのようにしてもらうか、収入申告書はどのように記載するかなど、実際に行う手続きについて理解をしていないと、ご本人への説明ができない。最初からすべてを理解して業務を行うことは難しい。かかわるケースを通して、実践を経て、知識を身につけ、ほかの方の支援にも活かしていくことが重要である。

　生活保護法の根拠となる日本国憲法25条生存権および、13条幸福追求権、障害者基本法の理念を忘れることなく、利用者に向きあう必要がある。どのような疾患や障害があっても、その方の能力を活かしてできる仕事、活動を行うこと、その際にいかなる手段を講じても生活を維持することが難しい場合に、生活保護制度にたどり着くという考えをもち、支援にあたることが大切である。

3. 生活困窮者自立支援制度と精神保健福祉士の役割

A. 生活困窮者自立支援制度の概要

［1］制度創設の背景

　日本の社会保障は、まず、医療・年金・雇用・労働者災害の社会保険を第1のセーフティネットとして貧困に陥ることを予防している。そして、社会保険では最低限度の生活を維持することができなくなったときのための最後のセーフティネットとして公的扶助である生活保護制度による最低生活を保障している。しかしながら、生活保護制度の利用率（保護率）の全国平均は2％弱であり、貧困調査における**貧困率**をはるかに下回っている[1]。この理由としては、生活保護世帯に占める高齢者世帯が50％を超え、次いで、傷病世帯、障害者世帯であるように、明らかに就労困難な状況にある世帯が大半を占めていることにある。つまり、解雇や倒産による失業のほか、就労可能な状況にありながら適職への就職ができないために生活に困窮し、その状態が続けば生活保護対象となる可能性のある若年層等への支援が不十分であった。このため、2011（平成23）年に、雇用保険が受けられない場合でも職業訓練を受けながら生活支援金の給付を受ける就職者支援制度が創設されたが、この制度を活用していない人もいる。また、生活保護受給には至っていないものの、何らかの困りごとを抱えていて、いずれは、そのことが生活へ影響しそうだが、どこへ相談すればよいかがわからないといった人も存在している。

　このような状況を踏まえ、2013（平成25）年に創設されたのが、**生活困窮者自立支援制度**である。これまで、第1のセーフティネットとしての社会保険制度（医療・年金・雇用・労災）と最後のセーフティネットとしての公的扶助（生活保護制度）であった日本の社会保障制度に、第2のセーフティネットとして生活困窮者自立支援制度が創設された。本制度が、**図4-3-1**のように、社会保険制度と公的扶助制度の中間的制度として機能することにより、社会保障制度全体が効果的に実施されることが期待されている。

［2］生活困窮者支援における生活困窮者自立支援制度の役割

　生活困窮者自立支援制度の支援対象である「生活困窮者」とは、**生活困**

図4-3-1　生活困窮者自立支援制度と社会保険制度および公的扶助制度の関係

```
┌─────────────────────────────────────────────────┐
│ 第１のセーフティネット社会保険（医療・年金・雇用・労災）  │
└─────────────────────────────────────────────────┘
① ↓ ↑ ②
┌─────────────────────────────────────────────────┐
│ 第２のセーフティネット就職者支援制度＋生活困窮者自立支援制度 │
└─────────────────────────────────────────────────┘
③ ↓ ↑ ④
┌─────────────────────────────────────────────────┐
│ 第３のセーフティネット公的扶助（生活保護制度）         │
└─────────────────────────────────────────────────┘
```

出典）筆者作成.

窮者自立支援法の３条１項に、「就労の状況、心身の状況、地域社会との関係性その他の事情により、現に経済的に困窮し、最低限度の生活を維持することができなくなるおそれのある者」と定義されている。つまり、社会保険制度だけでは、生活困窮に陥る可能性がある人であり、そのままの状態が続けば、生活保護制度の対象となる人である。そこで、生活困窮者自立支援制度を担当する自立相談支援機関は、**図4-3-1**の矢印①のように、そのような人の相談を受け（**インテーク**）、困窮の状況を明らかにするとともに、困窮の原因となっている生活課題を明らかにする（**アセスメント**）。そのうえで、相談者の思いに寄り添いながら相談者が生活課題を自らの力で解決するための支援計画を立て（**プランニング**）、望む生活を実現するための伴走者として支援を行う（**インターベンション**）ものである。そして、生活課題が解決したのちは、矢印②のように、社会保険を活用して自立した生活を行うこととなる。なお、相談段階で最低限度の生活を維持することができない場合は、矢印③のように、生活保護制度へつなぐこととなる。また、矢印④のように生活保護を受給していた人が、最低生活基準を上回る経済状態となり自立したものの、生活に不安を抱えている場合に、その相談を受け支援を行う場合もある。

　第１のセーフティネットである社会保険と最後のセーフティネットである公的扶助（生活保護）との相違点として、社会保険が貧困状態に陥ることを防ぐという防貧的機能を果たしているのに対して、公的扶助は、生活困窮状態になった人を救うという救貧的機能を果たしているといわれている。第２のセーフティネットとして、これらの間に位置する生活困窮者自立支援制度は、生活保護受給になる前の支援であることから必須事業である自立相談支援事業は、防貧的機能を果たすといえる。しかし、任意事業の一時生活支援事業は、「宿泊場所の供与、食事の提供その他当該宿泊場所において日常生活を営むのに必要な便宜として厚生労働省令で定める便宜を供与する」（３条６項１号）ものであり、住まいや食事もままならない困窮状況にある者に対する救貧的機能を備えているといえる。一方で、

生活困窮者自立支援制度のつなぎ先機関
厚生労働省ウェブサイトの生活困窮者自立支援制度「自治体の支援実績」によると、2018（平成30）年５月分の新規相談21,181件のうち、「他の制度・機関へのつなぎ」となった4,830ケースのつなぎ先機関を見ると、「福祉事務所（生活保護担当部署）」が2,049人と最も多い。

他の任意事業である就労準備支援事業、家計改善支援事業、子どもの学習・生活支援事業、必須事業である住居確保給付金については、防貧的機能を果たすものといえる。このように、生活困窮者自立支援制度は、防貧的機能をもつ社会保険と救貧的機能をもつ公的扶助の間で、防貧的機能および救貧的機能をあわせもった制度として、生活困窮者への支援を実施するものである。

次に、2条1項には、この法律の理念として、「生活困窮者に対する自立の支援は、生活困窮者の尊厳の保持を図りつつ、生活困窮者の就労の状況、心身の状況、地域社会からの孤立の状況その他の状況に応じて、包括的かつ早期に行われなければならない」と規定されている。対象者一人ひとりの人権を尊重しつつ、思いに寄り添い、抱える課題解決のために、適切な支援を提供していくものである。また、支援においては、「地域における福祉、就労、教育、住宅その他の生活困窮者に対する支援に関する業務を行う関係機関及び民間団体との緊密な連携その他必要な支援体制の整備に配慮して行われなければならない」（同2項）とある。自立支援相談機関は、地域のあらゆる社会資源と連携・協働して、生活困窮者の支援に当たることはもちろん、地域に潜在化している生活困窮者を早期に発見し、適切な支援へとつないでいく**アウトリーチ**の役割が求められている。

［3］生活困窮者自立支援制度の実施主体

生活困窮者自立支援事業の実施責任は4条に、「市（特別区を含む。）及び福祉事務所を設置する町村は、この法律の実施に関し、関係機関との緊密な連携を図りつつ、適切に生活困窮者自立相談支援事業及び生活困窮者住居確保給付金の支給を行う責務を有する。」と規定されている。町村の福祉事務所の設置は任意であるため、町村が福祉事務所を設置していない場合は、その町村を管轄する都道府県の福祉事務所が生活困窮者自立支援事業の実施責任を有する。なお、5条2項に、「都道府県等は、生活困窮者自立相談支援事業の事務の全部又は一部を当該都道府県等以外の厚生労働省令で定める者に委託することができる」と規定されていて、福祉事務所設置自治体が生活困窮者自立支援事業を直接実施するほか、社会福祉協議会等の社会福祉法人や医療法人、特定非営利法人（NPO法人）等に事業を委託[2]して実施している。

支援においては、自立相談支援機関が、以下に概説する事業や他の社会資源を活用して相談者の意向に沿った支援計画を立てて行っていくこととなる。この支援計画を策定すると、本事業創設時から支援にかかわる関係機関による支援調整会議を開催している。この支援調整会議では、自治体

自立相談支援事業の実施形態状況
自治体の直営が317自治体（35.1％）、委託が493自治体（54.7％）、直営と委託の両方が92自治体（10.2％）となっている。委託先は、社会福祉協議会が446（76.2％）で、全体の4分の3を占めている。次いで、NPO法人が69（11.8％）、社会福祉協議会以外の社会福祉法人が51（8.7％）などとなっている[2]。

職員からの税や保険料等の納付状況などの個人情報を必要とすることもあるが、これらの情報は本人同意が得られた場合に情報共有できるものである。このため、2018（平成30）年の本法改正において、支援会議を組織することができる（9条）とされた。この支援会議は、福祉事務所設置自治体が組織するもので、自立相談支援機関を中心に構成され、生活困窮者に対する自立の支援を図るために必要な情報の交換を行うとともに、生活困窮者が地域において日常生活および社会生活を営むのに必要な支援体制に関する検討を行う。なお、支援会議には、必要に応じて、関係機関等に対し、生活困窮者に関する資料または情報の提供、意見の開陳その他必要な協力を求めることができ、関係機関等は、この求めがあった場合には、これに協力するように努めるものとされている。このように、生活困窮者自立支援事業においては、対象者の支援のために地域のあらゆる関係機関が一体となって関与していくことが求められている。なお、支援会議は、個人情報を取り扱うことから、支援会議の事務に従事する者または従事していた者は、正当な理由がなく、知り得た秘密を漏らしてはならないというように守秘義務が課せられている。

［4］ 生活困窮者自立支援法の事業内容

　1条には、この法律の目的として、「この法律は、生活困窮者自立相談支援事業の実施、生活困窮者住居確保給付金の支給その他の生活困窮者に対する自立の支援に関する措置を講ずることにより、生活困窮者の自立の促進を図る」と規定されている。以下に、自立相談支援機関の必須事業である生活困窮者自立相談支援事業、生活困窮者住居確保給付金の支給および生活困窮者就労準備支援事業等の任意事業について概説する。

(1) 生活困窮者自立相談支援事業（必須事業）

　就労の支援その他の自立に関する問題につき、生活困窮者および生活困窮者の家族その他の関係者からの相談に応じ、必要な情報の提供および助言をし、ならびに関係機関との連絡調整を行うとともに、生活困窮者に対し、認定生活困窮者就労訓練事業の利用についてのあっせんを行う。また、生活困窮者に対し、生活困窮者に対する支援の種類および内容等を記載した計画を作成し、生活困窮者の自立の促進を図るための支援を包括的かつ計画的に行うための援助を行う事業である。

(2) 生活困窮者住居確保給付金（必須事業）

　生活困窮者のうち離職等により経済的に困窮し、居住する住宅の所有権もしくは使用および収益を目的とする権利を失い、または現に賃借して居住する住宅の家賃を支払うことが困難となったものであって、就職を容易

にするため住居を確保する必要があると認められるものに対し給付金を支給する事業である。

(3) 生活困窮者就労準備支援事業（任意事業）

雇用による就業が著しく困難な生活困窮者に対し、一定の期間にわたり、就労に必要な知識および能力の向上のために必要な訓練を行う事業である。

(4) 生活困窮者家計改善支援事業（任意事業）

生活困窮者に対し、収入、支出その他家計の状況を適切に把握することおよび家計の改善の意欲を高めることを支援するとともに、生活に必要な資金の貸付けのあっせんを行う事業である。

(5) 生活困窮者一時生活支援事業（任意事業）

一定の住居を持たない生活困窮者に対し、一定の期間にわたり、宿泊場所の供与、食事の提供その他当該宿泊場所において日常生活を営むのに必要な便宜として厚生労働省令で定める便宜を供与する。なお、本事業を利用しようとする者には、対象者および対象者の属する世帯員の資産および収入状況等に関する要件がある。

また、本事業の利用により、住居を有した後も、住居を失うおそれがあり、地域社会から孤立している場合、一定の期間にわたり、訪問による必要な情報の提供および助言その他の現在の住居において日常生活を営むのに必要な便宜としての事業を行う。

(6) 子どもの学習・生活支援事業（任意事業）

生活困窮者である子どもに対し、学習の援助を行う事業、生活困窮者である子どもおよびその子どもの保護者に対し、子どもの生活習慣および育成環境の改善に関する助言をする事業である。また、生活困窮者である子どもの進路選択その他の教育および就労に関する問題について、子どもおよびその子どもの保護者からの相談に応じ、必要な情報の提供および助言をし、ならびに関係機関との連絡調整を行う。

(7) 生活困窮者就労訓練事業の認定

都道府県知事は、雇用による就業を継続して行うことが困難な生活困窮者に対し、就労の機会を提供するとともに、就労に必要な知識および能力の向上のために必要な訓練その他の便宜を供与する事業が生活困窮者の就労に必要な知識および能力の向上のための基準として厚生労働省令で定める基準に適合している場合に、生活困窮者就労訓練事業として認定する。

［5］事業利用時の資産および収入状況等の勘案

生活困窮者自立支援法に規定されている事業のうち、「住居確保給付金」「生活困窮者就労準備支援事業」「生活困窮者一時生活支援事業」を利

用しようとする者には、対象者および対象者と同一の世帯に属する者の資産および収入の状況その他の事情を勘案するとされている。つまり、本事業の対象者は、「就労の状況、心身の状況、地域社会との関係性その他の事情により、現に経済的に困窮し、最低限度の生活を維持することができなくなるおそれのある者」と定義されていることから、防貧的機能をもつ制度であるが、**資産調査（ミーンズテスト）**を伴うとともに、生活保護制度と同様に、世帯単位を原則としている事業といえる。

［6］生活困窮者自立支援事業の支援の内容と過程

「**［1］制度創設の背景**」で述べたように、本事業の対象者は、働きたくても働けない、住む所がないなど、生活全般にわたる困りごとを抱えた生活保護受給者以外の生活困窮者であり、複合的な生活課題を抱えながら、これまで「制度の狭間」に置かれてきた人である。支援内容としては、相談窓口で一人ひとりの状況に合わせた支援プランを作成し、専門の支援員が一定の収入要件を満たしている相談者に寄り添いながら、他の専門機関と連携して、解決に向けた支援を行うものである。

まず、生活に困りごとや不安を抱えている者の相談を支援員が受けて、どのような支援が必要かを相談者と一緒に考え、具体的な支援プランを作成し、寄り添いながら自立に向けた支援を行う。その際、離職などにより住居を失った人、または失うおそれの高い人に対しては、就職に向けた活動をするなどを条件に、一定期間、家賃相当額を住居確保給付金として支給し、生活の土台となる住居を整えたうえで、就職に向けた支援を行う。また、すでに住む場所を失い、仕事にもついていない場合には、一時生活支援事業により、住まいを確保するとともに、食事等生活に必要な支援を受けながら、就職に向けた支援を受けることとなる。

次に、就労したいという希望はあるものの、これまでの生活状況等から、社会との関係形成や他者とのコミュニケーションに課題があるなど、直ちに就労が困難な人には、就労準備支援事業として、6ヵ月から1年の間、プログラムに沿って、一般就労に向けた基礎能力を養いながら就労に向けた支援や就労機会の提供を行う。具体的には、個別の就労支援プログラムに基づき、地域の公園や社寺の清掃などのボランティア活動から始めて、地域住民との交流を通して、コミュニケーション力を高めるなどしたのちに社会福祉施設の環境整備などの経験を積んで、就労への自信を醸成している。そのほかに、就労に向けての履歴書等の書類作成や資格取得の支援等も行っている。

また、一定の収入はあるものの、借金返済により、生活が圧迫されてい

生活困窮者自立支援事業の支援対象者
「経済的に困窮し、最低限度の生活を維持することができなくなるおそれのある者」とされていて、生活を維持するに十分な収入があれば、支援の対象とはならない。一方で最低生活を維持できないほど生活に困窮していれば、**図4-3-1**に示したように、生活困窮者自立支援制度から生活保護制度の申請へとつなぐこととなる。

る場合や、計画的な消費ができない人に対しては、家計改善支援事業を活用する。ファイナンシャルプランナー等の資格をもつ家計改善支援員が、相談者自身が家計状況の根本的な課題等を把握し、家計を管理できるように、状況に応じた支援計画の作成、相談支援、関係機関へのつなぎ、必要に応じて貸付のあっせん等を行い、早期の生活再生を支援する。

なお、生活困窮世帯の子どもの学習・生活支援は、いわゆる相談支援事業とは分離して実施されている。実施形態としては、自治体が、地域の退職教員等の人材を募って直営しているほか、NPO法人や教育関連事業所等に事業委託している。具体的には、子どもの学習支援をはじめ、日常的な生活習慣、仲間と出会い活動ができる居場所づくり、進学に関する支援、高校進学者の中途退学防止に関する支援等、子どもと保護者の双方に必要な支援を行うものである。この子どもの学習・生活支援事業には、学生ボランティアや地域住民がスタッフとして参加している。また、近年、活動が活発化している子ども食堂との連携事業として、フードバンクからの食材提供を受けるなど、地域のさまざまな社会資源が一体となって取り組むことで、住民活動の組織化にもなっている。

生活困窮者自立支援制度の各事業と支援過程は**図4-3-2**の通りである。相談者が来所するとインテークとしての面接を行い、相談内容によっては、

図4-3-2　生活困窮者自立支援制度の各事業と支援過程

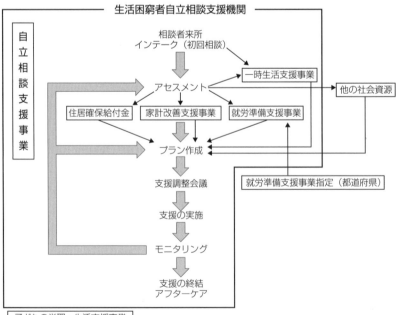

出典）筆者作成.

一時生活支援事業の利用となる場合もある。インテーク面接の後には、相談者が抱えている課題の詳細確認や課題が生じている要因とともに相談者が置かれている環境等の情報を収集し分析したうえで、現状を把握（評価）するためのアセスメントを行う。そのアセスメント状況をもとにして、相談者とともに、どの支援が必要なのかを考え支援プランを作成する。この際には、生活困窮者自立支援事業に限らず、他の制度やシステム等活用可能な社会資源も含めて検討する。相談者も納得して取り組むプランが完成したら、プランに沿った支援が実施される。その後は一定期間ごとにモニタリングとして支援経過を確認するとともに、支援結果が思わしくない場合には、必要に応じて、再プランの作成や再アセスメントを行う。このような過程を経て課題解決に至れば、支援の終結となる。相談者が希望すれば、支援終結後も、近況確認等の簡単な面接や電話連絡などのアフターケアも実施される。

［7］生活困窮者自立支援事業の実施状況

2015（平成27）年の生活困窮者自立支援事業開始以来の実施状況は、表4-3-1の通りである[3]。

表4-3-1　支援状況調査

／年度	2015	2016	2017	2018	2019	2020
新規相談受付件数①	226,411 14.7%	222,426 14.5%	229,685 14.9%	237,665 15.5%	248,398 16.2%	786,163 51.4%
プラン作成件数②	55,570 3.6%	66,897 4.3%	71,923 4.6%	77,265 5.0%	79,429 5.2%	139,060 9.1%
就労支援対象者数③	28,207 1.8%	31,970 2.1%	31,912 2.1%	33,969 2.2%	35,431 2.3%	76,100 5.0%
就労者数⑤	21,465 ※	25,588 17,836	25,332 17,958	25,001 16,333	25,212 16,717	20,659 14,502
増収者数⑥	6,946 ※	17,836 7,199	6,390 4,414	9,031 5,079	8,650 4,890	11,902 5,924
就労・増収率④ （＝⑤＋⑥／③）	―	71%	70%	63%	61%	27%

※　就労支援対象プラン作成者.
出典）厚生労働省ウェブサイト「生活困窮者自立支援制度支援状況調査の結果について」をもとに筆者作成.

新規相談受付件数、相談受付後のプラン作成件数、就労支援対象者数、就労者数、増収者ともに、若干減少した年はあるものの年々増加している。なお、2020（令和2）年度の増加については、新型コロナウイルス感染症

の影響から、休業や離職に至ったものからの相談が含まれている。就労支援対象者のうち、就労に至ったのは3割弱であるが、プラン作成をしたうえで、適切に相談に対応している。

表4-3-2⁽⁴⁾のように、任意事業の実施状況についても、年々増加している。なかでも子どもの学習・生活支援事業については、生活困窮者自立支援事業を実施している福祉事務所設置自治体のおよそ6割が実施している。この事業は、子どもの学力不足や生活環境における課題が、将来の就職に影響を及ぼすという貧困の連鎖の解消への取組みの一つとして実施されている。

また、自立相談支援事業の相談員の資格としては、**表4-3-3**⁽⁴⁾のように、主任相談支援員、相談支援員、就労支援員ともに、社会福祉士が最も多い。精神保健福祉士の配置状況については、主任相談支援員では13.5%、相談支援員9.3%、就労支援員7.0%となっていて、介護支援専門員、介護福祉

表4-3-2　任意事業実施自治体数

事業／年度	2015	2016	2017	2018
就労準備支援事業	244 27%	363 39%	391 43%	435 48%
一時生活支援事業	176 20%	229 25%	258 29%	277 31%
家計相談支援事業	220 22%	302 32%	361 40%	403 45%
子どもの学習・生活支援事業	301 33%	417 46%	506 56%	536 59%

出典）厚生労働省ウェブサイト　厚生労働省社会・援護局地域福祉課生活困窮者自立支援室「平成30年度生活困窮者自立支援制度の実施状況調査集計結果」をもとに筆者作成.

表4-3-3　自立相談支援事業支援員の資格割合

資格／職種	主任相談支援員	相談支援員	就労支援員
社会福祉士	44.6%	32.9%	20.7%
精神保健福祉士	13.5%	9.3%	7.0%
介護支援専門員	17.3%	9.2%	7.7%
介護福祉士	11.7%	9.2%	7.8%
社会福祉主事	39.5%	25.6%	19.4%

出典）厚生労働省ウェブサイト　厚生労働省社会・援護局地域福祉課生活困窮者自立支援室「平成30年度生活困窮者自立支援制度の実施状況調査集計結果」をもとに筆者作成.

士とともに、自立相談支援事業の支援員としての役割を果たしている。

[8] 生活困窮者自立支援制度の課題

　生活困窮者自立相談支援機関には、生活困窮者の実態を早期に把握したうえで、「待ちの姿勢」ではなく、**アウトリーチ**を含めた対応を行うことが求められている。その理由として、「生活困窮者の課題は複合していることが多く、相談窓口につながりにくい場合があること、問題が長期化することにより解決が困難となること、生活困窮者の中には自らSOSを発することができない者も多いこと」[5]が指摘されている。早期把握の仕組みづくりは喫緊の課題といえる。

　このような取組みが求められている自立相談支援機関ではあるが、現状では十分に対応できているとはいえない。自立相談支援機関の設置状況は、人口10万人から20万人規模の自治体においても市内全域を担当する1ヵ所であり、支援員の設置状況は、相談支援員、就労支援員、家計改善支援員それぞれ2～3人となっている。よって、日々の来所相談者への対応に終始することが多く自立相談支援機関としては、「待ちの姿勢」とならざるを得ない状況である。

　このような現状への対応として、2020（令和2）年度からひきこもり地域支援センターとの連携強化対策として、「**アウトリーチ支援員**」の配置が始まっている。しかし、支援対象者が限定的であることや人材確保が追いついていないという状況である。よって、潜在的な生活困窮者の早期発見のための体制づくりとしては、住民の生活圏域ごとに設置されている地域包括支援センターとの連携が進められている。地域包括支援センターは、介護保険法に規定されている機関であり、保健師、社会福祉士、主任介護支援専門員が専門職として配置され、主に在宅高齢者の生活相談に対応するとともに、地域での介護予防事業や健康づくりを行っている。また、地域の民間機関である郵便局やスーパーマーケットなどからの情報提供へ対応している事例もある。地域住民に密着した活動の中から、生活困窮者の情報を得ることで、自立相談支援機関と連携、協働してアウトリーチを展開していくことが可能となる。さらに、2021（令和3）年に創設された**重層的支援体制整備事業**に自立相談支援機関を位置づけることで課題とされているアウトリーチ機能を果たしていくことが可能である。

重層的支援体制整備事業
高齢、障害、児童等の対象者ごとへの支援ではなく、地域住民全体を支援する体制の構築をめざすもので、「相談支援」「参加支援」「地域づくりに向けた支援」を一体的に実施する事業である。

B. 生活困窮者自立支援制度における精神保健福祉士の役割

　本制度は、**生活困窮者自立支援法**に規定されていて、自治体のほか、社会福祉協議会や社会福祉法人、医療法人、一般社団法人、特定非営利活動法人（NPO法人）などが事業実施者となっている。これらの事業実施者に所属する精神保健福祉士の役割について概観をする。

　本法の対象となる「生活困窮者」とは、「現に経済的に困窮し、最低限度の生活を維持することができなくなるおそれのある者」（3条1項）となっていて、生活困窮の状況であれば誰もが使える仕組みとなっている。その中には、生活困窮の状況にある精神障害者が利用することも想定される。

　生活困窮者自立支援制度の内容は、**第4章3節A**に記載されている通り、自立相談支援事業、住居確保給付金の支給、就労準備支援事業、一時生活支援事業、家計相談支援事業、学習支援事業その他生活困窮者の自立の促進に関し包括的な事業から構成されている。

　自立相談支援事業では、生活困窮者（相談者）からの相談に早期かつ包括的に応じる相談窓口となることから、精神保健福祉士には、インテークにおいて受容と傾聴の姿勢と、経済状況および生活状況に関するアセスメント能力が求められる。精神障害者の場合、主訴が明確にできないこともあることから、担当となる精神保健福祉士には、精神疾患や精神障害の特性を理解しながら、相談者の不安を軽減するようなかかわりが求められよう。具体的な支援プラン（自立支援計画）の作成においても、精神障害者に寄り添いながら自立に向けた支援を行っていく。また、関係機関との連絡調整や支援の実施状況の確認なども行う。

　住居の確保は生活の基盤であり、精神障害者が安定した地域生活を送るための最重要な社会資源の一つである。また、安定した地域生活を保障するためには医療サービス（外来受診、デイケアなど）とのつながりも重要であることから、相談窓口の精神保健福祉士は、本人の了解のもと、関係機関との連絡調整を行うこともある。

　本事業における就労準備支援事業とあわせて、精神障害者の場合、障害者総合支援法における就労支援サービスの利用も検討する必要がある。相談支援事業所の**相談支援専門員**との連携なども想定される。

　家計改善支援事業においても、精神障害の特性や相談者の個別性を理解し、本人から丁寧に話を聞き、家計状況から課題を把握するとともに、相談者が自ら家計を管理できるように、状況に応じた支援計画の作成、相談援助、関係機関の紹介、貸付のあっせん等を行い、早期の生活再生の支援

を行っていくことが求められる。

　就労訓練事業においては、直ちに一般就労することが難しい人が対象であり、その人に合った作業機会を提供し、個別の就労支援プログラムに基づく一般就労に向けた支援を中・長期的に実施する。就労に向けた訓練は、**障害者総合支援法**に規定されている就労支援サービスもあることから、上記の通り、相談支援事業所の相談支援専門員との連携も考えられる。また、ケースによっては、**障害者就業・生活支援センター**や**障害者職業センター**との連携も視野に入れる必要がある。

　上記のように、住宅の確保、就労の場の提供、生活困窮世帯の子どもの学習・生活支援、そして、住居のない利用者に対して衣食住の提供などを行う。これらの事業の対象は、生活に困窮しているすべての人であるが、その中には精神障害者やその家族なども含まれてくる。

　この制度は、誰でも使えることがメリットである。生活に困窮していて相談できる人は直接相談に行くことで解決の糸口につながることもできるが、相談に行けない人に対して、必要な情報提供を行い、本制度につなげる役割が精神保健福祉士には求められる。

　生活困窮に関する相談を通して、精神障害のある本人、あるいは相談者に精神障害のある家族がいることが発見されるケースなども実際にはある。医療機関や地域の障害福祉サービス事業者につなげることも、生活困窮者自立支援制度担当の精神保健福祉士には求められる役割の一つである。

　たとえば、生活困窮者自立支援制度につなげる職種として相談支援専門員が考えられる。精神障害等の何らかの障害があって、生活困窮者自立支援制度に関する情報にアクセスができない、あるいは、生活困窮の状況に対してどうしたらよいかわからない人には、生活困窮者自立支援制度を含めて、**法テラス**の紹介、**フードバンク**につなげるなど、具体的な問題解決のために、本人と話し合いながら制度・サービスにつなげていく。これらの役割が生活困窮者自立支援制度の事業実施者に所属する精神保健福祉士には求められる。

法テラス
➡ p.191.

　具体的な例として、親と一緒に生活していた精神障害者で、それまで障害年金や家の管理はすべて親が行っていたが、その親が亡くなったケースなどにおいて、精神障害者本人が一人で財産管理、金銭困難がある場合などが想定される。精神保健福祉士である相談支援専門員は、生活困窮者自立支援制度の活用を検討するとともに、本人と話し合いながら、生活困窮者自立支援制度の相談窓口につなげていくことが考えられる。

　逆に、精神障害者の子をもつ親への支援として生活困窮者自立支援制度を紹介することも考えられる。本人支援を行う中で、親等の家族の経済的

支援の必要性が見えてきて、生活困窮者自立支援制度の利用につなげることもある。

　家族全体の収入の把握などを通して生活困窮の程度をアセスメントするとともに、精神障害者本人やその家族がどのような生活を望んでいるのかについて、丁寧に話を聞く姿勢が求められる。また、現在生活困窮な状況に対処できていることを認め、将来の不安を受容し、具体的な解決を目指して、精神障害者本人とその家族と話し合い、積極的にエンパワメントすることで、適切なサービスや制度につなげる役割が、精神保健福祉士には求められている。

注)

　　　ネット検索によるデータ取得日は 2022 年 6 月 6 日.
(1)　厚生労働省ウェブサイト「相対的貧困率等に関する調査分析結果について」.
(2)　厚生労働省ウェブサイト　厚生労働省社会・援護局地域福祉課生活困窮者自立支援室「平成 30 年度生活困窮者自立支援制度の実施状況調査集計結果」.
(3)　厚生労働省ウェブサイト「生活困窮者自立支援制度支援状況調査の結果について」.
(4)　厚生労働省ウェブサイト　厚生労働省社会・援護局地域福祉課生活困窮者自立支援室「平成 30 年度生活困窮者自立支援制度の実施状況調査集計結果」.
(5)　自立相談支援事業従事者養成研修テキスト編集委員会編『生活困窮者自立支援法―自立相談支援事業従事者養成研修テキスト（第 2 版）』中央法規出版, 2022, p.37.

■**理解を深めるための参考文献**
●湯浅誠『反貧困―「すべり台社会」からの脱出』岩波書店, 2008.
　一度躓くと一気に貧困状態になる「すべり台社会」の現状を明らかにし、貧困からの脱却のために社会がつながることを提示し、「生活困窮者自立支援制度」の成立にも多大な影響を及ぼした書である。
●自立相談支援事業従事者養成研修テキスト編集委員会編『生活困窮者自立支援法―自立相談支援事業従事者養成研修テキスト（第 2 版）』中央法規出版, 2022.
　「生活困窮者自立支援制度」の創設背景から、理念および制度概要、主任相談支援員をはじめとする各支援員の役割に加えて、地域共生社会の実現に向けた取組みが対象者ごとの事例を交えて解説されている。
●岡部卓編『生活困窮者自立支援―支援の考え方・制度解説・支援方法』中央法規出版, 2018.
　制度設立までの歴史、施行から改正に至る経緯、制度設計、サービス内容や、支援プロセスについて丁寧な解説が書かれている。

column

精神障害を有する受刑者の再犯リスクとベネフィット

青森大学社会学部　専任講師　熊谷芳子

刑務所の中の高齢化が進み、認知症を有する受刑者の増加があることは知られているが、そのほかにも精神障害を有する受刑者の割合は、ここ30年間で大きく増加し、その障害が犯罪の一因となっているケースは少なくない。

しかし、本人に精神障害の自覚がなかったり、または治療意思がなかったりすると、刑務所での治療を拒否し、日々の生活指導を担当する刑務官が当該受刑者の精神疾患に付随する行為に悩まされることも多い。たとえば、統合失調症の受刑者が治療を拒否し、拒薬すると症状は入所中悪化していき、粗暴行為は繰り返される。日々、その対応に苦慮しながらも、刑務官や医師・看護師・精神保健福祉士・社会福祉士などの専門職から当該受刑者に対し、根気強く、治療を受けるように働きかけがなされる。そして、治療を受け入れ、症状が落ち着き、生活が安定しても、刑期が終了すると、治療とは関係なく出所することとなる。出所後の治療が継続される可能性は低いであろうことは、想像に難くない。また、アルコール・薬物などの依存症を有し、再犯に至る受刑者も多い。しかし、当の本人は依存症であることを否定し、出所後は自由を求め就労を焦る。結果、生活は早期に行き詰まり、アルコール・薬物等の再使用に至ってしまう。

また、生活保護や**特別調整**などの支援について情報を提供し、再犯に至らないために支援を受けるように促しても、自己の疾病・障害の自覚に乏しかったり、支援を受けるメリットを感じられないと、いくら刑務所側が熱心に根気強く働きかけたとしても、のれんに腕押しである。そして、出所後は再び短期間で法を破り、収監される。

何度目かの逮捕・勾留で、ようやく危機感を覚え、自己の精神障害を受け入れる構えができたとしても、そのときには健康、周囲との良好な人間関係、安定した住環境、仕事など多くのものを失っている。日本の刑事司法は**累犯加重制度**を適用しており、再犯を重ねると刑期が長くなる傾向にある。「刑務所では死にたくない」と多くの受刑者は口にし、何とか社会で自分の人生を全うしたいと願うが、受刑中に死を迎える受刑者は増加している。

刑務所で精神障害を有する受刑者とかかわり、社会復帰の援助・支援を行ってきた経験の中で、彼らに「出所後に待ち受ける再犯リスク」について冷静かつ客観的に考えてもらうことは簡単ではなかった。リスクを過小評価するか、諦めが先に立つ。刑期終了後、出所後に福祉の支援を受けることが不自由と感じ、メリットには感じられない受刑者も多い。

世間一般人と同じように就労先を確保し、自由に過ごしたいという希望だけを尊重し、その結果、出所後に再犯に至っても「自己責任」で終わらせてよいのだろうか。司法・福祉・医療等の関係者が塀の中だけでなく、地域社会で専門的知識をもち寄り連携しながら、長期的な視点での「ベネフィット」を意識した粘り強いかかわりが求められている。

4. 低所得者対策と精神保健福祉士の役割

A. 生活福祉資金貸付制度

　生活福祉資金貸付制度は、低所得者・高齢者・障害者世帯などに対して、低利または無利子での資金の貸付けと必要な援助指導を行うことにより、経済的自立や生活意欲の助長促進、在宅福祉や社会参加を図り、その世帯の安定した生活を確保することを目的としている。1955（昭和30）年度から、全国都道府県社会福祉協議会が主体となり実施している。

　生活困窮者自立支援法に基づく各事業と連携し、効果的、効率的な支援を実施することにより、生活困窮者の自立の促進を図るものとされている。利用者にとってわかりやすく、資金ニーズに応じた柔軟な貸付けを行うことができるようにするため、2009（平成21）年10月から、資金の種類を4つに整理・統合するとともに、貸付利子を引き下げるなどの改正が行われた（**表4-4-1**）[(1)]。また、新たな資金種類として、生活に困窮している人

表4-4-1　生活福祉資金種類一覧

資金種類			限度額
総合支援資金	生活支援費 （最長1年間の生活費）	生活再建までの間に必要な生活費用	（二人以上）月20万円以内 （単身）月15万円以内
	住宅入居費	敷金・礼金等	40万円以内
	一時生活再建費	一時的な需要に対応	60万円以内
福祉資金	福祉費	資金の用途に応じて目安額を設定	580万円以内
	緊急小口資金	緊急かつ一時的に生計の維持が困難となった場合	10万円以内
教育支援資金	教育支援費	高校、大学又は高等専門学校に就学するために必要な経費	月6.5万円以内
	就学支度費	高校、大学又は高等専門学校への入学に際し必要な経費	50万円以内
不動産担保型生活資金	一般世帯	低所得の高齢者世帯	月30万円以内
	要保護世帯	要保護の高齢者世帯	生活扶助額の1.5倍

出典）生活福祉資金貸付制度研究会編『令和2年度版生活福祉資金の手引』全国社会福祉協議会，2020.
　　　より抜粋.

に対して、就労支援や家計指導などの継続的な相談支援とあわせて、生活費や一時的な資金の貸付けを行う「総合支援資金」が設けられた。

2020（令和2）年からは、新型コロナウイルス感染症の影響で、一時的または継続的に収入が減少した世帯に対し、時限措置として生活福祉資金貸付制度について特例措置が設けられた。これらを通じて、非正規雇用者や個人事業主をはじめとした、生活困窮者のセーフティネットを強化することを目的としている。また、同じく時限措置として、上記の特例貸し付けが利用できない世帯に対しては、「新型コロナウイルス感染症生活困窮者自立支援金」制度がある。

生活福祉貸付事業は、貸付けのみならず、相談支援もあわせて行うことが大きな特徴であり、借受人にとっても、長期にわたる相談先となり得る。その時期の社会問題に対応し、弾力的に運用することが求められ、今後も、わかりやすく利用しやすい制度としていくことが求められる。

B. 無料低額診療所

無料低額診療所とは、生活困難者が経済的理由によって必要な医療を受ける機会を制限されることのないように、無料または低額な料金で診療事業を実施する施設である。

無料低額診療事業は、第2種社会福祉事業として位置づけられており、「生活保護や無料診療等の利用者が全患者の1割以上を占める」「医療ソーシャルワーカーを配置する」などの基準を満たし、都道府県の認定を受けた医療機関が事業を行うことができる。事業者には、固定資産税や不動産取得税の非課税など、税制上の優遇措置が講じられる。厚生労働省が行った調査では、2021（令和3）年10月現在で、全国に約730ヵ所の施設があり、約710万人が利用した[2]。

日本の医療制度は、皆保険を前提に成り立っているため、健康保険に加入していないと全額自己負担となる。経済的に負担が大きく、生活保護を何らかの理由により受給できない人にとっても、無料低額診療事業は大きな役割を担っている。

想定される対象者は、低所得者以外にも、無保険である在留資格のない外国人、ホームレス、人身取引被害者等や、配偶者からの暴力により別居し、配偶者に居場所を知られる恐れがあるため、保険証を使うことができないDV被害者などである。特に、在日外国籍住民は増加傾向にあるが、在留資格がない外国人に対する支援においては、医療ソーシャルワーカーのみならず、言語支援や法律相談を含む専門的な支援者や在住外国人コミ

ユニティなどとの連携の必要性も指摘されている⁽³⁾。

　また、昨今のコロナ禍における失業等の影響から、生活保護を受給するには至らないが、一時的に事業を利用するケースも増えている。無料低額診療事業は、医療保障の最終手段となっている。利用者は、医療的な問題のみならず、背景に生活上の問題も有していることが多い。経済的な支援にとどまらず、定期的に無料の健康診断等を行うこととされている。同事業の利用をきっかけにして、地域での社会的包摂につながることが期待されている。

C. 無料低額宿泊所

　無料低額宿泊所とは、社会福祉法2条3項8号に規定する「生計困難者のために、無料又は低額な料金で、簡易住宅を貸し付け、又は宿泊所その他の施設を利用させる事業」を目的として設置され、かつ、近隣の同種の住宅に比べて低額であるか、または1ヵ月当たりの料金を住宅扶助で賄うことができる宿泊所であるものとされている。宿泊所は、ホームレスを含めた生活困窮者が利用しており、利用者の多くは生活保護を受給している現状にある。厚生労働省が行った調査では、2020（令和2）年9月現在で、全国に約600ヵ所、約1万6,000人が生活している⁽⁴⁾。

　無料低額宿泊所は、一時的な居住の場であると考えられてきたが、何らかの課題を抱え、無料低額宿泊所から居宅生活へ、単独では移行することが困難な人が支援を受けながら生活する場の必要性が検討されてきた。

　また、無料低額宿泊所が、いわゆる「貧困ビジネス」の温床になっているという指摘もあり、その対策とあわせて、2020（令和2）年4月に**日常生活支援住居施設**が創設された。厚生労働省令の規定により「居宅生活を単独で送ることが困難であるが、社会福祉施設の入所対象とならない生活保護受給者が、必要な支援を受けながら生活することができる場」と位置づけられた。無料低額宿泊所のうち、一定の基準を満たすと日常生活支援住居施設に認定され、2021（令和3）年4月現在、全国に79ヵ所ある⁽⁴⁾。

D. 求職者支援制度

　求職者支援制度とは、雇用保険を受給できない人が、生活支援の給付金を受給しながら、無料の職業訓練を受講し、再就職・転職・スキルアップを目指す制度である。支援の対象者となる「**特定求職者**」は、「求職者支援訓練」または「公共職業訓練」を原則無料で受講でき、一定要件を満た

特定求職者
以下のすべての要件を満たす方が対象となる。
①ハローワークに求職の申し込みをしていること
②雇用保険被保険者や雇用保険受給資格者でないこと
③労働の意思と能力があること
④職業訓練などの支援を行う必要があるとハローワークが認めたこと

せば「職業訓練受講給付金（職業訓練受講手当および通所手当、寄宿手当）」を受給できる。支給要件を満たさなくても、無料の職業訓練は受給できる。訓練開始前から訓練期間中、訓練終了後まで、ハローワークが訓練受講者ごとに、個別・伴走型できめ細やかに行っている。給付金を受給しても訓練期間中に生活費が不足する場合は、給付金に上乗せして資金を融資する「求職者支援資金融資」制度がある。

2020（令和2）年度は全国で約2万4,000人が受講している。

E. 法律扶助

法律扶助とは、弁護士・司法書士の費用を援助することによって、「**裁判を受ける権利**」を実質的に保障する制度と位置づけられ、1952（昭和27）年に設立された財団法人法律扶助協会によって担われてきた。2006（平成18）年10月に**日本司法支援センター（法テラス）**に引き継がれている。

業務内容は、経済的に余裕がない人が法的トラブルに遭ったときに、無料で法律相談を行い（法律相談援助）、必要であれば弁護士・司法書士の費用の立て替えを行う（代理援助・書類作成援助）。対象者は、国民および日本に住所を有し適法に在留する外国人であり、法人・組合等の団体は含まれない。援助の要件は、①資力に乏しいこと、②勝訴の見込みがないとはいえないこと、③法律扶助の趣旨に適すること、があり、審査を経て援助が開始される。

2018（平成30）年1月から「**特定援助対象者法律相談援助制度**」が開始されている。この制度は、認知機能が十分でないため法的サービスの提供を自発的に行うことができない人に対し、資力にかかわらず、自宅や福祉施設などで相談を受けられるというものである。

F. 災害救助等

災害救助法は、国が地方公共団体、日本赤十字社その他の団体および国民の協力の下に、応急的に必要な救助を行い、被災者の保護と社会秩序の保全を図ることを目的としており、発災後の応急期における応急救助に対応する主要な法律である。災害救助法が適用された地域には、同法による救助が行われる。

救助の種類は、①避難所の設置、②応急仮設住宅の供与、③炊き出しその他による食品の給与、④飲料水の供給、⑤被服、寝具その他生活必需品

職業訓練受講給付金
「**職業訓練受講手当**」
以下のすべての要件を満たす方が対象となり月額10万円が支給される。
①本人収入が月8万以下で
②世帯全体の収入が月25万円以下
③世帯全体の金融資産が300万円以下
④現在住んでいるところ以外に土地・建物を所有していない
⑤すべての訓練実施日に出席している
⑥同世帯の中に同時にこの給付金を受給して訓練を受けている人がいない
⑦過去3年以内に、偽りその他不正の行為により、特定の給付金の支給を受けたことがない。

「**通所手当**」
職業訓練実施施設までの通所経路に応じた所定の運賃または料金（最も経済的かつ合理的と認められる通常の通所経路・方法による）。

「**寄宿手当**」
月額1万800円。

日本司法支援センター（法テラス）
総合法律支援法に基づき、独立行政法人の枠組みで設立された法務省所管の法人であり、総合法律支援に関する事業を迅速かつ適切に行うことを目的としている。

の給与・貸与、⑥医療・助産、⑦被災者の救出、⑧住宅の応急処理、⑨学用品の給与、⑩埋葬、⑪死体の捜索・処理、⑫障害物の除去、がある。

G. 低所得者対策における精神保健福祉士の役割と課題

　精神障害者を対象に低所得者対策が各種行われているところであるが、各種対策を真に必要とする当事者やその家族に利用してもらうためには、制度に関する情報提供は重要である。制度利用者が少ないからニーズがないと考えるのは短絡的である。制度が知られていないことにより利用者数が少ないことも十分考えられる。また、制度が利用しにくい等の問題を有している可能性もある。

　精神障害者として偏見をもたれることを恐れたり、制度を利用することを「恥」と感じて制度を利用することに対し、躊躇したりしてしまうことも考えられる。各種制度のメリットを丁寧に、時には実際に制度を利用している当事者の事例なども交えながらわかりやすく伝える。制度を利用することへの抵抗感を軽減させていきながら、制度を利用するメリットとデメリットを確認しながら進めていかなければならない。時には、その制度の不備に問題提起することも必要である。精神保健福祉士の働きかけが、当事者や家族の意思を尊重しない善意の「押し付け」となってはならず、あくまでも気持ちに寄り添いながら働きかけていかなければならない。

　精神障害者の抱える問題は、医療・介護・就労・教育の各分野と連携して解決していかなければならないケースが多い。自分自身の専門性を高める研鑽を積むだけでなく、専門外の分野についても興味・関心をもち、重層的な支援策を展開する姿勢が必要である。

　ところで、昨今の新型コロナウイルス感染拡大により、精神保健医療福祉分野にも甚大な影響が出ている。非正規雇用労働者数が大きく減少に転じたことも影響し、2020（令和2）年7月以降自殺者が増加し、特に、若年者と女性の自殺者の増加が著しい。また、自粛生活が長引いたことにより、女性の家事・育児の負担は増大し、高齢者の孤立の問題が深刻さを増した。配偶者からのDVの増加や、高齢者の認知機能の低下やうつ傾向の増加が懸念されている。それらに対応し、各種経済的な支援策が行われており、アウトリーチやオンライン活用などの新しいアプローチ方法が定着し、今後の活用が期待されている[5]。

　コロナ禍の中で当初はアウトリーチやオンライン活用に対する有効性への疑念を持たれながらも、コロナ禍の中で『やむを得ず』各領域において開始されていったが、その有効性が実感とともに認められ、新しい価値観

とともに定着していった。今後も新しいアプローチ方法は試行錯誤を繰り返し、活用されていくことが予想される。時代の流れに呼応した新たな課題に対処する姿勢を常にもち続け、従前の方法や価値観にのみ頼らず、新しい視点で解決策を模索し実践することが期待される。

注)

ネット検索によるデータ取得日は 2022 年 6 月 6 日.

(1) 生活福祉資金貸付制度研究会編『令和 2 年度版生活福祉資金の手引』全国社会福祉協議会，2020.

(2) 厚生労働省ウェブサイト「無料低額診療事業・無料低額老健事業の実施状況の報告（令和 2 年度実績）」.

(3) 森田直美他「日本の在住外国人における医療アクセスが困難な人の特徴とアクセス抑制因子および効果的な支援策に関する混合研究」『国際保健医療』第 36 巻第 3 号，pp.107-121，2021.

(4) 厚生労働省ウェブサイト「無料低額宿泊事業を行う施設の状況に関する調査結果について（令和 2 年調査）」.

(5) 厚生労働省ウェブサイト「令和 3 年版厚生労働白書」.

■理解を深めるための参考文献

●佐藤幹夫監修／的場由木編『「生きづらさ」を支える本—対人援助の実践的手引き』言視舎，2014.

1990 年、東京山谷地域の日雇い労働者を支援するボランティア団体として発足した「ふるさとの会」。高齢や障害などさまざまな「生きづらさ」を抱える人を支える、問題行動を抑制しないなどユニークなケアを実践する現場から生まれた 1 冊。

●「つながりを切らない」情報・交流ネットワーク編「with コロナ新しい生活様式で進める地域づくり—地域共生社会を見据えた地域活動のヒント集」全国コミュニティライフサポートセンター，2020.

長引くコロナ禍の中、各地の創意工夫をまとめた 1 冊。各章にマンガを収録して、事例のポイントを解説している。

災害派遣精神医療チーム（DPAT）における精神保健福祉士の役割

山口県立こころの医療センター地域連携室　精神保健福祉士　岸本陽平

災害派遣精神医療チーム（Disaster Psychiatric Assistance Team: DPAT）は、大規模自然災害および大規模事故災害等の発生時に、被災地域の精神科医療機関の支援、被災者の心のケア活動等を行うチームである。2011（平成23）年の東日本大震災における①発災直後からの精神科医療ニーズへの対応、②統括体制の必要性、③平時の準備の必要性の3点の課題を踏まえ、2013（平成25）年に設立された。DPATは、精神科医師、看護師、業務調整員を含めた複数名で構成され、精神保健福祉士は業務調整員としてロジスティクス（DPAT活動にかかわる通信、移動手段、医薬品、生活手段等の確保や、活動に必要な連絡、調整、情報収集の業務等）を担う。

　私は、2016（平成28）年の熊本地震の際に、DPAT先遣隊（発災からおおむね48時間以内に、被災した都道府県において活動できるチーム）に同行したことが、災害支援に携わるきっかけとなった。熊本地震では主に被災した精神科病院の入院患者の方の転院支援を行った。その中で、さまざまな医療救護班（DMAT・JMAT）や自衛隊等の関係機関と、共通の言語を用いて連携していくことの難しさを実感した。同時に、精神保健福祉士として、DPATにおける転院支援を担う際に、精神保健福祉に関する知識や他職種・他機関との連携業務など、普段からチーム医療の一員として担っている専門的役割が活きてくることを深く感じた。

　災害時には、未治療患者や受診中断者の支援、医療機関と地域関係機関との連携不足など平時の課題が表面化されることが多く見られる。精神保健福祉士は、被災者と取り巻く環境との相互作用をアセスメントし、課題の解決を目指すためにも、被災者の背景にあるものを広く捉えることが重要である。また、DPATにおいては、避難所生活者や支援を行う者のメンタルヘルスの問題など、身体的支援と比べると、長期にわたる支援が必要である。DPAT活動の終了時は、被災した地域が本来もっていた機能を取り戻すとともに、中長期のケアに移行し、当該地域の精神保健医療福祉へと引き継ぐことになる。さまざまな人や関係機関と連携・協働し、顔の見える関係づくりやネットワークの構築は、精神保健福祉士が基盤としているソーシャルワークの専門性につながるものだと思う。

　熊本地震の後、DPAT先遣隊の研修を受講した私は、2018（平成30）年の西日本豪雨災害において、広島県内の被災地で活動を行った。見知らぬ場所で、さまざまな関係機関と連絡調整を行うことへの不安があったが、連携先の医療機関に以前かかわりのあった精神保健福祉士がおり、とても心強かったことを覚えている。このように、DPATにおける精神保健福祉士の役割は、私たちが普段から行っている業務の延長線上にあることが多い。日常的なかかわり合いや関係形成が、災害時における支援の大きな原動力となる。

5. 精神障害者の経済的支援に関する課題

A. 精神障害者の生活実態から見える経済的支援の課題

　ここでは、いくつかの調査結果から見えてくる精神障害者の経済的支援に関する課題を整理したい。

　厚生労働省「患者調査」によると、2002（平成14）年から2017（平成29）年までの15年の間に精神疾患の総患者数は、約258万人から約419万人へと急激に増加している（**図4-5-1**）⁽¹⁾。

図4-5-1　精神疾患を有する総患者数の推移

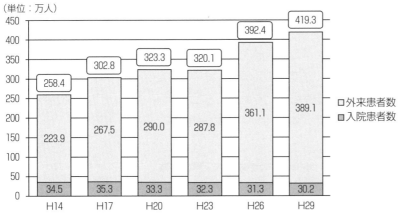

（単位：万人）

※　H23年の調査では宮城県の一部と福島県を除いている.
出典）厚生労働省ウェブサイト　日本能率協会総合研究所「精神障害にも対応した地域包括ケアシステム構築のための手引き（2020年度版）」の「基礎調査」より作成.

　疾病別に見ると、特に認知症（アルツハイマー病）が、15年前と比べて約7.3倍と増加傾向が顕著である。また、精神障害者の75歳以上の後期高齢者の割合が増加している。2012（平成24）年に認知症高齢者数が約462万人と推定されたが、認知症の有病率は65歳から5年ごとに倍増し、2025年には65歳以上の約5人に1人が認知症になるとの推計も出されている。気分（感情）障害（双極性障害を含む）の増加も顕著である。精神病院の入院患者の最多の疾患が統合失調症であるのに対し、外来通院患者の最多の診断名が気分障害である⁽²⁾。これは、かつては病気として認識されなかった精神疾患が国民にとって身近な存在となり、精神疾患また

は精神障害に当たらない人も、含まれている点にも留意しなければならない。

　精神障害に関する理解の促進のためには、「障害」を明確な境界が引かれたカテゴリーとしてではなく、連続的なものとして捉える視点や、誰しもが精神疾患等を抱え得るといった基本的な認識をもち、医療・障害福祉・介護のみならず、多様な社会資源や制度を使いこなすために、施策間の連携を強化することや、人的資源を最大限活用することが求められているとの指摘がある[3]。

　2018（平成30）年度東京都福祉保健基礎調査「障害者の生活実態」[4]の結果を見ると、在宅で生活している精神障害者の割合は、精神障害者97.8％となっていた。現在、一緒に生活している人は、「親」が最も高かった（34.8％）。現在、収入を伴う仕事をしている精神障害者の割合は31.5％で、前回調査に比べて大幅に増加していて（前回22.3％）、9.2ポイントの増加であった。「福祉的就労をしている（就労継続支援A型・B型、就労移行支援）」の精神障害者の割合は11.8％となっている。精神障害者が今後利用したい福祉サービス等は、「特にない」が最も高く（35.7％）、次いで「相談サービス（地域活動支援センターなど）」となっている（22.2％）。年間収入額（生活保護費を除く）について、2017（平成29）年中の収入額（生活保護費を除く）を聞いたところ、「50〜100万円未満」の割合が最も高くなっている（26.9％）（**図4-5-2**）。

図4-5-2　精神障害者の年間収入額の推移

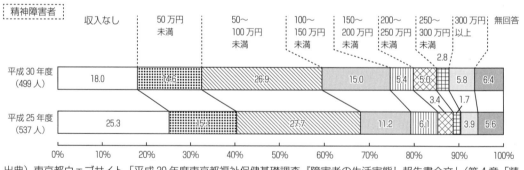

出典）東京都ウェブサイト「平成30年度東京都福祉保健基礎調査『障害者の生活実態』報告書全文」（第4章「精神障害者の状況」）より抜粋.

　精神障害者は、他の障害者と同様に9割以上が在宅生活をしていて、親との同居割合が他の障害よりも高い状況であった。高齢化率の上昇とともに、高齢の親が精神障害の子を支えるといういわゆる**8050問題**も顕著になってきている。収入を伴う仕事をしている精神障害者割合は増加してい

るものの3割程度であり、障害者総合支援法に規定されている就労支援サービスの利用割合が他の障害者よりも高くなっている。これらの結果から、精神障害者の経済的支援の重要性は他の障害者に比べてもさらに大きいことがわかる。

　厚生労働省が2018（平成30）年6月に実施した「**平成30年度障害者雇用実態調査**」[5]において精神障害者および発達障害者の雇用実態を概観すると、精神障害者について、従業員規模5人以上の事業所に雇用されている者は20万人であった。精神障害者保健福祉手帳により精神障害者であることを確認している者が91.5％、医師の診断等により確認している者が8.3％となっていた。最も多い疾病は「統合失調症」で31.2％であった。

　発達障害者については、従業員規模5人以上の事業所に雇用されている者は3万9,000人で、精神障害者保健福祉手帳により発達障害者であることを確認している者が68.9％、精神科医の診断により確認している者が4.1％となっていた。最も多い疾病は「自閉症、アスペルガー症候群その他の広汎性発達障害」で76.0％となっていた。

　雇用形態をみると、精神障害者は25.5％、発達障害者は22.7％が正社員となっている。2018（平成30）年5月の平均賃金を見ると、精神障害者は12万5,000円、発達障害者は12万7,000円となっていた（身体障害者は21万5,000円、知的障害者は11万7,000円）。平均勤続年数を見ると、精神障害者は3年2月、発達障害者は3年4月となっていた（身体障害者は10年2月、知的障害者は7年5月）。

　これらの結果から、精神障害者および発達障害者の一般雇用は進んでいることがわかる。約3割が正社員雇用であるが、平均賃金を見ると、他の障害に比べてその賃金は低くなっている。また、勤続年数も他の障害よりも短くなっている。つまり、十分な収入が得られている者は限定的であると考えられる。また、安定した就労継続のためには、職場において合理的配慮の提供が必要である。

B. 無年金問題

　20歳以上の国民は国民年金制度に加入し、要件を満たすと**老齢基礎年金、障害基礎年金、遺族基礎年金**を受給できる。一方、1991（平成3）年までは学生は国民年金に任意で加入することになっており、この状態で障害を負うと、障害基礎年金を受給できなかったため、未加入の状態で重度の障害を負った場合、障害基礎年金を受給できない事態が起こった。これは、重大な法律の欠陥であるとし、2001（平成13）年に全国で一斉に訴

平成30年度障害者雇用実態調査
この調査は民営事業所における障害者の雇用の実態を把握し、今後の障害者の雇用施策の検討や立案に役立てることを目的に、5年ごとに実施されている。2018（平成30）年調査から初めて、発達障害者についても他の障害と同様の調査が実施された。本調査は、常用労働者5人以上を雇用する民営事業所のうち、無作為に抽出した約9,200事業所が対象となっている。回収数は、6,181事業所（回収率67.2％）であった。

訟が行われた。その訴えが認められ、2006（平成18）年に無年金障害者救済法が施行され、**特別障害給付金**によって救済された。また、年金を受給できないと、老後に仕事を辞め収入がなくなると、著しく経済状況が悪くなり、結果として生活保護を受給しなければならない状態になる。

　この対策として、これまで保険料の納付期間や納付を免除された期間等が25年に足りず、年金を受け取ることができなった場合でも、保険料納付済期間等が10年以上あれば新たに年金の受給対象となり、2017（平成29）年10月から年金が支給された。厚生労働省による「後期高齢者医療制度被保険者実態調査」[6]によると、2020（令和2）年度の65歳以上の無年金者は55万1,907人である。これに対し、2016（平成28）年度の同調査では、71万9,836人である。

C. 生活保護被保護者の地域移行の課題

　2021（令和3）年8月現在では、生活保護受給者数は約204万人おり、2015（平成27）年3月をピークに減少に転じている。生活保護受給世帯数は約164万世帯あるうち、高齢者世帯が増加している。また、母子世帯および障害者世帯（世帯主が障害者加算を受けているか、障害・知的障害等の心身上の障害のため働けない者である世帯）・傷病者世帯は減少傾向が続いているものの、約40.4万世帯あり、全体の約25％を占めている[7]。

　精神障害によって、働くことへの制約を受け、経済的に困窮することがある。収入が見込まれない場合に、経済的な社会保障制度として障害年金があるが、それだけでは、地域での単身生活を維持することは難しいことが多い。精神保健福祉士が、精神障害者の権利擁護を行うためには、生活保護に関する専門知識の習得が不可欠である。

　また、現状では、生活保護制度に関する正しい知識や周知が十分に行われておらず、誤解や偏見も根強くある。生活保護ケースワーカーの人員体制や専門性が十分とはいえず、「平成28年度福祉事務所人員体制調査」によれば、ケースワーカーの6割以上は経験年数3年未満の職員であった。翌29年度調査でも、3〜5年程度のサイクルで人事異動が行われるため、中堅職員やベテラン職員の確保ができず、福祉事務所としてケースワーカーの援助スキルを維持することが困難であるとの指摘がされている[8]。精神保健福祉士は、生活保護制度を必要とする人を確実に制度につなぎ、生活保護受給後も適切な支援が行われるように、生活保護受給者にかかわることが必要である。

　精神障害によって長期入院となっている人もいる。医療扶助を受け入院

している精神障害者は、減少傾向にあるものの、全体では約4万5,000人おり、いまだに約2万人が5年以上の入院となっている。医療扶助による入院患者であって、その入院期間が180日を超える（他法または自費による入院期間も含む）者の実態調査（厚生労働省）では、2019（令和元）年度において医療扶助による入院の必要がないと判断された患者のうち、25％程度の者は退院等の措置や支援が行われていないといった報告もある[7]。

　国は、入院の必要性のない長期入院患者の退院・地域移行の実績の高いいくつかの自治体に対して、成功事例や効果があった取組み内容等の聞き取りを行ったところ、①予算事業による専門性のある主体への外部委託、②障害福祉担当部局との連携、③救護施設等の活用、といった事例が成果を挙げていた。また、精神障害者等の退院促進事業として、精神障害者等社会的入院患者の退院、地域移行を円滑に推進するために、福祉事務所が生活保護精神障害者退院推進員（精神保健福祉士、保健師、社会福祉士等の専門職）を確保し、退院までの課題分析、患者・家族との相談、退院先の確保・調整等を行う事業を実施している。しかし、実施している自治体は、62自治体にとどまっている。多くの自治体が、この事業を活用して精神障害者の地域移行を進めていくことが必要である。精神保健福祉士は、生活保護行政の現状を把握し、社会的入院を解消するための取組みを進めていくことが社会的な役割である。

　たとえば、精神障害者保健福祉手帳の取得について居住地がない場合は、現在地の市町村に申請をすることができるが、住民基本台帳に登録されていない長期入院者は、情報提供されておらずに取得できていない場合もある。生活保護の障害者加算の認定に係る障害の程度の判定は、障害基礎年金にかかる国民年金証書により行うことが原則であるが、それを有しない精神障害者が、精神障害者保健福祉手帳の交付を受けている場合においては、当該手帳の交付年月日または更新年月日が当該障害の原因となる傷病に係る初診日から1年6ヵ月を経過しているときに、障害の程度（等級）により障害者加算を受けることができる。障害者加算については、当該手帳を取得しているだけでは障害者加算を受けることができず、福祉事務所への申出が必要であり、取得後には遅滞なく福祉事務所への申出が行われるように、精神保健福祉士は、生活保護を受けている精神障害者への適切な支援を行うことが必要である。

■■■■■■■■■■■■■■■ 注)

ネット検索によるデータ取得日は 2022 年 6 月 6 日.

(1) 厚生労働省ウェブサイト　日本能率協会総合研究所「精神障害にも対応した地域包括ケアシステム構築のための手引き（2020 年度版）」.

(2) 厚生労働省ウェブサイト「令和 2 年社会医療診療行為別統計」.

(3) 厚生労働省ウェブサイト PwC コンサルティング合同会社「障害者支援のあり方に関する調査研究報告書（令和 2 年 3 月）」.

(4) 東京都ウェブサイト「平成 30 年度東京都福祉保健基礎調査『障害者の生活実態』報告書全文」（第 4 章「精神障害者の状況」）.

(5) 厚生労働省ウェブサイト「平成 30 年度障害者雇用実態調査の結果を公表します」.

(6) 厚生労働省ウェブサイト　厚生労働省保健局「令和 2 年度後期高齢者医療制度被保険者実態調査報告」.

(7) 厚生労働省ウェブサイト「第 1 回生活保護制度に関する国と地方の実務者協議」（参考資料「生活保護制度の現状について」）.

(8) 一般財団法人日本総合研究所『平成 30 年度生活困窮者就労準備支援事業費等補助金社会福祉推進事業生活保護ケースワーカー等の研修のあり方に関する調査研究事業報告書』2019, 一般財団法人日本総合研究所.

■ 理解を深めるための参考文献

● 岩上洋一・一般社団法人全国地域で暮らそうネットワーク『地域で暮らそう！　精神障害者の地域移行支援・地域定着支援・自立生活援助導入ガイド』金剛出版，2018.
地域移行、地域定着、自立生活援助など各サービスの概要を丁寧に説明している。精神障害者が地域の一員として安心して自分らしい暮らしを送るための各機関等の役割について具体的な説明がある。

● 古屋龍太・大島巌編『精神科病院と地域支援者をつなぐ　みんなの退院促進プログラム─実施マニュアル＆戦略ガイドライン』ミネルヴァ書房，2021.
精神障害のある長期入院患者に対する退院支援、地域移行、そして安定した地域生活につながるために必要な手立てを詳しく解説している。

終章　精神保健福祉士と法制度とのかかわり

精神保健福祉士には、精神障害者を含むメンタルヘルスに関する課題を有するすべての人びとに対して、精神保健、医療、福祉にわたる法制度・施策の活用を通して、生活上の相談および支援を担う役割が求められる。現行の法制度・施策の目的および内容を十分に理解するとともに、限界と課題についても理解し、そこにかかわる精神保健福祉士の社会的意義や実践の可能性を展望しながら学び続けてほしい。

1

精神疾患は、国民的疾患であり、生涯にわたっていつでも、誰にでも起こり得ることである。私たちを取り巻く社会状況と深く関係し、及ぼされる影響や課題について知り、メンタルヘルスの重要性を理解する。

2

国は今、人びとが住み慣れた地域で、自分らしく暮らすことのできる共生社会の実現を目指している。ソーシャル・インクルージョンの理念が、法制度・施策の中で適切に活かされているのか、精神保健福祉士に期待される役割とともに理解する。

本書の結びにあたって、精神障害者に関する法制度・施策の概要と課題について、そして、そこにかかわる精神保健福祉士の役割について、一体的に理解することができたであろうか。これまでの学習をふり返り、精神障害者一人ひとりが有する想い、ニーズを知り、夢や希望の実現を目指して、学んだ法制度・施策を活用する際の視点やアプローチを含めた精神保健福祉士に求められる役割とは何か、改めて考える機会をつくってみてほしい。

近年、精神保健医療福祉に関連する法制度・施策は、めまぐるしく変化している。改正されていく法制度・施策が、精神障害者をはじめとするメンタルヘルスに関する課題を有するすべての人びとの日常生活および社会生活やリカバリーにとって有意義なものとして機能するように、誰のための、何のためであるかを常に問いながら、求められる役割を果たしてほしい。法制度・施策の活用の先には何があるのかを意識して、精神障害者を中心に、取り巻く社会の望ましい姿を展望し、その社会を構成する一市民としての感覚をもちあわせて、ソーシャルワーク実践を積み重ねていく姿勢を大事に学び続けてほしい。

1. 精神障害者を取り巻く社会状況

A. 精神障害者をめぐる現状と課題

国の精神科医療の現状について、厚生労働省「患者調査」から概観すると、精神疾患を有する総患者数は、増え続けている。2022（令和4）年6月30日に公表された「令和2（2020）年患者調査（確定数)」の結果では、総患者数の推計方法に変更がなされたとのことであるが、実に約614.8万人という数値が示されている[1]。うち、入院患者数は約28.8万人（精神病床における入院患者数は約27.4万人）であり、過去15年間で減少傾向にある。一方、外来患者数は増加傾向にある。

精神疾患は、国が定める**5疾病**の一つであり、その患者数は最も多い。精神疾患は、生涯にわたっていつでも、誰にとっても関係する疾患である。その特徴には見えづらさがあり、罹患後は、長く付き合うことが必要となることも多く、これらによって複合的な問題が起こりやすくなるといえる。精神疾患および障害による身体の健康面への影響や、経済的問題、家族問

5疾病
広範かつ継続的な医療の提供が必要であると認められる疾病（医療法第30条の4第2項第4号）。5疾病とは、がん、脳卒中、心筋梗塞等の心血管疾患、糖尿病、精神疾患である。

題など、日常生活や社会とのつながりの中で複雑化したり、深刻化したりする。精神疾患の有病率は年々高くなり、生涯罹患率は約5人に1人といわれ、決して他人事ではない疾患である。

　前述の通り、精神疾患を有する総患者数は、増え続けている。外来患者数の疾患別内訳では、「気分［感情］障害（躁うつ病を含む）」や「神経症性障害、ストレス関連障害及び身体表現性障害」などの広くストレスが影響して発症する疾患が顕著である。高齢化に伴う「認知症」や、「その他の精神及び行動の障害」も増加していることが見て取れる。精神疾患によって、入院または外来治療を受けている総患者数は増え続けているが、これらは、すでに医療機関を受診している患者数であることをふまえると、その実数は、さらに多いと考えられる。

　2011（平成23）年になってようやく5疾病に位置づけられ、重点対策が不可欠であるとの方向性が示された精神疾患は、国民的疾患であるにもかかわらず、国の取組みは遅れてきた。日本の精神科病床数は過去15年間で約4.3万床減少したとはいえ、諸外国と比すると未だ非常に多く、平均在院日数も桁違いに長くなっていることが指摘されている。

　精神保健医療福祉に関する法制度・施策には、本書第2章2節で概説した他にも、発達障害者等支援施策や障害者差別解消施策、近年の動向として子どもの貧困対策、子供・若者育成支援、いじめ防止対策、過労死等防止対策、災害対策など、多岐にわたり、広がりを見せている。これらはすべて、人びとのこころの健康と密接にかかわることであり、社会状況の変化と、それに伴う諸問題によって生じる多種多様なニーズに対応して実施されることが求められる。

➡ pp.54-72

　ここで改めて、国の精神保健医療福祉に関連する大きな取組み課題の一つであり、精神保健福祉士の役割とも深く関係する自殺対策について、若干ふり返りたい。厚生労働省「令和3年度 我が国における自殺の概況及び自殺対策の実施状況」（令和4年版自殺対策白書）[2]によると、1998（平成10）年以降14年間連続して3万人を超えていた自殺者数が2010（平成22）年より減少に転じてきたものの、2020（令和2）年以降の新型コロナウイルス感染症の影響もあるようで、また増加している。自殺の多くは、追い込まれた末の選択であり、防ぐことのできる死であるとの認識から、自殺企図者や自死遺族への支援等も含めて、個別性を尊重したきめ細やかな対策および対応が重要である。一人ひとりのかけがえのない生命の重さはもとより、自殺は社会・経済損失を伴う社会全体の課題であるとの認識のもと、「誰も自殺に追い込まれることのない社会の実現」に向けて進めていく必要がある。

誰もが人生を送る中で、他の疾患と同様に、精神疾患に罹ることがある。これにより、さまざまな社会的障壁に阻まれたり、貧困状態に陥ったりすることが起こり得る。このような状況を社会全体の課題として捉え、人びとのライフサイクルに応じて法制度・施策を位置づけ、適切に活用していくことが求められる。

以上のことから、すべての人、すべての生活場面、すべてのライフサイクルにわたり、**精神保健（メンタルヘルス）の課題**は起こってくる。このことを想定し、保健、医療、福祉の一体的機能をより有機的に促進するための根拠となり、基盤となる法制度・施策が求められている。

B. メンタルヘルスの重要性

21世紀は「こころの時代」といわれて久しい。生きていくこと自体がストレスとなり得る高ストレス社会の中で、国民一人ひとりが、いかに心身の健康を維持し、増進していくか、が大きな課題となっている。すなわち、精神保健（メンタルヘルス）の課題は、すべての国民が対象となる時代かつ社会状況にある。

健康の概念として、**WHO憲章**による健康の定義には、「健康とは、身体的、精神的、社会的に完全な状態であり、単に病気や虚弱がないことではない。到達しうる最高基準の健康を享有することは、人種、宗教、政治的信念又は経済的若しくは社会的条件の差別なしに万人の有する基本的権利の一つである」（1948年）と掲げられている。これに照らすと、精神面の健康とは、精神疾患に罹患しているか否かを重視するのではなく、精神疾患を予防することや、治療による健康の保持増進は、社会の責務であるといえる。

人の生活とは、ライフサイクルに応じて、家庭、教育の場、職場、地域社会など、あらゆる人が生きていく環境と関連をもち、人として生きていく基盤となる。にもかかわらず、これまでの国の取組みは、たとえば、胎児期、乳幼児期、学童期、思春期、青年期、成人期、壮年期・中年期、老年期などのライフサイクル別や、身体、知的、精神などの障害種別、行政の縦割り構造や専門分野別など、バラバラに制度・施策化されてきた経緯がある。このことは、サービスを利用する側から見てみると、非常にわかりづらく、使いづらいといえる。人が生活を送る中で、こころの健康の不調によって発生する生活のしづらさに対する生活支援は、本来であれば、精神障害者の生活支援も包括されるべきである。生活支援とは、人びとの多種多様なニーズに幅広く総合的に対応し、必要であれば専門機関へと的

確につなげていく窓口機能とマネジメント機能が重要になる。

　メンタルヘルスの課題は、全国民的課題であり、世界的課題である。この課題について、精神障害者だけに対応する精神保健・福祉活動にとどまらず、すべての人びとの日常生活全般の相談・支援、住民同士の相互生活支援システムづくりが求められている。精神保健福祉士には、ソーシャルワーク専門職としての知識、技術に基づいた実践の質を高めることはもとより、精神障害者やその家族、他職種の中にとどまるのみならず、広く一般の市民に認められ、評価されて初めて専門職といえるという認識も大切になろう。

2. ソーシャル・インクルーシブな社会の実現と精神保健福祉士の役割

A. ともに支えあう社会―こころの健康が大切にされる地域づくり

　日本で初めて、**ソーシャル・インクルージョンの理念**が紹介されたのは、厚生労働省社会・援護局の「社会的な援護を要する人々に対する社会福祉のあり方に関する検討会」報告書（2000〔平成12〕年12月8日）においてである。本報告書の中で、社会的な援護を必要とする人びととのつながりを前提にした社会福祉のあり方から、このようなつながりを意識的に再構築する社会福祉の仕事の仕方や、また、社会的に排除されている人や孤立している人を受け入れ、必要時に福祉サービスが提供され、届くようにしていくことが課題であると記された。そして、21世紀の日本の社会保障について、経済や社会状況とともに、生活する人びとの意識や思想、助け合いをどのように構築していくかが大きな課題であると記された。このことは、**社会福祉基礎構造改革**の理念に反映され、国が主導となる措置制度から利用者が主体となる契約へ、地域福祉の重視へと転換されて、2000（平成12）年の社会福祉法の制定に至った。

　国は、制度・分野ごとの縦割りや、支え手と受け手という一方向の関係を超えて、地域住民や多様な主体の参画のもと、人びとが住み慣れた地域で自分らしく暮らすことのできる共生社会の実現を目指し、各制度・施策を進めている。現代社会の諸問題の背景には、法制度・施策によってもたらされる社会の変化があり、その不安定さによって複雑に重なり合い、影響し合って生じているといえる。近年の家族構造、産業、教育、地域社会

の変化から排除されたり、孤立・孤独化してしまう社会構造上の課題は、個々の生活課題としての解決のみでは対応できない危機的状況となっている。

ソーシャル・インクルージョンの理念が、法制度・施策の中で適切に反映されているか、制度と制度の谷間に抜け落ちていないか、新たな排除が生み出されていないか、当たり前の権利が脅かされていないかなど、常に検証していく必要がある。**ミクロレベル、メゾレベル、マクロレベル**で重層的に対応し、多職種・機関連携、そして、インフォーマル、フォーマルによる地域のつながりや連帯を目指すソーシャルワークの視点と諸活動が求められる。このことが、生活支援システムの構築が必要とされる理由になろう。

精神保健医療福祉領域において、国の社会保障改革や、障害者権利条約批准の中にある障害福祉制度改革は、大きな転換期を迎えている。「誰もが支え合う地域の構築に向けた福祉サービスの実現―新たな時代に対応した福祉の提供ビジョン」(「新福祉ビジョン」)に示されているように、地域共生社会の実現のための「丸ごと」対応のシステムの構築を目指し、進められている。住民が抱える生活問題・福祉課題等の多様化・複雑化に対応する「全世代・全対象型地域包括支援」の構築が求められる中で、従来の枠組みにとどまらず、「**精神障害にも対応した地域包括ケアシステム**」が示されたのである。

寺谷は、「誰もの生活や人生は、互いに尊重し合い、あらゆる活動に参加・参画し、学び支え合う責任を分かちもつ『市民として生きる』共生社会の実現の道程である」と述べている[3]。市民としてごく当たり前に生きるために、課題に直面している人びとが求め必要とする支援には、頼りにし合える市民の参加・協働が期待される。市民として生きる精神障害者の生活支援には、支援のパートナーとして学び支え合う責任を分かちもつ市民の相互支援を基盤にした包括的な地域生活体制づくりが求められ、必要とされる。「生活支援システム」とは、市民として生きるために、求め必要とされる多様な支援で構成される包括的支援の仕組みであり、人びととのつながりを築き、日常生活や社会生活上の対処力、住居、情報提供、仲間づくり、社会参加・参画の機会、動機や自己評価、国民の理解促進など、自立と社会参加への地域を基盤にした相談および個別的支援と体制づくりによる総合的かつ包括的支援である、と述べている[3]。

現在、「精神障害の有無や程度にかかわらず、誰もが安心して自分らしく暮らすことができるような地域づくり」を目指して、各自治体が中心となり、取組みが進められているところである。本領域においては、医療と

福祉の連携が欠かせず、まさに、医療と福祉、行政のパートナーシップに基づいた連携・協働によって進めることで、本システムが有機的に機能し、地域に根づくことになる。

本システムの構築がゴールではなく、その先には、精神障害のある一人ひとりのリカバリーの実現があり、「地域で暮らす」を当たり前とするソーシャル・インクルーシブな社会の実現がある。目指すところは、精神障害者が一市民として、当たり前に暮らすことのできる地域づくりなのである。

B. 精神保健福祉士の豊かな実践を目指して

精神障害者にとって、「当たり前の生活」「普通の暮らし」を「生活者」として送ることができていると実感している人は、果たしてどれくらいいるであろうか。障害は、社会にある、すなわち社会によってつくられている、という**社会モデル**に基づくと、変わるべきは、社会の側になろう。

精神保健福祉士は、精神疾患と障害をあわせもち、それによる生活上のさまざまな困難、不利益、不自由を受けている人びとに対して、保健医療と福祉の両面にわたって相談・支援を担う専門職として定められた経緯がある。精神障害のある本人が何を求め、どのような生活や暮らしを望んでいるのか、人に、社会に広く目を向けて、深く関心を寄せてかかわることや、その人びとから教わろうとする姿勢が大事である。

精神保健医療福祉に関する法制度・施策の歩みは、精神障害者の権利の確立の歩みといえる。精神保健福祉士は、精神障害者の医療、就労や住まい、教育等にかかわる生活全般にわたるさまざまな不安や困りごとに対応する。かかわる過程では、本人が有する力を引き出し、発揮するために、法制度・施策やシステムの構築といった外側から支援することと同時に、本人の内側にある力が内発的・自律的に高められるように、内側に働きかける支援が重要になる。本人への直接的なかかわりと同時に取り巻く環境、そして社会への働きかけの両面による支援の延長線上には地域づくりがあり、ソーシャル・インクルーシブな社会の実現がある。

前述の通り、寺谷は、互いに尊重し合い、社会的活動に参加・参画し、学び支え合う責任を分かちもつ「市民として生きる」ことの重要性を述べている。そして、生活支援システムとは、「市民として生きるために求め必要とされる、多様な支援の仕組みである。障害者が分け隔てなく、ありのままに自分らしく安心した生活を築き、学び支え合う責任を分かちもつ共生社会の実現を目的とする。障害と社会的障壁による生活のしづらさへの挑戦は、『生きることを追求し生き方を構築する人間に等しくある権

利』を人々の共通のものとする」と述べている⁽³⁾。それが、市民として生きることであると教示している。

　国は今、制度・分野ごとの縦割りや、支え手と受け手という一方向の関係を超えて、地域住民や多様な主体の参画のもと、人びとが住み慣れた地域で自分らしく暮らすことのできる共生社会の実現を目指している。人びとが抱える生活問題・福祉課題の多様化・複雑化によって、家庭内・地域内でのサポート力の低下や、少子高齢化等によるマンパワーの減少が指摘される中で、対象者ごとの「縦割り」型支援からの脱却、他人事ではなく「我が事」に変える働きかけ、複合的な課題を「丸ごと」受け止める地域づくりにおいて、ソーシャルワーク活用の可能性が見出せる。

　精神保健福祉士の国家資格化から四半世紀となる。精神保健福祉士として、生活支援のもつ意味を十分に理解し、そこにかかわる際の根拠としての法制度・施策を上手に活用し、その人らしい生活の実現を目指す営みが求められる。多様な生活志向や価値観を有する人びととかかわることは決して容易なことではないが、悩み、考え、ジレンマを感じながらも確固とした人権感覚を身につけ、精神障害者を包み込む社会の実現を目指したい。誰のための、何のためかを常に自問しながら、人に、社会にかかわる実践の蓄積によって、ソーシャルワーク専門職としての価値、知識、技術に基づく社会的役割を担うことが求められている。

　本章の冒頭で、21世紀はこころの時代と述べたが、人びとのライフサイクルと身近な家庭、教育の場、職場、地域社会など、人が生きていく環境との関連を有し、人として生活していく基盤となっている。これらが総合的に捉えられる必要があるが、現状はバラバラで、人の生活は、ライフサイクル別に、障害種別に応じて制度・施策化されてきた経緯がある。生活者として人生を生きていく過程で発生する生活のしづらさがあり、その中に、精神障害者の生活支援が包括されるべきである。

　精神保健福祉士には、精神障害のある本人の生活の質をより高めていくために、本人が築いていく人間関係や社会との関係において、個々の自己選択・自己決定のプロセスを支援し、人と人との関係性を構築し、人生を**リカバリー**し、生きている実感や充実感を味わい、**エンパワメント**されることを支援する、このことが、生活支援の目指すところである。生活ニーズに対応しながら支援することができるソーシャルワーク専門職としての精神保健福祉士の存在意義は大きい。精神保健福祉士には、創造的な役割を担うことが求められている。

注)
(1) 厚生労働省ウェブサイト「患者調査」(2022年11月29日データ取得).
(2) 厚生労働省ウェブサイト「令和3年度 我が国における自殺の概況及び自殺対策の実施状況」『令和4年版自殺対策白書』(2022年11月29日データ取得).
(3) 寺谷隆子「2.市民として生きる」上野容子・宮崎まさ江編『精神障害者の生活支援システム（第3版）』精神保健福祉士シリーズ8,弘文堂,2018,p.228.

▌理解を深めるための参考文献

● 谷中輝雄『生活支援―精神障害者生活支援の理念と方法』やどかり出版,1996.
　著者が築いた「やどかりの里」における生活支援の実践の集大成といえる書である。当時の著者が、地域生活支援活動の時代の到来を展望しながら、その原点とあり方について、日常活動の検証（記録化）に基づいた理念と方法を示している。
● 寺谷隆子『精神障害者の相互支援システムの展開―あたたかいまちづくり・心の樹「JHC板橋」』中央法規出版,2008.
　精神衛生法時代からの法制度の激変の中で、著者が取り組んできたソーシャルワーク実践に基づいた書である。精神障害者を「ごく当たり前な生活主体者」とし、支えあってともに生きるまちづくりを目指した地域生活支援システムを提示している。
● 上野容子『共に創りあうソーシャルワーク』やどかり出版,2019.
　精神障害者小規模作業所に始まり、社会福祉法人の設立およびその発展に至る地域精神保健福祉活動の軌跡が、著者のソーシャルワーカーとしての歩みとともに記された書である。多様な人びとが同じ市民として活動するインクルーシブな場と機会の創出を重視した実践を通して、地域生活支援の視点やあり方を見出すことができる。

キーワード集

IPS（個別就労支援プログラム）

〔Individual Placement and Support〕

アメリカにおいて 1980 年代後半に開発された、精神保健機関における臨床と職業サービスを統合した就労支援。ジョブコーチによる支援、従来重視されてきた一般就労に就く前に訓練・教育等を行うこと（place then train〔就労現場での仕事に慣れながら訓練する〕）よりも、早く一般就労に参入すること（place then train）、ストレングスの重視、といった特徴がある。

IR 推進法

正式名称は「特定複合観光施設区域の整備の推進に関する法律」。カジノ施設区域の整備の推進によって、観光および地域経済の振興、財政の改善を目的に、2016（平成 28）年に成立した。本法に関連するギャンブル依存症への対策として、2018（平成 30）年に「ギャンブル等依存症対策基本法」が公布され、翌年に「ギャンブル等依存症対策推進基本計画」が策定された。

アウトリーチ

必要とされる場所に直接出向き、必要な支援を行う訪問型支援のこと。精神科医療におけるアウトリーチには、ACT、往診、精神科訪問看護などがある。日本では、2011（平成 23）年にモデル事業として実施され、2013（平成 25）年 4 月の障害者総合支援法の施行時に、本法に「精神障害者アウトリーチ推進事業」が位置づけられ、「アウトリーチ事業」として事業化された。都道府県の地域生活支援事業としてのアウトリーチに加えて、2018（平成 30）年には地域生活支援促進事業として、「精神障害にも対応した地域包括ケアシステムの構築推進事業」

に位置づけられたアウトリーチ支援に係る事業が創設された。

ACT（包括型地域生活支援プログラム）

〔assertive community treatment〕

アウトリーチの代表的なモデルの一つ。重度である精神障害者が、病院外の地域で質の高い生活を送り続けることができるように、多職種チームによる 24 時間体制で 365 日、その人の生活の場に出向いて医療および福祉に関する生活上のニーズに対して包括的かつ総合的な支援を行う。

アドボカシー（権利擁護）

〔advocacy〕

権利を侵害されやすい認知症高齢者、障害者、子どもなどの本人に代わり、支援者等が代弁・弁護する「権利擁護」機能である。その担い手はアドボケートと呼ばれ、本人が自ら権利を主張できるように支持し、ともに活動する。アドボカシーには、自分自身による権利の主張や自己決定などを行うセルフ・アドボカシー、共通の体験や課題を有する仲間が代弁するピア・アドボカシー、市民の役割として活動するシチズン・アドボカシーなどがある。

アルコール健康障害対策基本法

2013（平成 25）年 12 月に公布、翌年 6 月に施行され、アルコール健康障害を定義し、その発生、進行および再発の各段階に応じた防止対策を適切に実施するとともに、本人およびその家族が日常生活および社会生活を円滑に営むことができるように支援することが基本理念として規定されている。これにより、国民の健康を保護するとともに、安心して暮らすことのできる社会の実現に寄与することを目的としている。都道府県において本法に基づいた「アル

コール健康障害対策推進基本計画」が策定され、対策が総合的かつ計画的に推進される。

医学モデル

〔medical model〕

疾患や障害そのものに焦点を当て、生じる問題や課題を患者本人の個人的なものとして捉えるモデルのこと。

移送制度

1999（平成11）年の精神保健福祉法一部改正時に新設され、34条に規定されている。指定する精神保健指定医の診察の結果、医療保護入院または応急入院の対象となる状態にある精神障害者を、家族等の同意の有無に応じて、都道府県知事の責任において応急入院指定病院に移送することができる。なお、措置入院対象患者の入院に伴う移送に関しては、本法29条において都道府県知事の義務として規定されている。

移動支援事業

障害者総合支援法における市町村が行う地域生活支援事業の一つ。屋外での移動が困難である障害者が、日常および社会生活上必要不可欠な外出や余暇活動などを円滑に行うことによって社会参加を促進することが目的である。地域の特性や個々のニーズに応じ、個別支援型、グループ支援型、車両移送型などの外出時の移動に関する支援を行う。

医療観察制度

医療観察法（心神喪失等の状態で重大な他害行為を行った者の医療及び観察等に関する法律）の対象者に対して、継続的かつ適切な医療ならびにその確保のために必要な観察および指導を行うことによって、病状の改善およびこれに伴う同様の行為の再発の防止を図り、社会復帰を促進することを目的に、2003（平成15）年に成立、2005（平成17）年に施行された。対象行為は、殺人、放火、強盗、強制性交等、強制わいせつ（未遂を含む）、傷害（軽微なものは除く）である。保護観察所に配置された社会復帰調整官は、当初審判の生活環境の調査から、入院中における生活環境の調整、地域社会における処遇に至るまで、本制度の処遇に一貫して関与する立場にある。

医療保護入院

精神保健福祉法に規定されている入院形態の一つ。33条において、精神保健指定医の診察の結果、精神障害者であり、かつその医療および保護のために入院が必要であるにもかかわらず、その精神障害のために任意入院が行われる状態ではないと判断される場合に、本人に代わり家族等のうちいずれかの者の同意により、本人の同意がなくても入院をさせることができるというもの。入院日の属する月の翌月を初月とする同月以後の12ヵ月ごとに都道府県知事に定期の症状報告をしなければならない。

応急入院

精神保健福祉法に規定されている入院形態の一つ。33条の7において、医療および保護のために直ちに入院治療を行う必要があるにもかかわらず、家族等のうちいずれかの者の同意を得ることができず、かつ任意入院を行える状態にない場合に、精神保健指定医の診断により72時間を限度に本人の同意がなくても入院させることができるというもの。1987（昭和62）年の精神保健法制定時に創設された。

介護支援専門員

居宅介護支援事業所、介護保険施設などに配置され、介護保険において要支援・要介護と認定された人に対してアセスメントを行い、それに基づいてケアプランを作成し、介護全般に関する相談援助、関係機関との連絡調整などのケアマネジメントを担う専門職である。

共同生活援助（グループホーム）

障害者総合支援法における自立支援給付に位置づけられる障害福祉サービス（訓練等給付）の一つ。障害者の住まいの場として、主に夜間に、共同生活を営む住居において相談、入浴、排泄または食事の介護、その他の日常生活上の援助を行う。2014（平成26）年4月に、それ以前は介護給付の一つであった共同生活介護（ケアホーム）と一元化され、外部サービス利用型、介護サービス包括型、サテライト型住居が、2018（平成30）年の改正時に日中サービス支援型が創設された。なお、地域移行支援型ホー

ムは、2024（令和6）年度末までの経過的特例としての位置づけとなっている。利用申請は必要であるが、原則障害支援区分にかかわらず利用することができる。

居宅介護（ホームヘルプ）

障害者総合支援法における自立支援給付に位置づけられる障害福祉サービス（介護給付）の一つ。居宅において、入浴、排せつおよび食事等の介護、調理、洗濯および掃除等の家事ならびに生活等に関する相談および助言などの生活全般にわたる援助を行う。

緊急措置入院

精神保健福祉法に規定されている入院形態の一つ。29条の2において、急を要するため、2名以上の精神保健指定医による診察を行う手続きがとれない場合において、1人の精神保健指定医の診察の結果、自傷他害のおそれが著しいと認められる場合に、72時間を限度に都道府県知事もしくは指定都市市長が措置入院と同様にその者を入院させることができるというもの。

欠格条項

心身の障害があることを理由に国家資格や免許の取得、就業を認めないとする法令上の規定（条項）である。1998（平成10）年に総理府（当時）障害者施策推進本部による欠格条項に関する見直しに向けての基本的な考え方と具体的な対処方針が決定され、各関係省庁の見直し作業の結果、いかなる場合においても資格等を与えないという絶対的欠格事由から資格等を与えないことができるという裁量のある相対的欠格事由となった。

広域障害者職業センター

独立行政法人高齢・障害・求職者雇用支援機構が運営する障害者職業センターの中に位置づけられている3種類のセンターのうちの1つである。全国に2ヵ所設置され、障害者職業能力開発校や医療機関等と密接に連携した系統的な職業リハビリテーションを実施している。

高額療養費制度

医療費の家計負担が重くならないよう、医療機関や薬局の窓口で支払う医療費が1ヵ月（歴月：1日から末日まで）で上限額を超えた場合、その超えた額を支給する制度。上限額は、年齢や所得に応じて定められている。

公共職業安定所（ハローワーク）

職業リハビリテーションを希望する障害者に対して、専門的な経験を有する職業相談員を配置し、職業紹介、就職後の指導、求人開拓や法定雇用率未達成事業所への指導等、地域障害者職業センターと連携して職業リハビリテーションを行う。

合理的配慮

障害者が、他の者と等しく、平等な機会が保障されたり、関係を築くことができるように、各場面や状況に応じて、過度の負担のない範囲で社会的障壁を取り除くための調整や対応を行うこと。障害者権利条約2条に定義があり、日本では、障害者基本法、障害者差別解消法等に規定されている。雇用の分野においては、事業主の合理的配慮の提供義務として障害者雇用促進法に規定されている。

国際生活機能分類（ICF）

〔International Classification of Functioning, Disability and Health〕
2001年に世界保健機関（WHO）総会において採択され、国際障害分類（ICIDH）を改訂した生活機能分類。ICFの「生活機能と障害」は、心身機能・身体構造、活動、参加の3つの次元に分類され、環境因子・個人因子という観点を加えている。

災害派遣精神医療チーム（DPAT）

〔Disaster Psychiatric Assistance Team〕
自然災害、航空機・列車事故、犯罪事件やテロ等による人的災害などの大規模災害の後に被災地域に赴き、被災者および支援者に対して精神科医療および精神保健活動の支援を行う多職種チームのこと。災害時に被災者の生命を守るために被災地域に迅速に駆けつけ、救急治療を行う災害派遣医療チーム（DMAT〔ディーマット〕：Disaster Medical Assistance Team）と連携し、情報共有しながら各々の機能を活かした活動を行う。

社会的障壁

障害者基本法の障害者等の定義（第2条の2）に規定され、障害がある人にとって日常生活または社会生活を営むうえで障壁（バリア）となるような社会における事物、制度、慣行、観念その他一切のものをいう。その例として、交通機関や建築物等における物理的なもの、資格取得の制限等による制度的なもの、点字や手話等の情報保障の欠如による文化・情報面のもの、障害者に対する差別や偏見等の意識上のものに分けられる。

社会的入院

医療上入院の必要のない状態にもかかわらず、地域における受入れ体制が不十分であることで入院継続を余儀なくされ、長期化している状態。入院期間を最小限とした早期の退院や、地域生活支援システムの構築が必要とされている。

社会福祉法

1990年代の社会福祉基礎構造改革の流れの中で、社会福祉の再編成が強調され、従来の措置制度から利用（契約）制度に転換するという社会福祉のパラダイム転換が図られた。福祉はサービスであり、市場原理を導入し、利用する側が選択でき、サービスの質の向上を図るという大改革を進めるなかで、1951（昭和26）年に制定された「社会福祉事業法」が大改正され、2000（平成12）年に「社会福祉法」となった。本法では、社会福祉事業の経営者に対して自らその提供する福祉サービスの質を評価することなどによって、良質で適切な福祉サービスを提供するよう努めるべきことを規定している。日本における社会福祉に関する事項の共通基礎概念を定めた法である。

社会保障審議会（旧社会保障制度審議会）

厚生労働大臣の諮問に応じて社会保障に関する重要事項等を調査審議する。審議会には、医療分科会、介護給付分科会、医療保険保険料率分科会等6分科会が設置され、部会を置くこともできる。社会保障制度審議会の「社会保障制度に関する勧告」（1950年）は日本の社会保障の理念と制度化の方向を示したものである。

社会モデル

「障害は個人ではなく、社会にある」との考え方で、障害は、社会の側によって構築されると捉えるモデルのこと。医学モデルから生活モデル、そして社会モデルに移行された経緯がある。

住宅入居等支援事業（居住サポート事業）

障害者総合支援法における市町村が行う地域生活支援事業（相談支援事業）の一つ。賃貸契約による一般住宅への入居に当たって支援が必要となる障害者等に対して、入居支援や、居住支援のための関係機関によるサポート体制の調整を行い、安心して賃貸住居等に入居し続けることを支援する。

就労アセスメント

広く就労全般に関するアセスメントを指す場合と、就労支援制度上の用語を指す場合がある。前者は、本人の職業適性や労働環境等についてのアセスメントのこと。後者は就労継続支援B型事業の利用希望者に対して就労移行支援事業所などが行う就労面のアセスメントのこと。就労継続支援B型の新規利用対象者は、①就労経験があって、年齢や体力面で一般企業に雇用されることが困難となった者、②50歳以上、③障害基礎年金1級受給者（20才以上）、④就労移行支援事業を利用してアセスメントを受け、就労継続支援B型の利用が適当と判断された者となっており、①〜③のいずれの条件にも当てはまらない場合、就労移行支援事業所等による就労アセスメントを受ける必要があるとされている。

就労移行支援

障害者総合支援法における訓練等給付サービスの一つ。就労を希望する障害者に対し、一定期間（原則2年）、生産活動やその他の活動の機会の提供を通して、就労に必要な知識および能力の向上のための必要な訓練等を行う。

就労継続支援（A型＝雇用型、B型＝非雇用型）

障害者総合支援法における訓練等給付サービスの一つ。通常の事業所に雇用されることが困難な障害者に対して、就労の機会を提供するとともに、生産活動その他の活動の機会の提供を通して、その知識お

よび能力の向上のために必要な訓練等を行う。A型は雇用契約に基づき施設内で就労の機会を実際に提供しながら、就労のために必要な知識や能力の向上を目指し、B型は雇用契約は結ばないものの施設内で就労の機会や生産活動を提供しながら行う。利用期限は定められていない。また利用に際しては障害支援区分の判定を受ける必要はない。

就労支援ネットワーク

ソーシャルアクションを視野に入れつつサービスの開発や改善に取り組み、地域の就労支援サービスを提供する各機関の特色を把握し、障害者雇用に関心をもつ協力的な事業主とも形成されているネットワークのこと。

就労定着支援

障害者総合支援法の 2018（平成 30）年の改正で創設された事業。就労移行支援事業等の利用を経て一般就労へ移行した障害者について、就労に伴う生活面の課題に対し、就労の継続を図るために企業・自宅等への訪問や障害者の来所により必要な連絡調整や指導・助言等を行うサービス。

障害支援区分

障害者総合支援法におけるサービス利用に当たって、希望する障害者等の心身の状況を総合的に判定するために、認定調査員による訪問調査を行い、その結果をふまえて市町村審査会にて認定される。障害支援区分は、非該当、区分 1 〜 6 までの 7 段階あり、必要とされる支援の度合いが最も高いのは区分 6 である。

障害者加算（生活保護）

生活保護における生活扶助基準に含まれる加算の一つ。基準生活費に上乗せされることにより、加算対象者が加算を受けない者と同水準の生活保障を受けることとなる。精神障害者の場合、精神障害者保健福祉手帳の 1・2 級の所持者が加算対象となる。

障害者基本法

1993（平成 5）年に心身障害者対策基本法（1970〔昭和 45〕年成立）の改正法として制定された。その後 2004（平成 16）年、2011（平成 23）年に改正された。すべての国民が、障害の有無にかかわらず、等しく基本的人権を享有するかけがえのない個人として尊重されるものであるとの理念のもと、共生社会の実現のために障害者の自立および社会参加の支援等の施策に関する基本原則を定め、国、地方公共団体等の責務を明らかにするとともに、その施策を総合的かつ計画的に推進することを目的としている。2004 年、2011 年の改正を経て、本法における障害者の定義は、身体障害、知的障害、精神障害（発達障害を含む）、その他の心身の機能障害がある者であって、障害および社会的障壁によって継続的に日常生活または社会生活に相当な制限を受ける状態にあるものと規定している。

障害者虐待防止法

正式名称は「障害者虐待の防止、障害者の養護者に対する支援等に関する法律」。2011（平成 23）年 6 月に公布、翌年 10 月に施行され、障害者虐待の防止、養護者に対する支援等により、障害者の権利擁護を図ることを目的としている。本法における障害者の定義は、障害者基本法における障害者であり、障害者虐待とは、養護者、障害者福祉施設従事者等、使用者によるものをいうと規定されている。虐待の種類は、身体的虐待、心理的虐待、性的虐待、放棄・放置、経済的虐待であると定義されている。その他、国および地方公共団体の責務等が規定されている。

障害者権利条約

正式名称は「障害者の権利に関する条約」。2006（平成 18）年 12 月に国連総会において採択された障害者に関する国際条約である。すべての障害者の人権および基本的自由の完全かつ平等な享有を促進し、保護し、確保することと障害者の固有の尊厳の尊重を目的に、市民的・政治的権利、教育・保健・労働・雇用の権利、社会保障、余暇活動へのアクセスなど、さまざまな領域における障害者の権利の実現のための取組みを、その締約国に対して求めている。本条約では、障害に基づくあらゆる差別が禁止され、その権利の確保のために必要で適当な調整を行わないという合理的配慮の否定も差別であることが明記されている。日本は 2007（平成 19）年 9 月に署名し、関係する国内法令の整備をして 2014（平

成 26）年 1 月に批准した。

障害者控除（税制上の優遇措置）

精神障害者保健福祉手帳を所持することにより、所得税や住民税・相続税の障害者控除、贈与税等の減額・免除、利子等の非課税といった優遇措置が受けられる。税の種類によって、該当等級は異なる。

障害者雇用促進法

正式名称は「障害者の雇用の促進等に関する法律」。精神障害者を含むすべての障害者に対する雇用について具体的施策を定め、雇用の促進を図っているが、2018（平成 30）年 3 月までは、同法における事業主の雇用義務は身体・知的障害者に限られていた。なお、2006（平成 18）年度より精神障害者（手帳所持者に限る）については、雇用義務の対象ではないものの雇用された場合には雇用率に算入できるとされていた。2018（平成 30）年 4 月からは、精神障害者も雇用義務の対象となっている。

障害者雇用納付金制度

法定雇用障害者数に足らない障害者の数に応じて、納付金を徴収する制度。この納付金収入をもとに、雇用障害者数が法定数を超えている事業主には申請があった場合に障害者雇用調整金が支給される等の仕組みがある。雇用率未達成の場合、事業主は雇用納付金が徴収されるが、納付金の納付をもって障害者雇用義務が免ぜられるものではなく、事業主は国より障害者雇用率未達成指導を受けることとなる。

障害者雇用率制度

障害者雇用促進法に基づいて、事業主に対し、従業員の一定比率以上の障害者雇用を義務づけ、障害者の雇用を促進する制度。2021（令和 3）年 3 月からは民間企業では 2.3％、国・地方公共団体等では 2.6％等となっている。算定において、週所定労働時間 20 時間以上 30 時間未満の短時間労働者の場合、0.5 人としてカウントされる。

障害者差別解消法

正式名称は「障害を理由とする差別の解消の推進に関する法律」。障害者基本法の差別の禁止の基本原則を具体化した法律で、2013 年（平成 25）年に制定された。障害の有無によって分け隔てられることなく、相互に人格と個性を尊重し合う共生社会の実現を目指すものとなっている。本法では、①法の対象範囲、②不当な差別的取扱い、③合理的配慮が示された。合理的配慮では、障害者が社会的障壁の除去を必要とした場合に、実施に伴う負担が過度ではない場合において、必要かつ合理的な配慮を行うことが求められている。本法では、障害者に合理的配慮を行うことなどを通して、共生社会の実現を目指している。

障害者就業・生活支援センター

障害者に対する就業面と生活面の一体的支援を提供する地域の拠点施設として創設。①就職や職場への定着が困難な障害者からの相談に応じ、必要な指導助言を行うこと、②雇用・福祉・教育等の関係機関との連絡・調整などの援助を総合的に行うこと、③職業準備訓練を受けることについて斡旋すること、④その他職業生活における自立を図るために必要な業務を行う。

障害者職業カウンセラー

高齢・障害・求職者雇用支援機構で採用、養成され、各障害者職業センターに配置されている専門職員。障害者に対する職業評価や職業リハビリテーション計画の策定、職業リハビリテーションカウンセリング、障害者および事業主に対する職場適応援助者による支援、事業主に対する障害者の雇用管理に関する事項についての助言・援助等を行う。障害者雇用促進法 24 条において規定されている。

障害者職業生活相談員

5 人以上の障害者である労働者を雇用する事業所において選任され、その職業生活に関する相談および指導を行うことが、当該事業所の事業主に義務付けられている。事業主は、障害者職業生活相談員を選任したときは、遅滞なく公共職業安定所長に届け出なければならない。

障害者職業センター

独立行政法人高齢・障害・求職者雇用支援機構が運営しており、障害者職業総合センター、広域障害者職業センター、地域障害者職業センターの 3 つの職

業センターがある。障害者の就職に向けての相談
や、職業準備のための訓練などその人の状況に応じ
たサービスを行う。また障害者を雇用する事業主に
対して、雇用する際の職場環境の整備についての相
談などの支援が行われる。

障害者職業総合センター

独立行政法人高齢・障害・求職者雇用支援機構が運
営しており、国内に1ヵ所設置されている。職業リ
ハビリテーションに関する調査および研究、障害者
職業カウンセラーや職場適応援助者等の養成および
研修、地域障害者職業センターや障害者就業・生活
支援センター等への職業リハビリテーションに関す
る技術的事項についての助言・指導などを行ってい
る。

障害者職業能力開発校

職業能力開発促進法に基づき、国または都道府県に
設置された施設。公共職業安定所(ハローワーク)、
障害者職業センター等の関係機関との密接な連携の
もと、障害の種類・程度等に対応した職業訓練を実
施する。

障害者トライアル雇用助成金（障害者短時間トライアルコース）

就職が困難な精神障害者等のうち、ただちに20時
間以上の勤務による就労が困難である者を、ハロー
ワークの紹介により一定期間（3～12ヵ月）を定
めて試行的に雇用するものであって、雇入れ時の週
の所定労働時間を10時間以上20時間未満とし、障
害者の職場適応状況や体調等に応じて、同期間中に
これを20時間以上とすることを目指すもの。事業
主に対しては、助成金が支給される。

障害者トライアル雇用助成金（障害者トライアルコース）

障害者雇用の拡大のための事業。事業主に障害者雇
用のきっかけを与え、試行就業期間（原則3ヵ月）
終了後に常用雇用への移行を進める。事業主と対象
障害者との間で有期雇用契約を締結して実施され
る。事業主に対しては、助成金が支給される。

障害者総合支援法

正式名称は「障害者の日常生活及び社会生活を総合
的に支援するための法律」。障害者基本法の理念に
基づき、障害者や障害児の有する能力や適性に応
じ、自立した日常生活や社会生活を営むことができ
るよう、必要な障害福祉サービスの給付やその他の
支援を行うことによって障害者・障害児の福祉の増
進、障害の有無にかかわらず国民が相互に人格と個
性を尊重し、安心して暮らすことのできる地域社会
の実現に寄与することを目的としている。2005（平
成17）年に成立した障害者自立支援法が2012（平
成24）年に改正され、2013（平成25）年に本法の
名称となった。

障害者プラン（ノーマライゼーション7か年戦略）／新障害者プラン（重点施策実施5か年計画）

1995（平成7）年にリハビリテーションとノーマラ
イゼーションを基本理念とし、障害者対策推進本部
によって策定された計画である。1996（平成8）年
度から2002（平成14）年度の7か年の計画期間に
おける数値目標等の具体的な施策目標が明記される
とともに共生社会の考え方が盛り込まれた。その
後、2003（平成15）年度からの10年間にわたる新
障害者基本計画に沿った前後期各5か年の重点施策
や数値目標、推進方策等について定められた。後期
計画は2007（平成19）年12月に障害者施策推進本
部が策定し、閣議決定された。自立と共生の理念の
もと、共生社会の実現に寄与するため、120の施策
項目ならびに57の数値目標およびその達成期間等
が定められた。

障害者優先調達推進法

正式名称は「国等による障害者就労施設等からの物
品等の調達の推進等に関する法律」。国や地方公共
団体等が率先して障害者就労施設等からの物品等の
調達を推進するよう、必要な措置を講じることを定
めている。

障害年金

国民年金法等の年金各法に基づく障害を支給事由と
する年金給付。一定の受給用件に基づき、該当する
者に対して支給される。障害基礎年金該当者の場合

は障害等級 1 級、2 級のみが対象。障害厚生年金の場合は障害等級 1 ～ 3 級の該当者が対象となる。

職場適応援助者（ジョブコーチ）

一般事業所に就労している障害者の職業生活や仕事内容への適応について直接援助するとともに、職場環境の調整や仕事内容の指導方法について事業所に提案助言する間接支援も行う専門職のこと。地域障害者職業センターの職員である配置型ジョブコーチ、社会福祉法人等に所属する訪問型ジョブコーチ、企業に所属する企業在籍型ジョブコーチがある。

職場復帰支援

厚生労働省の「心の健康問題により休業した労働者の職場復帰支援の手引き」では、病気休業開始から職場復帰後のフォローアップまでを 5 つのステップに分けている。第 1 ステップでは、病気休業開始および休業中のケア。第 2 ステップは主治医による職場復帰可能の判断。第 3 ステップは職場復帰の可否の判断および職場復帰支援プランの作成。第 4 ステップは最終的な職場復帰の決定段階。第 5 ステップでは職場復帰後のフォローアップとなっている。

自立訓練（機能訓練・生活訓練）

障害者総合支援法における自立支援給付に位置づけられる障害福祉サービス（訓練等給付）の一つ。障害者支援施設や障害福祉サービス事業所に通所、もしくは居宅を訪問し、一定期間、必要な支援を行う。機能訓練は、身体的リハビリテーションや生活等に関する相談および助言、その他の支援を行う。生活訓練は、入浴、排泄および食事等に関する自立した日常生活を営むための訓練、生活等に関する相談および助言、その他必要な支援を行う。宿泊型自立訓練は、自立訓練（生活訓練）の対象者のうち、日中、一般就労や障害福祉サービス事業所を利用している者等であって、地域移行に向けて一定期間、居住の場を提供して帰宅後における生活能力等の維持・向上のための訓練、その他の支援を行う。

自立支援医療

障害者総合支援法における自立支援給付の一つであり、更生医療、育成医療、精神通院医療に関する医療費の支給を行う。更生医療は身体障害者福祉法、育成医療は児童福祉法、精神通院医療は精神保健福祉法の各法に規定されている障害者・児が対象である。自己負担額は原則 1 割であるが、世帯所得による区分があり、月当たりの負担額に上限が設けられている。更生医療と育成医療は市町村が、精神通院医療は都道府県が実施主体となっている。

生活困窮者自立支援制度

生活保護に至る前の段階におけるセーフティネットとして、生活困窮者自立相談支援事業の実施、生活困窮者住居確保給付金の支給、その他の生活困窮者に対する自立の支援に関する措置を講ずることにより、生活困窮者の自立の促進を図ることが目的である。利用対象者は、現に経済的に困窮し、最低限度の生活を維持することができなくなるおそれのある者（要保護者以外の生活困窮者）であり、実施主体は、福祉事務所を設置する自治体となっている。

生活の質（QOL）

〔quality of life〕

「生命の質」「生活の質」「人生の質」などと訳され、さまざまな生活場面を質的に捉える概念である。日本では 1970 年代以降、「心の貧困」が指摘され「心の豊かさ」が強調されるようになり、QOL を重視する必要性が語られている。

生活福祉資金貸付制度

低所得者、障害者世帯などに対して、低利または無利子での資金の貸し付けと必要な相談支援を行うことにより、経済的自立や生活意欲の助長促進、在宅福祉や社会参加を図り、その世帯の安定した生活を確保することを目的としている。原則として、その世帯の居住地を担当区域とする民生委員を通じて行われ、市町村社会福祉協議会を経由して都道府県社会福祉協議会において貸付けの決定を行う。

生活保護制度

日本国憲法 25 条の生存権を具体化する生活保護法に基づき、生活に困窮する者に対し、その困窮の程度に応じて必要な保護を行い、健康で文化的な最低限度の生活を保障するとともに、自立を助長することを目的としている。

生活モデル

〔life model〕

その人を取り巻く環境との交互作用に焦点を当て、関係性を重視し、包括的な視点から生活者として捉えるモデルのこと。

精神医療審査会

精神保健福祉法第12条に規定され、都道府県および政令指定都市に設置される精神科病院入院に関する要否および処遇の適否に関する審査を行う機関である。事務局は精神保健福祉センターが担っている。委員は医療委員（精神保健指定医）2名以上、精神保健福祉委員1名以上、法律家委員1名以上の合計5名の合議体で審査を行う。任期は2年（再任可）である。

精神科救急システム

精神障害者が地域において安心して暮らすことを保障するための方策の一つであり、緊急な医療を必要とする精神障害者等のために、24時間体制で精神科救急医療を確保する事業である。2010（平成22）年の精神保健福祉法の改正により、2012（平成24）年からは精神科救急医療の確保は都道府県の努力義務とされている。

精神科救急情報センター

精神科救急医療システムにおける電話相談窓口である。夜間・休日等における精神障害者やその家族の相談に応じ、助言や必要に応じて医療機関の紹介や受診指導を行う。受付窓口には精神科医や精神保健福祉士等が配置されている。

精神科デイケア

精神科の通院による治療であり、プログラム活動を通じたリハビリテーションを行う。再発予防の視点を重視しながら精神障害者の社会参加を目標に、さまざまなプログラムが展開される。また、住み慣れた地域で社会生活を維持できるよう、訪問看護指導とも連携して行われることが求められる。

精神科訪問看護・指導

精神障害者が在宅で疾患および障害を受け止め、そ

れに対処できるよう、訪問をして指導する看護およびリハビリテーションの一手法。診療報酬における訪問看護は、精神科医の指示により、保健師・看護師・精神保健福祉士等が従事すると規定されている。

精神障害者共同（小規模）作業所

成人期の精神障害者に対する制度・施策の不足を背景に、家族、当事者、関係者を中心に設置運動が展開され、1980年代から全国各地で急増した。障害者自立支援法の施行により、自立訓練（生活訓練）、就労移行支援、就労継続支援、地域活動支援センター等への事業移行が推進された。

精神障害者雇用トータルサポーター

ハローワークにおいて、精神障害者等の求職者に対して精神症状に配慮したカウンセリングを行う等の就労支援を行い、事業主に対しては精神障害者等の雇用に関する意識啓発や理解促進を行う。なお、発達障害者雇用トータルサポーターが配属されているハローワークもある。

精神障害者社会復帰施設

精神障害者を対象とした地域生活を支援することを目的とした社会福祉施設の総称。従来は精神保健福祉法において精神障害者生活訓練施設、精神障害者授産施設、精神障害者福祉ホーム、精神障害者福祉工場、精神障害者地域生活支援センターが規定されていた。現在は障害者自立支援法（現、障害者総合支援法）の施行に伴う2005（平成17）年の改正により、法文から削除された。

精神障害者総合雇用支援事業

障害者雇用促進法に基づき、精神障害者の雇用支援の強化を目的として2005（平成17）年10月より全国の地域障害者職業センターで実施。主治医をはじめとする医療関係者と事業主との連携のもと、雇用促進、職場復帰、雇用継続のための専門的かつ総合的な支援を行う。利用に際しては精神障害者保健福祉手帳取得の有無は問われない。

精神障害者保健福祉手帳

1993（平成5）年の障害者基本法の制定を受けて、1995（平成7）年に精神保健福祉法に改称された改

正時に創設された。本手帳の取得によって税の控除や税制上の優遇、障害者雇用の算定対象、各自治体の公共施設利用や運賃割引など、各支援策を利用しやすくすることで、精神障害者の自立と社会参加の促進を図ることを目的としている。申請窓口は市町村であり、各都道府県・政令指定都市の精神保健福祉センターで1級から3級の障害等級が判定される。有効期間は2年であり、2006（平成18）年10月より申請時に顔写真の添付が必要となった。

精神病院法
せいしんびょういんほう

1919（大正8）年公布の精神病（当時）に対する公立病院の設置が規定された法律である。私宅監置の廃止に向けた取組みや、病院建設の建議などを受けて立法化されたが、戦時体制のなかで進まなかった。

精神病者監護法
せいしんびょうしゃかんごほう

1900（明治33）年公布の精神病者の保護に関する日本で最初の法律である。親族の中から監護義務者として順位をつけ、その監護義務者が医師の診断書を添えて警察署を経て地方長官に願い出て許可を受けた場合、その精神障害者を私宅に監置または病院に監置することができると定められた。1950（昭和25）年の精神衛生法制定に伴い廃止となった。

精神病者の保護及び精神保健ケア改善のための諸原則
せいしんびょうしゃのほごおよびせいしんほけんけあかいぜんのためのしょげんそく

通称、国連原則。1991（平成3）年12月、第46回国連総会において採択された原則（国際基準）。精神医療の濫用防止、精神障害者の人権擁護を目的とし、ノーマライゼーションやインフォームドコンセントの考え等が盛り込まれている。法的拘束力はないが、国連加盟国のガイドライン（勧告）としての指針となっている。

精神保健医療福祉の改革ビジョン
せいしんほけんいりょうふくしのかいかく

2004（平成16）年9月に精神保健福祉対策本部が前年5月の同本部中間報告に基づき設置した3検討会の結論を踏まえて提示された。「入院中心医療から地域生活中心へ」という基本的方策推進のため、①国民各層の意識の変革、②精神保健医療福祉体系の再編、③地域生活支援体制の基盤強化を今後10年間で進めることとそれぞれの推進を図る数値目標

が示され、併せて社会的入院者の10年後の解消を図るとしている。

精神保健医療福祉の更なる改革に向けて
せいしんほけんいりょうふくしのさらなるかいかくにむけて

「精神保健医療福祉の改革ビジョン」における「入院医療中心から地域生活中心へ」という基本的方策をさらに推し進め、精神保健医療福祉施策の抜本的見直しのための改革ビジョンの後期5か年（2009〔平成21〕年9月以降）の重点施策群を策定したもの。改革の基本的方向性として、①精神保健医療体系の再構築、②精神医療の質の向上、③地域生活支援体制の強化、④普及啓発（国民の理解の深化）の重点的実施、⑤今後の課題を挙げ、これからの精神保健医療福祉の方向性を示している。

精神保健福祉センター
せいしんほけんふくし

1965（昭和40）年の精神衛生法改正時に創設。精神保健福祉に関する技術的側面における中核行政機関。設置主体は都道府県および政令指定都市。①精神保健福祉に関する知識の普及や調査研究、②複雑または困難な精神保健福祉相談および指導、③精神医療審査会の事務局、④精神障害者保健福祉手帳および自立支援医療費（精神医療分）の判定等の業務を行う。

精神保健福祉相談員
せいしんほけんふくしそうだんいん

精神保健福祉センター、保健所および市町村等において、精神保健および精神障害者の福祉に関する相談に応じ、精神障害者およびその家族等を訪問して必要な指導を行う職員のこと。その任用資格の1番目に精神保健福祉士が挙げられている。ただし、配置については任意であり、義務とはなっていない。

精神保健福祉法
せいしんほけんふくしほう

正式名称は「精神保健及び精神障害者福祉に関する法律」。精神障害者の医療および保護を行い、障害者総合支援法と相まって、社会復帰の促進および自立と社会経済活動への参加の促進に必要な援助を行い、発生予防、その他国民の精神保健の向上を図ることを目的とした法律である。

精神保健福祉ボランティア

市民性の観点からボランティア同士のセルフヘルプを高め、ネットワークの構築および精神障害者の対人関係の幅を広げ、地域住民との橋渡しの役割を担う。また、ボランティアを養成する講座を開催することにより、住民が自らの問題解決の担い手として育つ過程に着目し、支援していく役割を担っている。

成年後見制度

認知症、知的障害、精神障害などの疾患や障害によって自ら判断することが不十分な場合において、家庭裁判所が、その程度に応じた3つの類型（補助・保佐・後見）を判断し、補助人、保佐人、後見人のいずれかを任命する。法定後見と任意後見があり、財産管理や身上監護が行われる。本制度の根拠法は民法であり、1999（平成11）年の改正を経て翌年に施行された。障害者総合支援法において、2012（平成24）年4月より市町村地域生活支援事業の必須事業の一つとして、本制度の利用促進を図ることを目的に、「成年後見制度利用支援事業」が実施されている。2016（平成28）年に、成年後見制度利用促進法が成立し、本制度の利用を図るための基本計画を作成し、それに基づいて市町村が具体的方策を講じるよう、規定されている。

世界人権宣言
〔universal declaration of human rights〕

人権および自由を尊重し、確保するために「すべての人民とすべての国とが達成すべき共通の基準」を宣言したもの。1948（昭和23）年12月10日の国連総会において採択され、1950（昭和25）年の国連総会にて、毎年12月10日を「人権デー」とし、世界中で記念行事を行うことが決議された。

セルフヘルプ・グループ
〔self help group〕

病気や障害などの生活上の困難や問題をもつ人が、同じ悩みや経験など共通の課題をもちつつ生きる人びとと出会い、相互に支援し合うために組織され運営されるグループのことであり、自助グループともいわれている。セルフヘルプ・グループは、AA（Alcoholics Anonymous）や断酒会、NA（Narcotics Anonymous）、GA（Gamblers Anonymous）等がある。

相談支援専門員

障害者が自立した日常生活および社会生活を営むことができるよう、障害福祉サービスなどの利用計画の作成や地域生活への移行・定着に向けた支援、住宅入居等支援事業や成年後見制度利用支援事業に関する支援などの全般的な相談支援、ケアマネジメントを担う専門職である。障害者総合支援法に規定されている指定相談支援事業所や基幹相談支援センター等に配置される。資格要件として、3年以上の実務経験が必要である。

ソーシャル・インクルージョン（社会的包摂）
〔social inclusion〕

すべての人びとを、その属性（性別、年齢、身体的・精神的状況、宗教的・文化的背景、経済状況等）にかかわらず、孤立、孤独、排除、摩擦などから守り、社会の構成員として包み込み、支え合う理念をいう。対義語のソーシャル・エクスクルージョン（social exclusion：社会的排除）は、現代的な貧困を認識する概念であり、経済的な意味での貧困だけではなく、貧困をもたらす要因となる生活環境や状態、そのプロセスをも含むニーズ把握のための概念として理解されている。

ソーシャルサポート・ネットワーク
〔social support network〕

家族・友人・同僚などの親密な人間関係から得られる情緒的・物質的サポートをソーシャルサポートという。キャッセル（Cassel, J.）やカプラン（Caplan, G.）等は、それらに公的資源も含めてネットワーク化することでコミュニティワークの技法とした。

ソーシャルファーム
〔social firm〕

従来の「福祉的就労」「一般就労」とは異なる「第三の就労」として、欧米諸国で実施されている障害者を含む社会的弱者のための雇用形態のこと。ソーシャル・インクルージョンの理念に基づく社会的企業の一つであり、労働市場で不利な立場にある人びとのために仕事を創出し、支援つき雇用の機会を提

供することに焦点を当てたビジネスである。そこに集う人びとが労働者としての権利と主体性を発揮した労働参加の新たな働き方と雇用の形態として注目されている。

措置入院

精神保健福祉法に規定されている入院形態の一つ。29条において、精神障害者であり、自傷他害のおそれがあって、医療および保護のために直ちに入院させなければならないと都道府県知事の指定する2人以上の精神保健指定医の診察の結果が一致した場合、都道府県知事による行政処分として国公立精神科病院もしくは指定病院に強制的に入院させることができる。1950（昭和25）年の精神衛生法制定時に創設され、入院に伴う医療費の自己負担部分は都道府県が負担（さらに、うち4分の3を国が負担）する。

退院後生活環境相談員

2013（平成25）年の精神保健福祉法改正によって、医療保護入院者の退院促進に関する措置を講ずる義務が精神科病院の管理者に対して新たに課され、その役割を担う者として選任される。医療保護入院時に、患者本人およびその家族にその担う役割を説明し、入院期間中より退院に向けた相談支援業務を果たす者として、精神保健福祉士が中心的に担っている。

退院支援相談員

診療報酬で定められ、2014（平成26）年4月1日以降に精神療養病棟へ入院となった患者1人に対して、精神保健福祉士または保健師、看護師、准看護師、作業療法士または社会福祉士として精神障害者に関する業務に従事した経験を3年以上有する者から1名以上を指定し、当該機関内に配置するものである。これは、診療報酬上のものであり、退院後生活環境相談員とは異なる。

短期入所（ショートステイ）

障害者総合支援法における自立支援給付（介護給付）の一つ。自宅でその障害者に対して介護している者が病気の場合などに、短期間、夜間を含めて施設において入浴、排せつ、食事等の介護を行う。

地域移行支援

障害者総合支援法に基づく地域相談支援は、地域移行支援と地域定着支援のことをいう。指定一般相談支援事業所において実施。地域生活の準備のための外出への同行支援・入居支援等があり、退院後のアパート探しなどに利用できる。対象は、障害者支援施設等の入所者や精神科病院の入院患者等であり、住居の確保、その他の地域における生活に移行するための活動に関する相談、障害福祉サービス事業所等への同行支援等を行う。利用期間は、おおむね6ヵ月以内となっているが、必要となる場合は、さらに6ヵ月の更新をすることが可能である。

地域活動支援センター機能強化事業

障害者自立支援法（現、障害者総合支援法）施行に伴い、2006（平成18）年10月より精神障害者地域生活支援センターから新しい事業体系に移行された。地域に暮らす利用者の生活を支えるための日常生活相談や日常生活支援、ネットワークの推進など積極的に地域に働きかける地域交流活動、地域住民への普及啓発活動、関係する機関・施設との連絡調整などがあり、利用者や地域のニーズに合わせて、直接的なケアも行う。利用者の人数や業務内容でI型・II型・III型が規定されている。

地域障害者職業センター

障害者雇用促進法に基づき、各都道府県に設置。公共職業安定所（ハローワーク）との連携のもとに地域に密着して、障害者に対する専門的な職業リハビリテーションを実施する。「精神障害者総合雇用支援」「職場適応援助者（ジョブコーチ）支援事業」等の事業を行っている。障害者職業カウンセラーが配置され、職業評価、職業指導、職業リハビリテーション計画策定などを行う。

地域生活支援事業

地域の特性や利用者の状況に応じて、柔軟な形態による事業を計画的に実施する。障害者自立支援法（現、障害者総合支援法）により創設。都道府県が実施主体の都道府県地域生活支援事業と、市町村が実施主体の市町村地域生活支援事業がある。

地域生活定着支援センター

高齢または障害を有するために福祉的な支援を必要とする矯正施設（刑務所等）退所者について、退所後直ちに福祉サービス等（障害者手帳の発給、社会福祉施設への入所など）につなげる準備を保護観察所と協働して進め、また、矯正施設退所後のフォローアップ、相談支援を行うといった入所中から退所後まで一貫した相談支援を行う。全都道府県に設置されている。

地域定着支援

障害者総合支援法に基づく地域相談支援は、地域移行支援と地域定着支援のことをいう。指定一般相談支援事業所において実施。施設の退所や病院からの退院、家族との同居から一人暮らしへの移行など、地域生活が不安定な障害者等を対象に、常時の連絡体制を確保し、その障害の特性によって生じる緊急の事態等において、相談・支援を提供する事業である。利用期間は、おおむね12ヵ月以内となっている。

地域包括支援センター

介護保険法に基づき、地域住民の健康の保持および生活の安定のために必要な援助を行うことにより、住民の生活を包括的に支援することを目的として設置された機関。包括的支援事業（介護予防ケアマネジメント、総合相談・支援など）や介護予防支援業務などを実施する。社会福祉士、主任ケアマネジャー、保健師等が配置される。市町村が責任主体であるが、運営は社会福祉法人、医療法人、NPO法人などが行っている。

地域保健法

1994（平成6）年に、保健所法から本法に改正された。これにより、市町村保健センターにおいて、住民に一貫した保健サービスが提供されるようになった。

地域若者サポートステーション

働くことに困難がある15〜49歳までの人に向けた就労支援を行っている機関で、厚生労働省が委託した全国のNPO法人、民間企業などが運営している。

特定求職者雇用開発助成金（特定就職困難者コース）

高年齢者、障害者、母子家庭の母などの就職困難者を、公共職業安定所（ハローワーク）等の紹介により、継続して雇用する労働者（雇用保険の一般被保険者）として雇い入れる事業主に対して、国から助成金を支給するものである。

特定求職者雇用開発助成金（発達障害者・難治性疾患患者雇用開発コース）

発達障害者や難病患者をハローワーク等の紹介により、継続して雇用する労働者（一般被保険者）として雇い入れる事業主に対して助成される。事業主は、雇い入れた人に対する配慮事項等について報告する。また、雇入れから約6ヵ月後にハローワーク職員等が職場訪問を行う。

特例子会社制度

法定雇用率を達成するための1つの仕組み。事業主が障害者の雇用に特別の配慮をした子会社を設立し、一定の条件を満たすとその子会社に雇用されている従業員も親会社を含む企業グループ全体の実雇用率の算定に合算できるという障害者雇用促進法に基づいた制度。

ナショナルミニマム

国民の最低限度の生活水準を国の責任において保障すること。日本国憲法25条に規定されている生存権保障を、生活保護法をはじめとする法に基づく各種制度によって具体的に実施している。

日常生活自立支援事業

認知症高齢者や知的障害者、精神障害者等、判断能力が十分でない人の地域自立生活を支えるための事業。社会福祉法によって規定された福祉サービス利用援助事業の一つで、都道府県・指定都市社会福祉協議会によって運営される。2007（平成19）年4月より、「地域福祉権利擁護事業」の名称が「日常生活自立支援事業」に変更となった。

任意入院

精神保健福祉法に規定されている入院形態の一つ。20条において、患者本人の同意に基づく入院であ

り、本人より「退院したい」との申し出があれば原則退院となる。しかし、退院できる状態ではないとの医師の判断によって、一定の要件に基づき、退院を制限することができる規定となっている。1987（昭和62）年の精神保健法制定時に創設された本入院は、最優先の適用に関する努力義務が、精神科病院の管理者に課されている。入院の同意に関しては、入院中の権利等に関する告知を書面で知らされたうえで、同意書への署名をもって成立する。入院が1年継続した場合およびそれ以後は2年ごとに、患者から入院継続の同意書を得なければならない。

農福連携

障害者等が農業分野で活躍することを通じ、自信や生きがいをもって社会参画を実現していく取組みである。障害者等の就労や生きがいづくりの場を生み出すだけでなく、担い手不足や高齢化が進む農業分野において、新たな働き手の確保につながる可能性が想定されている。

ノーマライゼーション
〔normalization〕

高齢や障害があっても地域において普通の生活を営み、差別されず、それが当たり前であるという社会をつくる基本理念をいう。1950年代にデンマークにおいて障害児をもつ親の会から草の根運動的に広がり、バンク-ミケルセン（Bank-Mikkelsen, N.E.）を中心に展開された。その後スウェーデンのニィリエ（Nirje, B.）や北米のヴォルフェンスベルガー（Wolfensberger, W.）らによって広められた。日本では1981年の国際障害者年を皮切りに、ノーマライゼーションが展開されている。

発達障害者支援法

2004（平成16）年に、発達障害を早期に発見、生活全般にわたる支援を通して福祉の増進を図ることを目的に成立した。発達障害を自閉症、アスペルガー症候群その他の広汎性発達障害、学習障害、注意欠陥多動性障害などの脳機能の障害であり、その症状が通常低年齢で起こるものと定義している。18歳未満の者もこの法律の対象に含まれている。

発達障害者支援センター

発達障害者支援法に基づき、発達障害者への支援を総合的に行うことを目的とした専門的機関である。保健、医療、福祉、教育、労働等の関係機関と連携し、地域における総合的なネットワークを構築しながら、発達障害者やその家族に対して相談、助言、指導を行う。都道府県に設置が義務づけられている（社会福祉法人等への事業委託も可能）。

バリアフリー

一般的には建造物や道路等における高齢者や障害者等の利用に配慮された設計のことを指す。福祉的には物理的なもののみならず、社会的・制度的側面、障害者等に対する無理解や偏見などの心理的側面を含めた、高齢者や障害者等が社会参加したときに障害となるすべてのものの除去を指す。
1995（平成7）年の「障害者プラン（ノーマライゼーション7か年戦略）」、2002（平成14）年の「障害者基本計画」でバリアフリー社会の実現を目指す方向が示された。

福祉事務所

社会福祉法14条に規定されている「福祉に関する事務所」のことであり、福祉六法（現在は福祉三法）に定められている援護、育成または更生の措置に関する事務を司る第一線の社会福祉行政機関である。

福祉的就労

就労継続支援B型をはじめとする障害福祉サービス事業所などにおいて働くこと。職業指導員や生活支援員等の支援者のいる環境下で働くことを通して、自立を促進し、自己実現を図る。

訪問指導／訪問看護

精神科を標榜する医療機関の担当医師の指示を受けた当該医療機関の保健師、看護師、作業療法士または精神保健福祉士が通院患者の居宅を訪問すること。なお、個別に患者またはその家族に対して看護および社会復帰指導を行った場合には診療報酬に算定できる（単独での訪問も可）。

保護者制度

2013（平成25）年の精神保健福祉法一部改正により、保護者制度は廃止された。それまでは、本法における保護者の役割として、①精神障害者に治療を受けさせること（通院、任意入院者を除く）、②精神障害者の財産上の利益を保護すること、③精神障害者の診断が正しく行われるよう医師に協力すること、④精神障害者に医療を受けさせるにあたり医師の指示に従うこと（通院、任意入院者を除く）、⑤回復した措置入院患者等を引き取ること、⑥精神科病院の管理者や社会復帰施設の長、障害者福祉サービス事業を行う者に対して精神障害者の社会復帰の促進に関して相談・援助を求めること、⑦医療保護入院の同意をすること、⑧都道府県知事に対して退院と入院処遇の改善を請求すること、が規定されていた。

リハビリテーション

〔rehabilitation〕

「国連・障害者に関する世界行動計画」（1982年）において、「リハビリテーションとは、身体的、精神的、かつ社会的に最も適した機能水準の達成を可能とすることによって、各人が自らの人生を変革していくための手段を提供していくことを目指し、かつまた時間を限定したプロセスである」と定義している。すなわち、全人間的復権を目指す技術的および社会的、改革的対応の総合的体系であり、「生活の質（QOL）の向上」につながるといえる。

精神保健福祉制度論｜索引

225

佐賀大一郎 (さが　だいいちろう)　さいたま保護観察所　統括保護観察官⋯⋯⋯⋯⋯⋯⋯⋯⋯⋯⋯⋯第2章3節E

高平大悟　 (たかひら　だいご)　金沢保護観察所　社会復帰調整官

⋯⋯⋯⋯⋯⋯⋯⋯⋯⋯⋯⋯⋯⋯⋯⋯⋯⋯⋯⋯⋯第2章3節コラム

田村良次　 (たむら　りょうじ)　医療法人 光の会 重本病院診療部　精神保健福祉主任

⋯⋯⋯⋯⋯⋯⋯⋯⋯⋯⋯⋯⋯⋯第2章2節、第2章2節コラム

橋本みきえ (はしもと　みきえ)　九州産業大学人間科学部　教授⋯⋯⋯⋯⋯⋯第3章2節A、第3章3節

長谷川さとみ (はせがわ　さとみ)　社会福祉法人 藤聖母園 相談支援事業所 藤　管理者兼主任相談支援専門員

⋯⋯⋯⋯⋯⋯⋯⋯⋯⋯⋯⋯⋯⋯⋯⋯⋯⋯第4章2節コラム

波田野隼也 (はたの　としや)　青森市保健部青森市保健所保健予防課　主査（精神保健福祉士）

⋯⋯⋯⋯⋯⋯⋯⋯⋯⋯⋯⋯⋯⋯⋯⋯⋯⋯⋯⋯第4章5節C

藤原朋恵　 (ふじわら　ともえ)　九州産業大学人間科学部　助手⋯⋯⋯第3章2節B〜C、第3章3節コラム

古屋龍太　 (ふるや　りゅうた)　日本社会事業大学大学院福祉マネジメント研究科　教授⋯⋯⋯⋯⋯⋯第1章

松岡広樹　 (まつおか　ひろき)　一般社団法人 キャリカ　代表理事／立正大学　特任准教授

⋯⋯⋯⋯⋯⋯⋯⋯⋯⋯⋯⋯⋯⋯⋯⋯⋯⋯第3章4節コラム

三澤孝夫　 (みさわ　たかお)　国立精神・神経医療研究センター精神保健研究所　協力研究員

⋯⋯⋯⋯⋯⋯⋯⋯⋯⋯⋯第2章3節A〜D、第2章3節F

若林　功　 (わかばやし　いさお)　常磐大学人間科学部　准教授⋯⋯⋯⋯⋯⋯⋯⋯第3章4節、キーワード集

精神保健福祉制度論
【新・精神保健福祉士シリーズ6】

2023(令和5)年 2 月28日　初 版1刷発行

編　者　宮﨑まさ江・福冨　律
発行者　鯉渕友南
発行所　株式
　　　　会社 弘 文 堂　101-0062　東京都千代田区神田駿河台1の7
　　　　　　　　　　　　TEL 03(3294)4801　振 替 00120-6-53909
　　　　　　　　　　　　https://www.koubundou.co.jp
装　丁　水木喜美男
印　刷　三美印刷
製　本　井上製本所

ISBN978-4-335-61130-8

新・精神保健福祉士シリーズ 全21巻

福祉臨床シリーズ編集委員会/編

2021年度からスタートした新たな教育カリキュラムに対応！

新・精神保健福祉士シリーズ 1
精神医学と精神医療

シリーズの特徴

精神保健福祉士の新カリキュラムに対応した全面改訂版を編むにあたり、①血の通ったテキスト、②実践の哲学を伝えるテキスト、③現状変革・未来志向のテキスト、④現場のリアルを伝えるテキスト、⑤平易で読みやすいテキスト、の５点を基本的な編集方針としました。
精神保健福祉士をめぐる時代状況の変化とともに、本シリーズもまた新陳代謝を図り、新しい価値と哲学を発信していければと願っています。

専門科目　全8巻

共通科目　全13巻　　新・社会福祉士シリーズとの共通科目となります。

新・社会福祉士シリーズ 全22巻

福祉臨床シリーズ編集委員会/編

2021年度からスタートした新たな教育カリキュラムに対応！

新・社会福祉士シリーズ 1
医学概論

シリーズの特徴

社会福祉士の新カリキュラムに合致した科目編成により、社会福祉問題の拡大に対応できるマンパワーの養成に貢献することを目標とするテキストです。

たえず変動し拡大する社会福祉の臨床現場の視点から、対人援助のあり方、地域福祉や社会福祉制度・政策までをトータルに把握し、それらの相互関連を描き出すことによって、社会福祉を学ぶ者が、社会福祉問題の全体関連性を理解できるようになることを意図しています。

◎＝精神保健福祉士と共通科目